精神分裂病の胎生期障害仮説
―出生前の諸問題―

Edited by
Ezra S. Susser, M.D., Dr. P.H.
Alan S. Brown, M.D.
Jack M. Gorman, M.D

訳
大原 浩市

株式会社 新興医学出版社

Prenatal Exposures in Schizophrenia

Edited by
Ezra S. Susser, M.D., Dr.P.H.
Alan S. Brown, M.D.
Jack M. Gorman, M.D.

First published in the United States by
American Psychiatric Press, Inc.,
Washington D.C. and London, England
Copyright 1999. All rights reserved.

American Psychiatric Press, Inc.

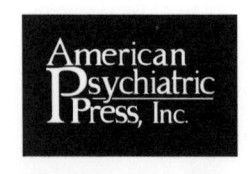

Washington, DC
London, England

日本語版への序

精神分裂病の特性を決定するために重要な出生前因子

　精神分裂病はもっとも重篤な精神疾患の一つであり，全世界の人口のうちおよそ1％のものが罹患している。この疾患の病因や病原は，全般的に謎に包まれたままであった。しかしながら，一つの新しい試みによって，この疾患に対する概念の枠組みが改められ，また初めて，特異的な生態を同定することが期待される。「精神分裂病の神経発達仮説」では，この疾患は，出生前あるいは新生児の時期にその起源があることを自明のことと仮定している。この発達期間中に影響する危険因子は，環境因と遺伝因のいずれでもあり得るだろう。

　本書の目的とするところは，この研究 ―最終的に精神分裂病を発病する患者における出生前の状態― に関する包括的な総説を提供し，この疾患の病因をよりよく理解し，解明することである。最初の項では，その拠り所となる神経発達と遺伝的な概念が提示されている。次にわれわれは，3種類の出生前暴露の研究 ―感染症・栄養物欠乏・免疫機能不全― について概説しているが，これらは各々，精神分裂病の病因に重要な役割を果たしている可能性がある。

　本書が米国で発売されて以来2年間のうちに，われわれおよびその他の研究グループは，本書で論議された所見に関して，研究範囲を広げ，また，緻密に研究を続けてきた。これらの研究には，出生前の風疹暴露と分裂病スペクトラム障害との関係，疾患に先行する認知神経学的障害との関係に関する新しい知見，母親のボディーマス指標（訳注：体重（kg）を身長（m）の2乗で割った値。肥満度を表わし22が標準）の上昇とその子供が精神分裂病を発病する雑駁な関連性，父親の高齢出産と精神分裂病の危険性との興味深い関係，が含まれている。われわれは，米国以外の研究者や臨床医が本書を利用することによって，この研究領域の見聞を広めるだけでなく，本研究の進展について，さ

らなるアイデアが刺激され，新しい展望が開けることを熱望する。この研究は，文化や国の境界がない疾患である精神分裂病の予防と治療の両方にとって，本質的な意味を持つものであろう。

　最後に，大原浩市先生の翻訳に対する努力に感謝する。

Alan S. Brown, M.D.
Ezra S. Susser, M.D., Dr. P.H.
Jack M. Gorman, M.D.

目　次

日本語版への序　　　　　　　　　　　　　　　　　　　　　　i

序　文　　　　　　　　　　　　　　　　　　　　　　　　　　1

第 I 部
精神分裂病と脳の発達

第1項　精神分裂病：
神経発達に源泉がある「カスケード」プロセスの証拠　　9
John L. Waddington, Ph.D., D.Sc., Eadbhard O'Callaghan, M.D., M.R.C. Psych., F.R.C.P.I., Hanafy A. Youssef, D.M., F.R.C.Psych., Peter Buckley, M.D., M.R.C.Psych., Abbie Lane, M.R.C.Psych., David Cotter, M.R.C. Psych., and Conall Larkin, M.R.C.Psych., F.R.C.P.I.

第2項　精神分裂病における遺伝子と出生前暴露の相互作用　　41
Dolores Malaspina, M.D., Nancy L. Sohler, M.P.H., and Ezra S. Susser, M.D., Dr.P.H.

第3項　出生前の脳の発達　　　　　　　　　　　　　　　　67
Richard S. Nowakowski, Ph.D.

第 II 部
出生前の感染性暴露

第4項　季節特異性，出生前のインフルエンザ暴露，そして精神分裂病　　93
Padraig Wright, M.R.C. Psych., Noriyoshi Takei, M.D., M.Sc., Robin M. Murray, D.Sc., F.R.C. Psych., and Park C. Sham, M.R.C. Psych

第5項　風疹・インフルエンザ・その他のウイルスの出生前感染が精神分裂病の危険因子である蓋然性　117
Alan S. Brown, M.D., and Ezra S. Susser, M.D., Dr.P.H.

第III部
出生前の栄養物欠乏暴露

第6項　オランダ飢饉研究：出生前の栄養物摂取の欠乏と精神分裂病　139
Hans W. Hoek, M.D., Ph.D., Alan S. Brown, M.D., and Ezra S. Susser, M.D., Dr.P.H.

第7項　初期栄養物欠乏が精神分裂病の危険因子である蓋然性　165
Pamela D. Butler, Ph.D., David Printz, M.D., Debbra Klugewicz, M.S., Alan S. Brown, M.D., and Ezra S. Susser, M.D., Dr.P.H.

第IV部
出生前の免疫性暴露

第8項　Rhesus 式血液型不適合と精神分裂病　193
J. Megginson Hollister, Ph.D., and Alan S. Brown, M.D.

第9項　精神分裂病における熱ショック蛋白質と自己免疫メカニズム　211
David H. Strauss, M.D.

結　論　精神分裂病 ── 遺伝・疫学・予防の間隙を埋める試み　235
Richard Jed Wyatt, M.D.

訳者後書き　257
索　引　259

序　文

　精神分裂病が遺伝性疾患であることは異論のないところである。数多くの疫学・家族・双生児・養子研究の結果がそれを支持している。明らかに，精神分裂病になる最大の危険因子は，第1度親族に罹患者がいることである。
　確言を得るところだが，科学者たちは最近，異常遺伝子以外の要因が精神分裂病を惹起するのに重要な役割を果たしているに違いないという概念にますます関心を向けてきている。遺伝的病因論について強力な証拠があるにもかかわらず，遺伝子によって全ての患者の全容の説明がつかないという主張は何によってもたらされているのだろうか？
　科学者をこの方向に向かわせない根拠の一つは，これまでのところ，精神分裂病に対する決定的な染色体マーカーが発見されていないということである。第5番染色体上にある遺伝子座位との連鎖は歓喜をもって迎えられたが，その発見の追試を失敗するにつれて，次第に陰鬱な空気に変わっていった。この事例によって，精神分裂病の異常遺伝子を発見することについて悲観論が出てきているが，病因が遺伝子にあるという結論が変更された訳ではない。複雑で異質性を示す疾患に対する遺伝子の発見が，常に極めて困難であることは自明の理である。ハンチントン病の連鎖が迅速に発見されたことは，たぶん，われわれがそのような「初心者の幸運」を享受する最後の機会であろう。さて，われわれは，精神医学的診断が複雑で困難なプロセスであり，この困難性のゆえに，遺伝子研究の上で，個人個人を罹患グループと非罹患グループへ適確にふり分けることが非常に込み入ったものになっているという現実に直面しなければならないだろう。われわれはまた，発病危険年齢の問題や，いずれの精神疾患においても生物学的マーカーをもたない「無症候性保因者」が存在するという問題，あるいは，精神分裂病は多分，異なった遺伝パターンを示す，相互関係のある複数の疾患からなるという事実についても対処しなければならないだろう。

稿を改めている間に，科学者たちは早くも，第6番染色体や第10番染色体に存在する遺伝子の可能性について検討し始めている。たぶん，相関研究のような，連鎖に依拠しない遺伝テクニックを応用することが有望であろう。そのような研究はまさに進行中である。

したがって，それ以外の要因によって，遺伝子が精神分裂病の原因の一部でしかないという概念が導かれてきた。Malaspina・Sohler・Susser が2項で記しているように，一卵性双生児において精神分裂病の一致率はわずかに60％である。メンデルの法則に従うほとんどの疾患では，一致率はほぼ100％である。遺伝性疾患でこの不一致の程度を表わす数多くの徴候があるが，不一致例の一卵性双生児には，脳構造のサイズなど，客観的に決められた相違があるという事実は，単純な遺伝形質以外の何かが疾患を惹起していることを示唆している。また，精神分裂病患者の多くは，この病気に罹患している親族が一人もいないらしいということもよく知られている。精神分裂病患者は一般人口よりも生殖活動がいくらか低いという事実にもかかわらず，その疾患自体は全世界の人口にわたって，代々引き継がれている。

現在では，多くの疾患が遺伝子と環境要因との相互作用によって引き起こされると考えられている。例を挙げると，ある種の糖尿病では，遺伝的素因を持った宿主がウイルスに感染し，それが引き金となって，ウイルスが宿主自身の膵臓にある正常細胞と交差反応する免疫反応が起こる。多発性硬化症もまた，今では同様の病因があると考えられている。Waddington とその同僚が1項で述べているように，「……精神分裂病の素因を形成する遺伝子（群）は，発育不全の遺伝暗号を規定するとともに，出生前の劣性学的要因に対する多様で後成的な感受性を，個人に付与しているのかもしれない」。

本書では，卓越した研究者グループが，異常遺伝子と相互作用する「後成的」要素の幅広い可能性について考察している。複数の著者は，出生前あるいは出生後の要因が罹患性遺伝子の「スイッチ」を入れる環境要素である可能性について検討している。Malaspina・Sohler・Susser（2項）は，そのような要因が，それ以外のすべての点では明らかな遺伝性疾患を惹起する役割を果たす多くのモデルを提供している。

本書は，精神分裂病について可能性のある3種類の「後成的」要素，つまり，

出生前感染・自己免疫・出生前栄養欠乏に，実質的に関心が払われている。5項では，BrownとSusserが，脳疾患の原因として知られている出生前のウイルス感染が関与している証拠を概説している。特に興味を引かれるのは，出生前に風疹に感染することが精神分裂病の危険因子であるかもしれないという彼らの仕事である。4項では，Wrightとその同僚によって，もう一つの特異的な感染病原体であるインフルエンザ・ウイルスが，精神分裂病において病因論的に重要であるかもしれないことが詳細に検分されている。インフルエンザ・ウイルスは脳組織に直接，感染しないことが知られていることもあって，彼らは「インフルエンザ・ウイルスによって免疫遺伝学的に素因が形成されている女性に，母親起源の抗体が顕在化する。その抗体は，妊娠第2期トリメスター期間中に胎盤や未熟な胎児血液―脳関門を通過し，分子的模倣を介して脳の抗原と交差反応することによって，胎児の神経発達を阻害する」と結論付けている。

　自己抗体が精神分裂病の原因として役割を果たしているかもしれないということは，HollisterとBrownによる8項，およびStraussによる9項のトピックでもある。9項では，精神分裂病における自己免疫性の病態生理学的な可能性について，ケースが紹介されている。現在では，重要なサイトカインであるインターロイキン-2の濃度および産生が精神分裂病において異常であることが，数多くの研究によって証明されている。この蛋白質は免疫系の異常を示す非特異的なマーカーである。Straussはまた，精神分裂病において，特異的抗原に対する抗体である60キロダルトンのヒト熱ショック蛋白質が存在するという，かなり前段階の結果を報告した。さらに，Hollisterと彼女のグループは，Rh式血液型不適合に反応して産生される抗体が，精神分裂病に潜在的に影響を与えている可能性について論及している。精神分裂病の大多数の症例が自己免疫に原因があったり，関係があったりするとは考えにくいが，この種の研究は一部の症例の病因論に対する洞察を深めるであろう。さらに，エピトープ・マッピングその他のテクニックを用いることによって，自己抗体の出所が，厄介な感染性病原体であることを突き止めることが可能であるかもしれない。

　かつては，栄養不良は精神分裂病の病因として可能性が低いと考えられていた。つまるところ，精神分裂病は，全ての食物が有り余るほど入手可能な先進

諸国で発生しているのである。1944年—1945年にわたるオランダ冬季飢饉の間，出生前に栄養物欠乏に暴露したことと，その後に精神分裂病を発病することとの関連についての最近の発見によれば，この放念されていた事柄を再考すべきであることが示唆される。6項では，Hoekと同僚がこの魅力的な関係について概説しているが，この関係から，大災害のような環境上の出来事が精神分裂病の特殊な原因であるかもしれないこと，あるいは，遺伝子と栄養物欠乏とのある種の微妙な相互作用が，世界中の精神分裂病の発病に影響を及ぼすことが示唆される。Butlerとその同僚は7項で，出生前の栄養物欠乏が精神分裂病の危険性を増大させるという理論の可能性を探究している。これまでのところ，前臨床サンプルにおいて，早期の食物欠乏が，精神分裂病と関連のある2つの神経伝達系 —つまり，セロトニンとノルアドレナリン—，および疾患に冒されていると考えられている脳領域 —海馬— における異常の原因となり得ることがわかっている。動物を用いた予備的な研究結果もまた，生命初期の栄養物欠乏によって，ドパミンを介した行動上の異常が引き起こされることを示唆している。

　本書で述べられているほとんどの主要な理論および研究は，精神分裂病が神経発達障害であるという新たに生まれてきたコンセンサスである。つまり，これらの著者によれば，精神分裂病の脳内で生じたダメージは胎生期にその起源があると考えられる。発病後の脳の萎縮はある症例では発生するかもしれないが，全ての症例には生じないだろう。事実，3項では，Nowakowskiが，新生児期の損傷による行動上の異常は一生の後半になるまで顕在化しないことを示唆する証拠を提示している。とはいえ，脳の萎縮や，細胞および機能の進行性の消失が精神分裂病において役割を果たしているという可能性を考慮する理由がまだかなりある。それにもかかわらず，精神分裂病が，異常遺伝子と多様な環境上のトラウマとの複雑な相互作用によって引き起こされる神経発達障害であるという概念は，科学者たちの関心を捉えてきた。

　本書の編集にあたって，Susser博士・Brown博士とわたしは，臨床・研究そして執筆に従事している全ての著者たちから多大の恩恵を受けた。われわれ自身がコロンビア大学およびニューヨーク州精神医学研究所において関与した精神分裂病研究は，内科外科学部の医学部長兼精神医学教室主任であるHerbert Pardes 博士と，精神医学研究所の所長である John Oldham 博士という2人のリーダーのヴィジョンと努力の所産である．人類にとって最も甚大な被害をもたらす疾患の一つの原因と治療に関する研究に従事する機会をわれわれに与えてくれた両博士・同僚・患者とその家族に深謝する次第である．

Jack M. Gorman, M.D.

第Ⅰ部

精神分裂病と脳の発達

第1項

精神分裂病：神経発達に源泉がある「カスケード」プロセスの証拠

John L. Waddington, Ph.D., D.Sc., Eadbhard O'Callaghan, M.D., M.R.C.Psych., F.R.C.P.I., Hanafy A. Youssef, D.M., F.R.C.Psych., Peter Buckley, M.D., M.R.C.Psych., Abbie Lane, M.R.C.Psych., David Cotter, M.R.C.Psych., and Conall Larkin, M.R.C.Psych., F.R.C.P.I.

　過去10年のあいだ，神経画像学的・神経心理学的・神経病理学的に協調して計画された臨床的・構造的・機能的なアプローチを通した多様なレベルの調査研究によって，精神分裂病が脳の疾患であるという先行概念が醸成されてきた（Carpenter and Buchanan 1994；Waddington 1993a）。そのような研究により，現在では，大脳の構造と機能の異常によって特徴づけられた疾患との関連が明らかになってきた。その微妙な異常は，一見したところでは，個人的・社会経済的な破局と不相応のように思われる。首尾一貫してある論題の一つは，精神分裂病のある群は，側頭葉―前頭葉と皮質―線条体―淡蒼球―視床のネットワーク機能障害の疾患であるということである。しかしながら，そのような異常が，ある者では左半球優位，その他の（非）対称の変化，男性で過剰に発現すると想定されるものといった「特異的な」病態生理を構成するのか，あるいは大脳機能全般の障害の（重要ではあるが）要素であるのかどうかについて，活発な議論が行われている（Andreasen et al. 1994；Blanchard and Neale 1994；Bogerts 1993；Carpenter and Buchanan 1994；Gur and Pearlson 1993；Harvey et al. 1993；Rubin et al. 1994；Schlaepfer et al. 1994；Waddington 1993a, 1993b；Zipursky et al. 1994）。

今日までの大多数の研究は，確実な診断を受けた（そして治療を受けた）患者について横断面的に行われてきた。したがって，疾患の全般的な経過に関して，機能不全が発生した時期，あるいは進行の程度といった，直接に本質的な問題について解決の指針を与えていない。それにも関わらず，「神経発達仮説」のはっきりとした別種の形態として，早期（子宮内）の出来事の重要性を第一に指摘している証拠が数多くある（Crow et al. 1989；Kwon et al. 1998；Murray and Lewis 1987；Waddington 1993a；Waddington et al. 1995a, 1998；Weinberger 1987）。

　本項では，そのような子宮内早期の障害の重要な役割について，間接的・直接的な両方の証拠を明らかにするために，精神分裂病の文献的考察の概要を述べる。そして次に，神経発達的な出来事を「カスケード」プロセスの起源として再考する。このことは，疾患の慢性経過中にみられる活動性や進行性という枠組みを越えた論議になるだろう（McGlashan and Fenton 1993；Waddington 1993b；Waddington et al. 1998）。

精神分裂病に関する文献的考証

初発の精神病性エピソード時の構造と機能の異常

　磁気共鳴画像法（MRI）を用いた脳構造の研究によると，側脳室・第三脳室・下角の拡大，（左側）海馬体積の減少のような異常は精神病の発症時には既に存在しているようである（Bogerts et al. 1990；Degreef et al. 1992a；DeLisi et al. 1991）。一方，コンピュータ連動断層撮影法（CT）を利用した研究では，脳室の拡大は認められず，脳全体の体積の減少，（左側）シルヴィウス裂および大脳半球間の裂溝の開大，前頭葉と頭頂葉にある溝の開大が発症時に認められた（Rubin et al. 1993）。同様に，機能的代謝活動の低下が，初発の精神病性エピソード時ばかりでなく，神経弛緩薬未服薬の状態においても，磁気共鳴分光機（MRS）（Pettegrew et al. 1991）・シングル光量子射出コンピュータ連動断層撮影（SPECT）（Andreasen et al. 1992）・陽電子射出断層撮影

(PET)(Buchsbaum et al. 1992)を用いた研究で観察された。

このような発見は脳画像技術に限られたものではない。たとえば，精神病発症時に短期間薬物治療を受けた患者および未服薬の患者は，少なくともその一部は（左側）側頭―海馬の機能不全と一致する神経心理学的な障害を示した(Bilder et al. 1992; Hoff et al. 1992; Saykin et al. 1994)。さらに，初発エピソードの患者では，たとえ彼らが未服薬であったとしても，過度の神経学的徴候を呈したが，これらの所見は多種多様であり，局所的な異常は示していない(Sanders et al. 1994; Schroder et al. 1992)。初発の精神病エピソード時に既に形態的・機能的な異常が存在していることは，これらの所見に先行すると思われる病因プロセスのインターバルを明らかにすることが重要であることを示唆している。

幼児期に先行する出来事としての心理社会的・神経運動系の異常

現在までのところ，成人早期に精神病的症状が明らかになる子供たちは社会的適応に問題があることを改めて指摘する証拠が数多くある。これらの異常には，時には性特異的な様式で，社会的引きこもりや不安定な情動，支離滅裂な行動が包含される。さらに，幼児期，特に最初の2年間にわたって主に身体の左側に影響を与える神経運動系の異常が，これらの心理社会的障害よりも先に発生するようである。この発達異常の総体的なプロフィールによって，成人早期に精神病的症状が現われる幼児や子供の特殊性が明らかにされるだろうが，そのようなプロフィールは，感情障害や神経症を後に発症する幼児や子供にはみられないようである(Done et al. 1994; Fish et al. 1992; Jones et al. 1994; Walker et al. 1994)。もし精神分裂病が人生最初の数年間における発達上の異常によってすでに特徴づけられているのであれば，明らかに，もっと早い時期にまで遡って病因プロセスを追究しなければならない。

出生の季節・場所・時期による発生の割合の変化

一般に，後に精神分裂病を発症する個人の中では，冬―早春生まれの者が常に5―10％ほど多いという証拠がある(Bradbury and Miller 1985)。このことは季節ごとに変動する病因的に重大な子宮内の要因が作用していることを示

唆している。その現象は年齢が影響を及ぼす人為的産物である（M. S. Lewis 1989）という論争が反駁されてきた（O'Callaghan et al. 1991a；Pallast et al. 1994；Torrey et al. 1990）。その現象に関して遺伝―環境の相互作用モデルが代わりに検討されてきたが（たとえば，Pulver et al. 1992），われわれやその他の研究によれば，冬生まれが多くみられるのは，この疾患の家族歴のない患者（O'Callaghan et al. 1991a；Sacchetti et al. 1992）や，特に田舎生まれとは対照的に都会生まれの女性（O'Callaghan et al. 1995b）であることがわかった。都会での養育は精神分裂病の危険性全般の増大と関係しているが（G. Lewis et al. 1992），このことは，一般に，出生後早期において，生物学的に不利な事柄は都会のほうが多いことと符合していて，現在の欠損の程度を表わすというよりも，むしろ出生時の低体重・低身長を反映しているのだろう（Reading et al. 1993）。精神分裂病の出生が多い季節と一般人口における死産の割合が多い季節との間に緊密な結びつきがあること（Torrey et al. 1993）もまた，妊娠期間中に活動して季節ごとに変動する因子との関連を証拠立てるであろう。冬に生まれた患者と，それと対照的に冬以外に生まれた患者との人口統計的相違は顕著ではないが（Kendell and Kemp 1987），冬生まれの精神分裂病患者（しかし感情障害は異なる）の方が脳の構造的異常があり（脳室は異常であるが，皮質は異常でない）（Sacchetti et al. 1992），少なくとも男性患者では皮膚電気活動性が低く，陰性症状が強いようである（Ohlund et al. 1990）。

　過去数十年間，一般人口の出生季節が長年にわたって変わっている（Russell et al. 1993）にもかかわらず，患者が過剰に生まれる月が長期間変化していること（O'Callaghan et al. 1995b）や，ほとんど考慮されていないが，秋季に少ないという不可解な謎（O'Callaghan et al. 1995b）のような重要な問題が未解決である。さらに，知的障害のような確定した神経発達障害（Hafner et al. 1987）や自閉症（Gillberg 1990）をもつ子供は晩冬―春生まれが多いこと，失読症の子供には晩春―初夏に生まれたものが多いこと（Livingston et al. 1993），うつ病あるいは神経症/人格障害を持つ成人の一部では晩冬―初春生まれが多いこと（Hafner et al. 1987）を示唆する証拠の存在は，季節ごとに変わる因子（群）が，普遍的な方法で作用して，子宮内の健康な状態に欠陥を生

じさせることを意味しているのだろう。結果が異なるということは，臨界期のタイミングや胎児の脆弱性あるいはそのどちらかが，よりいっそう早期の根本的な病因に関する出来事から生じた特別の結果に対して影響を及ぼすことを反映しているのだろう。ある季節変動因子（群）が，早くも胎生期の3ヵ月・4ヵ月目の活動を通して，精神分裂病が発症する一因となることを示唆する証拠がある（Kendell and Adams 1991）。

　本質的に，既知の疾患すべては時期や場所により発生の割合が変化しており，通常，このような変化を特定化することによって，疾患の原因や本質を解明する重要な端緒が開かれるが，精神分裂病のそのような側面は未だにほとんどわからずに残されたままである。地理的にいって，狭義の精神分裂病は世界中の社会経済的に多様な場所で比較的一定の割合で発生しており（Sartorius et al. 1986），この疾患は異なった国々や文化領域でおおむね一定の変動の割合で生じる（Torrey 1987）。しかしながら，田舎の社会経済的に同質の地域の範囲では，罹病率に地理的な変動があることが証明されており，われわれは，精神分裂病の罹病危険率が，主として女性の出生場所と広い範囲にわたって重複する所在指標と連動することを発見した（Youssef et al. 1991, 1993）。巷間，精神分裂病の発症率が過去数十年間減少していることがいわれている（Eagles 1991）。同じ田舎地帯では，1940年以降に生まれた，主として女性で精神分裂病の罹病率が減少していることが認められた（Waddington and Youssef 1994）。これらの所見は，出生シーズンに与える都会の影響が女性に特有であることを示唆するデータを補完するものであり（O'Callaghan et al. 1995b），性特異的な様式で作用する初期の子宮内因子に関心を向けさせるものである。

　困難な点は，そのような様式で作用したり，場所や時期に同等に変動したりする内因性と外因性の因子あるいはそのいずれかを同定することである。そのような因子は通常，本質的に「環境」に関するものであると推定されるが，われわれは出生の場所や時期によって変動する発生率が，それまで価値を認められていなかったこの疾患の高い家族性の遺伝的荷重に重ね合せられる可能性があることを発見した（Waddington and Youssef 1996b）。したがって，そのような因子は，優性遺伝的に決定されたプロセスに付加的・相互作用的・理論的に包含されるものである（Waddington 1993a）。この問題は本書の以下の項で

より明確に指し示される。

精神分裂病における早期の不幸な出来事の生物学的研究

産科的合併症

　精神分裂病患者は，ある意味で合併症のある妊娠/分娩に続いて生まれてくることが多いようであるという累年の徴証がある（Eagles et al. 1990；S.W. Lewis and Murray 1987；McNeil 1991）。この証拠によって，あるレベルにおいては，発達上の損傷が胎児/新生児に加えられる実体的なメカニズムが明らかにされるように思われる。その後，控えめにいって否定的な研究（Done et al. 1991），さらに肯定的な研究（Gunther-Genta et al. 1994；Heun and Maier 1993；O'Callaghan et al. 1992b；Verdoux and Bourgeois 1993），あるいは，少なくとも両意にとれる研究（Buka et al. 1993；McCreadie et al. 1992）が発表されている（Geddes and Lawrie 1995；Jones et al. 1998 参照）。産科的合併症が直接胎児や新生児に損傷を与え，そのために成人期の精神分裂病の危険性を増大させる原因となるという特別の因果関係の観点から，その関連を解釈しようとする誘惑は抗し難いものであることがわかってきている。周産期仮死は病態生理学的に推定されるメカニズムとして，常にもっとも矛盾のない関心を引いてきた。

　しかしながら，「産科的合併症」という用語は一般に，出生前・周産期の障害の「寄せ集め」を包含していて，続発する精神分裂病と特有の関係をもつという信憑性が確認された特別の合併症はない（O'Callaghan et al. 1992b）。したがって，何故，後にこの疾患が発症する個人の妊娠と分娩あるいはそのどちらかが，そのように無定形の合併症のように思われるのかという疑問に答える必要がある。このような変転は単に，妊娠と出産に関係する健康状態の正常な生物学的な変動を反映しているだけであろうか？　このことはある程度正しいであろうが，過度に生じるある種の産科的合併症では，さらに早い時期の出来事が基盤にあり，少なくともその一部は，妊娠のより早い段階で，胎児が既に

ある程度障害をもっていたり，全身性の成長障害に曝されたりするために発生するのであろう（O'Callaghan et al. 1992b）。たとえば，出生時低体重や早産のように典型的な（したがって，容易に想起・記録される）周産期の合併症は，第1期トリメスターにわずかな（つまり，たやすく想起・記録されることは少ない）腟出血を経験した女性において，より多くみられるという有力な証拠がある（Williams et al. 1991）。通例，そのような流産のおそれは，胎児の異常や母体―胎児間の免疫学的拒絶と関連して発生する（Chamberlain 1991）。同様に，子癇前症もまた妊娠中期・後期の明らかな合併症の徴候であるが，この子癇前症もまた，なおいっそう早い時期のプロセスに由来していて，胎児，特に母親に相対する胎児の遺伝子型に関連しているのだろう（Cooper et al. 1993）。最後に，精神分裂病の産科的合併症に関する二つの研究では，分娩時の臍帯の合併症が顕著であると記されているが（Gunther-Genta et al. 1994；O'Callaghan et al. 1990），このことは，妊娠初期に起こる神経統合の障害の結果として生じる胎児の運動行動が，最適の状態に及ばないことを反映しているのだろう（Fish et al. 1992；Sival 1993；Walker et al. 1994）。

　産科的合併症の多様性に関する問題点の一部は，精神分裂病の危険性の増大に対するいかなる特有の仕方においても，二つの異なるプロセスの作用から発生するのだろう。一つのプロセスは，もっと後の時点あるいは分娩時の他の合併症に先行する妊娠初期の合併症を生じさせるもとになる。そして，そのプロセス自体は，疾患の病因と関係するさらに早い時期に見舞われた災禍によって，既に障害が生じた胎児を反映している。他のプロセスは，より早い時期の病因に関する偶発的出来事と関係のない仕組みで，妊娠後期に源を発する変転を通じて発生している。このプロセスは，よく知られた脳室周囲の出血傾向を通して，非特異的な大脳の機能障害や関連した構造的異常を生じさせるのだろう（Cannon et al. 1993；S. W. Lewis and Murray 1987）。MRIを用いた研究によれば（O'Callaghan et al. 1995a），精神分裂病でみられる産科的合併症は，脳室容量全体の増大とは関連がなく，むしろ脳室の非対称性（左側＞右側）と関係していた。重要な問題は，妊娠中期から後期に確認された典型的な合併症が，病理的な傷害の原因というよりも，妊娠早期の障害の続発症であることを示す程度を明らかにすることであり，そのような先行因子やその因子と関係す

ると想定される大脳の形成異常に関する研究の端緒を摑むことである。糸口の一つは，産科的合併症をもつ男性（女性は異なる）患者の中で，精神病の発症が早いものがいるという証拠を見い出すことであろう（O'Callaghan et al. 1992a）。

微小身体奇形

精神分裂病については，外胚葉組織から発達して，妊娠第1期トリメスター・第2期トリメスター―早期に構造的に体系化される脳のような身体部位で，微小身体奇形（すなわち，わずかな解剖学的形成異常）が過剰にみられることが，おそらく，初期の形態形成不全の最も有力な生物学的徴候である。頭蓋および顔面，特に口腔の複合体は最も多く一定の割合でみられる形態不全であり（Green et al. 1989；Lohr and Flynn 1993；O'Callaghan et al. 1991b），はっきりそれとわかる手の奇形の存在もまた，第2期トリメスター中期にまで拡大するプロセスを示唆しているのだろう（Bracha et al. 1991）。軽症の身体的奇形は Waldrop スケールを用いて機械的に評価が行われてきたが，Waldrop スケールは適用が主観的であり，臨床の場で実際に遭遇する奇形の程度には感受性のないものである。人体測定学的研究に基づいて，われわれが新しく開発した，そのような奇形を定量的に詳細に評価するスケールを使用したところ（Lane et al. 1997），精神分裂病では，頭蓋と顔面の形態形成不全，主として顔面の中央・下部全般の中で，高口蓋が特に多くみられることが明らかになった。この発達の臨界期間中，頭蓋や顔面の形成不全は明白なスケジュール表に従っていて，たとえば，口蓋の形成不全は妊娠第6―7週に源を発し，妊娠第16―17週までには出生後の形態に達する（Cohen et al. 1993）。出生時の頭周囲は，精神分裂病が成人早期に顕在化する嬰児（特にこの疾患の家族歴のない女児）では萎縮しているが（McNeil et al. 1993），妊娠第18週までにはその徴候を確認できることが明らかになった（Barker et al. 1993）。

頭蓋や顔面の発達と大脳の発達とはたいへん密接に関係しているので，前者の形態形成不全が後者の形態形成に影響を与えるだけでなく，脳の形態形成不全が頭蓋や顔面中央領域の発達に作用を及ぼすことが予想される（Diewert and Wang 1992；Diewert et al. 1993）。われわれ自身が行った MRI 研究によ

れば，精神分裂病の軽微な身体的奇形は，特に，女性の発病前の貧弱な知的機能や男性の多数の陰性症状と関連しているように思われる。このような奇形は脳室の容量や脳溝の開大とのいかなる関係も証明されていないが，脳室系を含めた大脳構造の発達について，定性的な奇形を明らかに示す患者の中で多くみられるようである（O'Callaghan et al. 1995a）。

微小身体奇形は（多分大きな割合で）遺伝的原因あるいは（おそらく少ない割合で）他の環境的原因に由来しているのだろう（Smith 1988）。頭蓋や顔面の形態形成不全を含めて，遺伝的に確定された先天的疾患（たとえば，トリーチャー・コリンズ症候群，この症候群はまだ染色体が同定されていない［Nimgaonkar et al. 1993］；軟口蓋心臓顔面症候群，この症候群は染色体22q11領域の欠損と関係があるが［Pulver et al. 1994］，この領域には，早期胚形成期間中に発現する遺伝子が位置する［Halford et al. 1993］）をもつ患者の中で「精神分裂病様の」精神症状が確認されることは関心を誘う。しかしながら，精神症状が特別に多くないダウン症候群のように，遺伝的に規定された，その他の多様な発達上の症候群と共通性を有する形態不全が存在する。口蓋の高さについて言えば，これは精神分裂病患者と健常被験者を識別するものであるが，この高低の（しかし，口蓋の幅や長さは異なる）変動には，強力な遺伝的構成要素が存在するのに対して，ダウン症候群で異常なものは口蓋の幅や長さである（Shapiro 1969；Shapiro et al. 1967）。

精神分裂病で過剰に発生すると報告されているこれらの産科的合併症のほとんどは，妊娠後期と分娩あるいはそのいずれかと関係していて，症状の「原因」となる候補ではありそうもない。しかしながら，互いに独立した二つの研究では（O'Callaghan et al. 1991b, 1995a），妊娠初期の出血を発見しているが，この出血は妊娠過程のきわめて早期に起こることが確認されている合併症であり，成人の精神分裂病患者で奇形が存在することと特に関連していることをわれわれは報告した（一般に，妊娠初期の出血と出生時低体重の未熟児の先天的奇形との関係が報告されていることは注意すべきである［Ornoy et al. 1976；Sipila et al. 1992］。そのような出血は必ずしも因果関係の徴候ではなく，むしろ，先在した奇形をもつ受胎産物が子宮から排出されなかったことを反映している可能性がある［O'Callaghan et al. 1991b］)。妊娠初期の出血や早産および

出生時低体重，微小身体奇形は，相互関係が高く，続いて起こる障害の原因となっているようである (Crichton et al. 1972；Ornoy et al. 1976；Sipila et al. 1992)。したがって，精神分裂病の所見は，早期であるという点以外は起源が不確かな，発達上のプロセスのわずかな機能不全と矛盾がない。この機能不全は，もっと後の周産期付帯徴候のもとになったり，相互作用したりする。

大脳の奇形

微小身体奇形と対照的に，CT や MRI を用いた多数の研究では，神経発達上の原因が推定される脳の構造的奇形が精神分裂病で多くみられる。神経発達の奇形 (Scott et al. 1993；Waddington et al. 1990a)，あるいは過剰な個々の奇形として解釈される不均質な所見が意外に高い割合を示すことが（それでもあまり多くはないが），計器を用いた定性的画像評価によって得られた。

脳梁が完全にあるいは部分的に欠損していることは (S. W. Lewis et al. 1988；Scott et al. 1993；Swayze et al. 1990；Waddington et al. 1990a)，稀ではあるが，精神分裂病では高い割合で認められるようである。神経放射線学領域の文献によると，そのような脳梁の形成欠如は他の脳組織，特に辺縁系の発達における奇形の重要な指標であり，妊娠 6—8 週から 18—20 週の期間に発生する発育不全を反映しているように思われる (Atlas et al. 1986；Barkovich and Norman 1988)。精神分裂病患者では透明中隔腔もまた過剰にみられるようである (Degreef et al. 1992b；DeLisi et al. 1993；Jurjus et al. 1993；S. W. Lewis and Mezey 1985；Scott et al. 1993)。透明中隔の形成は脳の中線にある他の組織，特に脳梁と密接に関係していて (Schaefer et al. 1994)，透明中隔腔の奇形は発育不全の時期について同様の密接な関係があるのだろう。

側頭葉のシルヴィウス裂/側頭平面領域は，言語機能が（通常）左側脳半球優位に発達する結果，ヒトの脳においてもっとも非対称な部位の一つであるが，そのような非対称性は失読症・自閉症・学習障害のような神経発達障害で抑制されることが知られている。MRI を用いた最近の研究によると，精神分裂病では，この「正常な」非対称性が損なわれているという報告 (DeLisi et al. 1994；Rossi et al. 1994)，損なわれていないという報告 (Bartley et al. 1993；Kleinschmidt et al. 1994) があり，一定していない。シルヴィウス裂の非対称

性は普通，妊娠4ヵ月の胎児脳で明白であるが（Waddington 1993a），観察されるこれらの異常は，発達早期において（左側）側頭葉の非対称性が障害を受けることと精神分裂病との緊密な係わり合いを支持しているのだろう（Crow et al. 1989）。

神経病理学と神経化学

　過去10年にわたって新世代の神経病理学的研究が登場してきて，精神分裂病に関する最新の見方に重要な貢献をしている。これらの研究のうちいくつかによると，MRIを用いた研究に相対するものとして（本項の第1節参照），精神分裂病患者では，脳の重量や長さ，あるいは大脳半球・大脳皮質の容量がわずかに減少していることが示唆されている。そのような研究では，一貫して脳室の拡大が示され，側頭葉の異常 ―特に，海馬や海馬傍回（内側嗅領）のような内側側頭葉組織の体積の減少― およびシルヴィウス裂の非対称性が強調されている。また，視床の内側腹側の体積が減少し，淡蒼球/線条体組織・脳梁に異常が認められた。特に海馬・海馬傍回・帯状回・前頭前野では，神経変性の変化ではなく，むしろ妊娠初期・中期のニューロン移動の障害を反映する細胞構築の奇形を持つ外観がある。最終トリメスター期間中あるいはそれ以後に起こるニューロンの炎症・変性の原因となるどのような疾患もまたグリア細胞の増殖を引き起こす。これらの領域でグリオーシスが認められないことは，細胞構築の奇形がそのような早期に原因があることを暗示している（Akbarian et al. 1993a, 1993b ; Benes 1993 ; Bogerts 1993 ; Waddington 1993a, 1993b）。

　神経化学の分野では，死後脳研究によって，精神分裂病患者の脳内で，神経発達早期に原因があることを示唆する異常が解明されてきている（Waddington 1993a, 1993b）。特に内側嗅領や海馬体の鉤状回では，2種類の微小管付属蛋白質（MAP2・MAP5）の発現が選択的に減少しているようである（Arnold et al. 1991）。これらの蛋白質は，ニューロン消失が発生しないときや，グリオーシスその他の神経変性マーカーが存在しないときに，局所的なニューロン結合構造の確定・維持に寄与している。海馬では，MAP2やMAP5の発現の減少に随伴して，シナプス小胞に関連するリン蛋白質であるシナプシンI

の濃度が選択的に低下するが，ニューロン全般には損傷がない（Browning et al. 1993）。さらに，神経変性過程の神経化学的マーカーであるニューロン特異的なエノラーゼの血清濃度（Egan et al. 1992）および前頭前野のユビキチン濃度（Horton et al. 1993）はともに変化しておらず，精神分裂病の脳の構造的・細胞構築的異常は神経発達早期に原因があるということと矛盾していない。

精神分裂病における神経発達の起源および疾患の「経過」

精神病の発症：正常な発達と成熟のプロセス相互の影響であろうか？

　もし精神分裂病の原因が，おそらく性的二形性を含めて，大脳の構造や機能の臨界期の活動を阻害する胎児の神経発達の障害に，その始まりがあるのならば（Waddington 1993a），精神病症状が顕在化する以前に，何故「無症状」の時期が20年以上存在するのかという根本的な問題が残る。ある段階では，疾患は無症状のままではなく，実際には，揺籃期および幼少期に，微妙な神経運動の障害や心理社会的な問題が現われることが論議されているが（「精神分裂病に関する文献的考証」の節参照），このことは，発達のもっとも早い段階で既に脳の機能に欠陥が生じていることを反映しているのだろう。しかし，依然として，何故これらの欠陥には，10代後半あるいは20代になるまで，一般的に精神病が含まれないのかという疑問に対する説明がつかない。もっとも広く受け入れられている定説は，人生最初の20年間では脳はあまりに未熟であるために，根底にあるニューロンの異常をそのような形式で発現することができないというものである。脳の機能的構造の異常が，続いて起こる他に関連した重要な脳領域のシステムあるいはプロセスで体系化されるまでは，「完全に荒廃した」精神病は発現しないのだろう（Murray and Lewis 1987；Waddington 1993a, 1993b；Walker 1994；Weinberger 1987）。

　発症の遅延を決める候補となるシステムやプロセスは非常に多いが，互いに相容れないわけではない。たとえば，発達中の神経系における大脳機能は，ニューロンの髄鞘化の段階で決定的に影響を受けており，これは異なる脳領域に

おいて違った割合で進行しているのだろう．どちらかといえば，前頭前野の方が他の脳領域よりも髄鞘化が遅れて完了するという証拠があり，このことは精神分裂病において精神病症状が発現する時期と時間的に近接していることを示している．しかしながら，思春期における海馬領域の髄鞘化が完了するのに要する期間がいくぶん類似していることが明らかになったけれども，女性において海馬の髄鞘化の割合が増大していることは，女性の精神病の発症が一般に遅いことと矛盾する（Benes et al. 1994；Weinberger 1987）．シナプスの剪定とは，成人になって中枢神経系が充分に機能するように，誤って指図された不必要なニューロンが出生後に進行性に淘汰される，神経発達早期に一般に現われるメカニズムである．したがって，そのような剪定と精神分裂病の精神病症状の発現とがかなり時間的に接近することは，精神病が現われるのに必要な機能的成熟が思春期の終りに完遂することを反映しているのだろう．しかしながら，精神病を「放出する」よりもむしろ「生成する」，もっと後の，より直接的な病態生理学的メカニズムが，過大な（あるいは，理論的には，過小の）剪定によって，形成されているとみるべきではない（Keshavan et al. 1994）．

　少なくともヒト以外の霊長類では，海馬傍回におけるドパミン系その他のモノアミン系の神経支配が著しく早く発現して，妊娠期間前半において組織が細胞構築的に早熟の分化をすることを補完している（Berger et al. 1993；Kostovic et al. 1993）．したがって，この神経支配は，精神分裂病の脳内で顕在化する細胞構築的異常と時期的に一致して，機能障害に陥るのかもしれない（前述の「神経病理と神経化学」参照）．同様に，前頭前野のドパミン系の神経支配は思春期後期にそのピークに到達して（Rosenberg and Lewis 1994），精神病の発症とかなり時間的に符合する．諸種の典籍的なドパミン仮説を神経発達的な観点から統合する試みとして，中脳辺縁系のドパミン系の機能低下によって，二次的な陽性症状 ―陰性症状の生成効果― つまり，それ自身が発育上規定された側頭葉異常の結果，前頭葉におけるドパミン系の機能低下が発生するのかどうかが議論されてきた（Davis et al. 1991；Jaskiw and Weinberger 1992）．さらに，思春期が，ドパミン系の調整を含めて，脳の機能に著しい影響を与える多種多様な神経内分泌のプロセスが成熟する時期と合致すると仮定すれば，ホルモンのメカニズムが，特に性別の発症年齢という面において，精

神病の発症に役割を果たしている可能性が論じられてきた（Riecher-Rossler et al. 1994）。頭部外傷（Buckley et al. 1993）その他の外的な障害が思春期の精神病の発症時期を早めることもまた見過すべきではない。

慢性疾患：静的な脳障害か，あるいは進行性の疾患か？

　精神分裂病の精神病症状の発症に関する問題に引き続いて，もうひとつ別の根本的で，また等しく異論のある事柄がそれ自身論題を提起している。長期間の追跡研究によって経過や結果に異種性が示唆されている（Waddington et al. 1995b）疾患について，慢性段階の限界を越えた「進行」と関連した活動性の疾患プロセスが存在するのだろうか（DeLisi and Lieberman 1991；Waddington 1993b）？　さまざまの構造的・機能的異常が最初の精神病エピソード時に既に明白になっていると仮定すると（前述の「精神分裂病に関する文献的考証」節参照），これらの異常によって，疾患の程度が，その後数年にわたって増大するのかどうか検討すればよいだろう。

　脳画像研究では，疾患早期および慢性期の患者で，CT が繰り返し施行されてきている（Vita et al. 1994；Waddington 1993b）。しかしながら，そのような追跡研究の期間は長くない。慢性期の患者の横断面的研究から得た MRI データを，擬似性の長期的研究であると解釈することには，看過できない問題がある（Gur et al. 1994；O'Callaghan et al. 1992a）。これと反対に，論点へのもっとも強力なアプローチ ―つまり，最初のエピソードをもつ患者の前方視的研究― は，まだ緒に就いたばかりである（DeLisi et al. 1992）。これら数々のアプローチは通例（ある程度の例外はあるが），脳の構造的病変が進行性に顕著に増大することの証明に失敗している。この事柄を解決するためには，より長期間にわたって，もっと多くの患者で，より一層詳細な研究が必要であるが，幸いにも，そのような調査が現在進行中である。

　短期間の前方視的研究，およびそれよりは強力でない横断面的な研究の両方に基づくと，認知障害の後退は，精神病の発症に続く期間の範囲以上には認められなかった。このことは「静的な脳障害」の特徴を明示している（Goldberg et al. 1993；Heaton et al. 1994；Hyde et al. 1994）。反対に，他の横断面的研究を拠り所として，長い経過の結果，進行性の認知障害が起こることが論議さ

れてきた（Bilder et al. 1992）。実際に，もっと年配で慢性期の患者について，しばしば明らかな認知障害がかなり注目を集めている（Buhrich et al. 1988 ; Goldberg et al. 1988 ; Purohit et al. 1993）。精神病発症後には悪化せずに，発症時あるいはその直後だけに原因があると想定するには，これらの障害は時にはあまりに重症なので，矛盾するように思われる。しかし，アルツハイマー病その他のタイプの痴呆でみられるような，死後脳における神経化学的・神経病理学的な変性や変化の徴候と関連して起こるようにはみえない（Casanova et al. 1993 ; El-Mallakh et al. 1991 ; Haroutunian et al. 1994 ; Purohit et al. 1993）。

最初の評価時に既に顕著な認知障害を示し，慢性の経過をとる中年の患者を対照としたわれわれ自身の前方視的研究では，5年を経た後には総合的な後退はみられなかったが，10年後には，それほど大きくはないが，有意な後退が基本的に男性に限定されて認められた。しかしながら，10年にわたって目だった認知障害を示した唯一の患者は，遅発性ジスキネジアの発症が新たに証明されたものであった。不随意運動の症状がないもの，あるいは持続的に明らかにされるもののどちらも，そのような後退は示さなかった（Waddington and Youssef 1996a ; Waddington et al. 1990b）。新しく遅発性ジスキネジアを発症した患者は，たとえそれが疾患の経過の後期に明らかになったものでも，不随意運動が発現する時期に限定された，著しい認知（あるいはその他）の障害が出現するようである（Waddington 1995 ; Waddington et al. 1990b, 1993）。

症候学的なレベルでは，特に，疾患の最初の数年にわたる陰性症状の進行の観点から，より一層広範な（それでもなお不完全であるが）ある種の機能的な悪化の徴候が存在する（McGlashan and Fenton 1993）。陰性症状の進行に時間的に最も合致する事柄が，陽性症状の始まりであるということはパラドックスのように思われるかもしれない。しかしながら，活発な精神病症状，特に神経弛緩薬によって抑制されていない症状が，そのような薬物治療に対する反応性やその後の再発の程度に関して，長期的予後が悪い活発な病的プロセスを構成していることを示唆する証拠が蓄積している（Loebel et al. 1992 ; McEvoy et al. 1991 ; Wyatt 1991）。高齢の慢性患者を用いたわれわれ自身の研究では，患者の多くは神経弛緩薬の使用以前の時代に入院していたが，当初の精神病の

未治療期間が延長することは（患者の年齢，その後の神経弛緩薬の治療期間および治療の連続性を考慮した上で），顕著な陰性症状や認知障害の増大と関連していた（Scully et al. 1997；Waddington et al. 1995b）。陰性症状は発病前の機能低下と関連しており，疾患の経過の早期に現われることがあるが，これは，予後が不良であることを意味している（Andreasen et al. 1990；Kelley et al. 1992；McGlashan and Fenton 1992）。したがって，われわれのデータによれば，抑制を受けていない活動的な精神病の下にある病態生理が，さらに進んだこれらの臨床像と関係しているのだろう。しかしながら，このようなプロセスの生物学的基盤は不明瞭なままである。

「静的な脳障害」は，精神分裂病が神経発達疾患であるという現代の考え方と容易に符合するように思われるが，精神分裂病の「進行性の」要素は，それ自体そのような考え方と矛盾しない点は留意しておくべきである。神経発達早期の原因と，もっと後の成人疾患の進行は，互いに相容れないものではなく，一つの長期的プロセスの連続した段階，あるいは同じ病状の別個の側面なのであろう。精神病の発現は，特に神経弛緩薬によって抑制されていないときにみられて，神経発達上の障害が長期的にみて進行性の傾向を示すという一連の出来事を構成している活発な病的プロセスの誘因かもしれないことを反映しているのであろう（Waddington et al. 1998）。

まとめおよび考察：「カスケード」プロセスの可能性

精神分裂病が「遺伝」に起因するのか「環境」に原因があるのかという案件は，ますます自分の立場に凝り固まった人達によって，活発に論議されている。精神分裂病の遺伝要因は基礎がしっかり安定していて強力である一方，環境要因は，しばしば，疾患脆弱性に対する古典的な多因子・多遺伝子の閾値モデルの中で代替あるいはその他の付加的な危険要因を表わしていると仮定されている（Waddington 1993a）。しかしながら，危険因子が「遺伝」あるいは「環境」であるに違いないということは，いかなる限定的な意味においても，明らかではない。たとえば，ダウン症候群は遺伝子/染色体に原因のある神経発達疾患であるが，明らかな発育不全の全般は，母親が環境因子に暴露することによって，部分的に影響を受けているだろう（Khoury and Erickson 1992；

Shapiro 1994)。遺伝子型の異常はこの疾患の原因であるが，少なくとも部分的には，免疫機能の変化によって媒介される有害な環境因子に対する保護的な緩衝物が欠乏することの要因となる（Nespoli et al. 1993）。さらに，ダウン症候群の神経発達上の原因は「静的な脳障害」と関係しているのではなく，むしろ，人生後半における脳の神経変性的変化への早熟性進行と関連している（Jorgensen et al. 1990；Mann et al. 1990）。同様に，精神分裂病の素因を形成する遺伝子（群）は，発育不全の遺伝暗号を指定するとともに，発育不全に関する出生前の要因に対する多様で後成的な感受性を，個人に付与しているのかもしれない（Waddington 1993a）。非対称性の変動（左右の構造が等しいと仮定されるもののサイズや方向性のランダムな相違）は，発達の安定性 ―つまり，有害な環境の状態にも関わらず遺伝的に規定された有機体の発達能力―の指標と推定される。皮膚紋理学的な検査によれば，そのような発達の安定性は，ある意味で妊娠初期あるいは中期の形態形成不全と合致する障害を精神分裂病に生じさせるのかもしれない（Markow 1992；Mellor 1992）。

　個人が仮説上の疾患を発症する理由を規定する主な（遺伝的な？）要因（群）は，母集団の中でそれほど多くのものが同様の状態を発症する根拠を決める要因と同じではないだろう。普通によくみられる環境要因は，個人的危険性を非常に少量，増やすことによって，より多くの個人が危険な状態の閾値を超える原因となるだろう。とはいえ，どのような個人でも彼（彼女）の疾患が環境要因によって特異的に「惹起された」ことを正確に指摘することは困難であろう（Khaw 1994）。それよりさらに推定上の段階では，メンデルの法則に従わない遺伝様式を示す形態不全障害では，ランダム性が形態形成において内在性のものであることが議論されてきた。なお，確率論的な（蓋然論の）単一遺伝子モデルによって，多因子・多遺伝子の閾値モデルによって仮定されるものとたいへん類似した連続性の傾向曲線が生成されている（Kurnit et al. 1987）。精神分裂病を形態不全障害のランクに当てはめてみると，そのような理論化は，この問題に関する継続した討論について，新しい関連性を想定するものである（Waddington 1993a, 1994）。

結　論

　概観してみると，精神分裂病は「カスケード」プロセスの観点から考察するべきかもしれない。子宮内の出来事（遺伝的に過ってプログラムされたり，環境に規定されたりしたもの）は，脳の構造や機能の根本的な側面の確立を妨害するようである。これらの子宮内の出来事は，その後の幼小児期の発達期間中，時には微妙な神経運動や心理社会の異常の漸進的変化と関連している。典型的な例では，精神病は，それ以外の関連するシステムやプロセスの成熟が完了すると同時に，脳の機能的構造の異常が体系化されるときだけに，思春期後期・成人期早期に出現する。精神病の発現は，特に，抗精神病薬治療の制約を受けていなかったり，あるいは薬物に対する感受性が鈍かったりしたときに，最初の精神病エピソードの直後，年余にわたって明らかな臨床的悪化の原因となる活発な病的プロセスが惹起されることを反映している。さらに，人生後半にみられる悪化（あるいは，時には臨床的な改善）は，加齢という異質なプロセスの影響を受けているのかもしれない。神経発達早期に障害を受けた脳に対する，そのようなもっと後のプロセスの意義は，それ以外のすべての点で「正常な」脳に対する影響と異なるということを見落とすべきではない。

　精神分裂病の形態不全現象の本質やタイミングに関する課題だけではなく，これらの現象が症状の漸進的変化や疾患経過全般の原因となるかもしれないプロセスについて，多くの根本的な問題が未解決のままである。同様に，そのような概念を感情障害にも応用すること（Van Os et al. 1995）には，なお一層の研究が必要である。単一の作用因や疾患のプロセスによって，精神分裂病すべてのケースの原因が説明されるとは思われないが，この疾患はどの点で均質性があり，それ以外の点で異なるのだろうか？　早期における子宮内のさまざまの不幸な出来事を仮定すると，どのような特異的要因によって精神分裂病への分化が決定されて，他のもっと古典的な神経発達疾患へ分化されないのだろうか？　精神分裂病はたいへん早い時期に起源をもつ疾患であるが，それと同時に，病態生理学的に徐々に起こる変化・発達・成熟・加齢といった一連のプロセスの相互作用によって規定された経過を呈するという考え方は，さらに探

究する価値があるだろう。未治療の精神病症状に反映されているように(Waddington et al. 1998)，成人期だけに活発な疾患プロセスの「生成」に至る神経発達障害の本質を，より特異的に解明することは，この疾患の基盤の理解について，根本的な糸口となるであろう。

文　献

Akbarian S, Bunney WE, Potkin SG, et al: Altered distribution of nicotinamide–adenine dinucleotide phosphate–diaphorase cells in frontal lobe of schizophrenics implies disturbances of cortical development. Arch Gen Psychiatry 50:169–177, 1993a

Akbarian S, Vinuela A, Kim JJ, et al: Distorted distribution of nicotinamide–adenine dinucleotide phosphate–diaphorase neurons in temporal lobe of schizophrenics implies anomalous cortical development. Arch Gen Psychiatry 50:178–187, 1993b

Andreasen NC, Flaum M, Swayze VW, et al: Positive and negative symptoms in schizophrenia. Arch Gen Psychiatry 47:615–621, 1990

Andreasen NC, Rezai K, Alliger R, et al: Hypofrontality in neuroleptic-naive patients and in patients with chronic schizophrenia. Arch Gen Psychiatry 49:943–958, 1992

Andreasen NC, Arndt S, Swayze V, et al: Thalamic abnormalities in schizophrenia visualized through magnetic resonance image averaging. Science 266:294–298, 1994

Arnold SE, Lee VM-Y, Gur RE, et al: Abnormal expression of two microtubule-associated proteins (MAP2 and MAP5) in specific subfields of the hippocampal formation in schizophrenia. Proc Natl Acad Sci U S A 88:10850–10854, 1991

Atlas SW, Zimmerman RA, Bilaniuk LT, et al: Corpus callosum and limbic system: neuroanatomic MR evaluation of developmental anomalies. Radiology 160:355–362, 1986

Barker DJP, Osmond C, Simmonds SJ, et al: The relation of small head circumference and thinness at birth to death from cardiovascular disease in adult life. BMJ 306:422–426, 1993

Barkovich AJ, Norman D: Anomalies of the corpus callosum: correlation with further anomalies of the brain. AJNR Am J Neuroradiol 9:493–501, 1988

Bartley AJ, Jones DW, Torrey EF, et al: Sylvian fissure asymmetries in monozygotic twins: a test of laterality in schizophrenia. Biol Psychiatry 34:853–863, 1993

Benes FM: Neurobiological investigations in cingulate cortex of schizophrenic brain. Schizophr Bull 19:537–549, 1993

Benes FM, Turtle M, Khan Y, et al: Myelination of a key relay zone in the hippocampal formation occurs in the human brain during childhood, adolescence, and adulthood. Arch Gen Psychiatry 51:477–484, 1994

Berger B, Alvarez C, Goldman-Rakic PS: Neurochemical development of the hippocampal region in the fetal rhesus monkey, I: early appearance of peptides, calcium-binding proteins, DARPP-32, and monoamine innervation in the entorhinal cortex during the first half of gestation (E47 to E90). Hippocampus 3:279–305, 1993

Bilder RM, Lipschutz-Broch L, Reiter G, et al: Intellectual deficits in first-episode schizophrenia: evidence for progressive deterioration. Schizophr Bull 18:437–448, 1992

Blanchard JJ, Neale JM: The neuropsychological signature of schizophrenia: generalized or differential deficit? Am J Psychiatry 151:40–48, 1994

Bogerts B: Recent advances in the neuropathology of schizophrenia. Schizophr Bull 19:431–445, 1993

Bogerts B, Ashtari M, Degreef G, et al: Reduced temporal limbic structure volumes on magnetic resonance images in first-episode schizophrenia. Psychiatry Res 35:1–13, 1990

Bracha HS, Torrey EF, Bigelow LB, et al: Subtle signs of prenatal maldevelopment of the hand ectoderm in schizophrenia: a preliminary monozygotic twin study. Biol Psychiatry 30:719–725, 1991

Bradbury TN, Miller GA: Season of birth in schizophrenia: a review of evidence, methodology, and etiology. Psychol Bull 98:569–594, 1985

Browning MD, Dudek EM, Rapier JL, et al: Significant reductions in synapsin but not synaptophysin specific activity in the brains of some schizophrenics. Biol Psychiatry 34:529–535, 1993

Buchsbaum MS, Haier RJ, Potkin SG, et al: Frontostriatal disorder of cere-

第1項 精神分裂病:神経発達に源泉がある「カスケード」プロセスの証拠　29

bral metabolism in never-medicated schizophrenics. Arch Gen Psychiatry 49:935–942, 1992

Buckley P, Stack JP, Madigan C, et al: Magnetic resonance imaging of schizophrenia-like psychoses associated with cerebral trauma: clinico-pathological correlates. Am J Psychiatry 150:146–148, 1993

Buhrich N, Crow TJ, Johnstone EC, et al: Age disorientation in chronic schizophrenia is not associated with premorbid intellectual impairment or past physical treatment. Br J Psychiatry 152:466–469, 1988

Buka SL, Tsuang MT, Lipsitt LP: Pregnancy/delivery complications and psychiatric diagnosis. Arch Gen Psychiatry 50:151–156, 1993

Cannon TD, Mednick SA, Parnas J, et al: Developmental brain abnormalities in the offspring of schizophrenic mothers, I: contributions of genetic and perinatal factors. Arch Gen Psychiatry 50:551–564, 1993

Carpenter WT Jr, Buchanan RW: Schizophrenia. N Engl J Med 330:681–690, 1994

Casanova MF, Carosella NW, Gold JM, et al: A topographical study of senile plaques and neurofibrillary tangles in the hippocampi of patients with Alzheimer's disease and cognitively impaired patients with schizophrenia. Psychiatry Res 49:41–62, 1993

Chamberlain G: Vaginal bleeding in early pregnancy—I. BMJ 302:1141–1143, 1991

Cohen SR, Chen L, Trotman CA, et al: Soft-palate myogenesis: a developmental field paradigm. Cleft Palate Craniofac J 30:441–446, 1993

Cooper DW, Brennecke SP, Wilton AN: Genetics of pre-eclampsia. Hypertension in Pregnancy 12:1–23, 1993

Crichton JU, Dunn HG, McBurney AK, et al: Minor congenital defects in children of low birth weight. J Pediatr 80:830–832, 1972

Crow TJ, Ball J, Bloom SR, et al: Schizophrenia as an anomaly of development of cerebral asymmetry. Arch Gen Psychiatry 46:1145–1150, 1989

Davis KL, Kahn RS, Ko G, et al: Dopamine in schizophrenia: a review and reconceptualization. Am J Psychiatry 148:1474–1486, 1991

Degreef G, Ashtari M, Bogerts B, et al: Volumes of ventricular system subdivisions measured from magnetic resonance images in first-episode schizophrenic patients. Arch Gen Psychiatry 49:531–537, 1992a

Degreef G, Bogerts B, Falkai P, et al: Increased prevalence of the cavum septum pellucidum in magnetic resonance scans and post-mortem

brains of schizophrenic patients. Psychiatry Res 45:1-13, 1992b
DeLisi LE, Lieberman JA: Longitudinal perspectives on the pathophysiology of schizophrenia: examining the neurodevelopmental vs neurodegenerative hypotheses. Schizophr Res 5:183-210, 1991
DeLisi LE, Hoff AL, Schwartz JE, et al: Brain morphology in first episode schizophrenia-like psychotic patients: a quantitative magnetic resonance imaging study. Biol Psychiatry 29:159-175, 1991
DeLisi LE, Stritzke P, Riordan H, et al: The timing of brain morphological changes in schizophrenia and their relationship to clinical outcome. Biol Psychiatry 31:241-254, 1992
DeLisi LE, Hoff AL, Kushner M, et al: Increased prevalence of cavum septum pellucidum in schizophrenia. Psychiatry Res 50:193-199, 1993
DeLisi LE, Hoff AL, Neale C, et al: Asymmetries in the superior temporal lobe in male and female first-episode schizophrenic patients: measures of the planum temporale and superior temporal gyrus by MRI. Schizophr Res 12:19-28, 1994
Diewert VM, Wang KY: Recent advances in primary palate and midface morphogenesis research. Crit Rev Oral Biol Med 4:111-130, 1992
Diewert VM, Lozanoff S, Choy V: Computer reconstructions of human embryonic craniofacial morphology showing changes in relations between the face and brain during primary palate formation. J Craniofac Genet Dev Biol 13:184-192, 1993
Done DJ, Johnstone EC, Frith CD, et al: Complications of pregnancy and delivery in relation to psychosis in adult life: data from the British perinatal mortality survey sample. BMJ 302:1576-1580, 1991
Done DJ, Crow TJ, Johnstone EC, et al: Childhood antecedents of schizophrenia and affective illness: social adjustment at ages 7 and 11. BMJ 309:699-703, 1994
Eagles JM: Is schizophrenia disappearing? Br J Psychiatry 158:834-835, 1991
Eagles JM, Gibson J, Bremner MH, et al: Obstetric complications in DSM-III schizophrenics and their siblings. Lancet 336:1139-1141, 1990
Egan MF, El-Mallakh RS, Suddath RL, et al: Cerebrospinal fluid and serum levels of neuron-specific enolase in patients with schizophrenia. Psychiatry Res 43:187-195, 1992
El-Mallakh RS, Kirch DG, Shelton R, et al: The nucleus basalis of Meynert,

senile plaques, and intellectual impairment in schizophrenia. J Neuropsychiatry Clin Neurosci 3:383–386, 1991
Fish B, Marcus J, Hans SL, et al: Infants at risk for schizophrenia: sequelae of a genetic neurointegrative defect. Arch Gen Psychiatry 49:221–235, 1992
Geddes JR, Lawrie SM: Obstetric complications and schizophrenia: a meta-analysis. Br J Psychiatry 167:786–793, 1995
Gillberg C: Do children with autism have March birthdays? Acta Psychiatr Scand 82:152–156, 1990
Goldberg TE, Kleinman JE, Daniel DG, et al: Dementia praecox revisited: age disorientation, mental status and ventricular enlargement. Br J Psychiatry 153:187–190, 1988
Goldberg TE, Hyde TM, Kleinman JE, et al: Course of schizophrenia: neuropsychological evidence for a static encephalopathy. Schizophr Bull 19:797–804, 1993
Green MF, Satz P, Gaier DJ, et al: Minor physical anomalies in schizophrenia. Schizophr Bull 15:91–99, 1989
Gunther-Genta F, Bovet P, Hohlfeld P: Obstetric complications and schizophrenia: a case–control study. Br J Psychiatry 164:165–170, 1994
Gur RE, Pearlson GD: Neuroimaging in schizophrenia research. Schizophr Bull 19:337–353, 1993
Gur RE, Mozley PD, Shtasel DL, et al: Clinical subtypes of schizophrenia: differences in brain and CSF volume. Am J Psychiatry 151:343–350, 1994
Hafner H, Haas S, Pfeifer-Kurda M, et al: Abnormal seasonality of schizophrenia births. European Archives of Psychiatry and Neurological Sciences 236:333–342, 1987
Halford S, Wilson DI, Daw SCM, et al: Isolation of a gene expressed during early embryogenesis from the region of 22q11 commonly deleted in DiGeorge syndrome. Hum Mol Genet 2:1577–1583, 1993
Haroutunian V, Davidson M, Kanof PD, et al: Cortical cholinergic markers in schizophrenia. Schizophr Res 12:137–144, 1994
Harvey I, Ron MA, Du Boulay G, et al: Reduction of cortical volume in schizophrenia on magnetic resonance imaging. Psychol Med 23:591–604, 1993
Heaton R, Paulsen JS, McAdams LA, et al: Neuropsychological deficits in

schizophrenics. Arch Gen Psychiatry 51:469-476, 1994

Heun R, Maier W: The role of obstetric complications in schizophrenia. J Nerv Ment Dis 181:220-226, 1993

Hoff AL, Riordan H, O'Donnell DW, et al: Neuropsychological functioning in first-episode schizophreniform patients. Am J Psychiatry 149: 898-903, 1992

Horton K, Forsythe CS, Sibtain N, et al: Ubiquitination as a probe for neurodegeneration in the brain in schizophrenia: the prefrontal cortex. Psychiatry Res 48:145-152, 1993

Hyde TM, Nawroz S, Goldberg TE, et al: Is there cognitive decline in schizophrenia? a cross-sectional study. Br J Psychiatry 164:494-500, 1994

Jaskiw GE, Weinberger DR: Dopamine and schizophrenia: a cortically correct perspective. Seminars in the Neurosciences 4:179-188, 1992

Jones P, Rodgers B, Murray R, et al: Child developmental risk factors for adult schizophrenia in the British 1946 birth cohort. Lancet 344: 1398-1402, 1994

Jones PB, Rantakallio P, Hartikainen AL, et al: Schizophrenia as a longterm outcome of pregnancy, delivery, and perinatal complications: a 28-year follow-up of the 1966 north Finland general population birth cohort. Am J Psychiatry 155:355-364, 1998

Jorgensen OS, Brooksbank BW, Balazs R: Neuronal plasticity and astrocytic reaction in Down syndrome and Alzheimer disease. J Neurol Sci 98:63-79, 1990

Jurjus GJ, Nasrallah HA, Olson SC, et al: Cavum septum pellucidum in schizophrenia, affective disorder and healthy controls: a magnetic resonance imaging study. Psychol Med 23:319-322, 1993

Kelley ME, Gilbertson M, Mouton A, et al: Deterioration in premorbid functioning in schizophrenia: a developmental model of negative symptoms in drug-free patients. Am J Psychiatry 149:1543-1548, 1992

Kendell RE, Adams W: Unexplained fluctuations in the risk for schizophrenia by month and year of birth. Br J Psychiatry 158:758-763, 1991

Kendell RE, Kemp IW: Winter-born versus summer-born schizophrenics. Br J Psychiatry 151:499-505, 1987

Keshavan M, Anderson S, Pettegrew JW: Is schizophrenia due to excessive synaptic pruning in the prefrontal cortex? The Feinberg hypothe-

sis revisited. J Psychiatr Res 28:239–265, 1994
Khaw KT: Genetics and environment: Geoffrey Rowe revisited. Lancet 343:838–839, 1994
Khoury MJ, Erickson JD: Can maternal risk factors influence the presence of major birth defects in infants with Down syndrome? Am J Med Genet 43:1016–1022, 1992
Kleinschmidt A, Falkai P, Huang Y, et al: In vivo morphometry of planum temporale asymmetry in first-episode schizophrenia. Schizophr Res 12:9–18, 1994
Kostovic I, Petanjek Z, Judas M: Early areal differentiation of the human cerebral cortex: entorhinal area. Hippocampus 3:447–458, 1993
Kurnit DM, Layton WM, Matthysse S: Genetics, chance and morphogenesis. Am J Hum Genet 41:979–995, 1987
Kwon JS, Shenton ME, Hirayasu Y, et al: MRI study of cavum septi pellucidi in schizophrenia, affective disorder, and schizotypal personality disorder. Am J Psychiatry 155:509–515, 1998
Lane A, Kinsell A, Murphy P, et al: The anthropometric assessment of dysmorphic features in schizophrenia as an index of its developmental origins. Psychol Med 27:1155–1164, 1997
Lewis G, David A, Andreasson S, et al: Schizophrenia and city life. Lancet 340:137–140, 1992
Lewis MS: Age incidence and schizophrenia, I: the season of birth controversy. Schizophr Bull 15:59–73, 1989
Lewis SW, Mezey CC: Clinical correlates of septum pellucidum cavities: an unusual association with psychosis. Psychol Med 15:43–54, 1985
Lewis SW, Murray RM: Obstetric complications, neurodevelopmental deviance, and risk of schizophrenia. J Psychiatr Res 21:413–421, 1987
Lewis SW, Reveley MA, David AS, et al: Agenesis of the corpus callosum and schizophrenia: a case report. Psychol Med 18:341–347, 1988
Livingston R, Adam BS, Bracha HS: Season of birth and neurodevelopmental disorders: summer birth is associated with dyslexia. J Am Acad Child Adolesc Psychiatry 32:612–616, 1993
Loebel AD, Lieberman JA, Alvir JMJ, et al: Duration of psychosis and outcome in first-episode schizophrenia. Am J Psychiatry 149:1183–1188, 1992
Lohr JB, Flynn K: Minor physical anomalies in schizophrenia and mood

disorders. Schizophr Bull 19:551-556, 1993
Mann DMA, Royston MC, Ravindra CR: Some morphometric observations on the brains of patients with Down's syndrome: their relationship to age and dementia. J Neurol Sci 99:154-164, 1990
Markow TA: Genetics and developmental stability: an integrative conjecture on aetiology and neurobiology of schizophrenia. Psychol Med 22:295-305, 1992
McCreadie RG, Hall DJ, Berry IJ, et al: The Nithsdale schizophrenia surveys X: obstetric complications, family history and abnormal movements. Br J Psychiatry 161:799-805, 1992
McEvoy JP, Schooler NR, Wilson WH: Predictors of therapeutic response to haloperidol in acute schizophrenia. Psychopharmacol Bull 27: 97-101, 1991
McGlashan TH, Fenton WS: The positive-negative distinction in schizophrenia. Arch Gen Psychiatry 49:63-72, 1992
McGlashan TH, Fenton WS: Subtype progression and pathophysiologic deterioration in early schizophrenia. Schizophr Bull 19:71-84, 1993
McNeil TF: Obstetric complications in schizophrenic parents. Schizophr Res 5:89-101, 1991
McNeil TF, Cantor-Graae E, Nordstrom LG, et al: Head circumference in "preschizophrenic" and control neonates. Br J Psychiatry 162:517-523, 1993
Mellor CS: Dermatoglyphic evidence of fluctuating asymmetry in schizophrenia. Br J Psychiatry 160:467-472, 1992
Murray RM, Lewis SW: Is schizophrenia a neurodevelopmental disorder? BMJ 295:681-682, 1987
Nespoli L, Burgio GR, Ugazio AG, et al: Immunological features of Down's syndrome: a review. J Intellect Disabil Res 37:543-551, 1993
Nimgaonkar VL, Scott JA, Brar JS, et al: Co-occurrence of schizophrenia and Treacher Collins syndrome. Am J Med Genet 48:156-158, 1993
O'Callaghan E, Larkin C, Kinsella A, et al: Obstetric complications, the putative familial sporadic distinction, and tardive dyskinesia in schizophrenia. Br J Psychiatry 157:578-584, 1990
O'Callaghan E, Gibson T, Colohan HA, et al: Season of birth in schizophrenia: evidence for confinement of an excess of winter births to patients without a family history of mental disorder. Br J Psychiatry

158:764–769, 1991a
O'Callaghan E, Larkin C, Kinsella A, et al: Familial, obstetric, and other clinical correlates of minor physical anomalies in schizophrenia. Am J Psychiatry 148:479–483, 1991b
O'Callaghan E, Buckley P, Redmond O, et al: Abnormalities of cerebral structure in schizophrenia on magnetic resonance imaging: interpretation in relation to the neurodevelopmental hypothesis. J R Soc Med 85:227–231, 1992a
O'Callaghan E, Gibson T, Colohan HA, et al: Risk of schizophrenia in adults born after obstetric complications and their association with early onset of illness: a controlled study. BMJ 305:1256–1259, 1992b
O'Callaghan E, Buckley P, Madigan C, et al: The relationship of minor physical anomalies and other putative indices of neurodevelopmental disturbance in schizophrenia to abnormalities of cerebral structure on MRI. Biol Psychiatry 38:516–524, 1995a
O'Callaghan E, Cotter D, Colgan C, et al: Confinement of winter birth excess in schizophrenia to the urban-born and its gender specificity. Br J Psychiatry 166:51–54, 1995b
Ohlund LS, Ohman A, Alm T, et al: Season of birth and electrodermal unresponsiveness in male schizophrenics. Biol Psychiatry 27:328–340, 1990
Ornoy A, Benady S, Kohen-Raz R, et al: Association between maternal bleeding during gestation and congenital anomalies in the offspring. Am J Obstet Gynecol 124:474–478, 1976
Pallast EG, Jongbloet PH, Straatman HM, et al: Excess seasonality of births among patients with schizophrenia and seasonal ovopathy. Schizophr Bull 20:269–276, 1994
Pettegrew JA, Keshaven MS, Panchalingam K, et al: Alterations in brain high-energy phosphate and membrane phospholipid metabolism in first-episode, drug-naive schizophrenics. Arch Gen Psychiatry 48:563–568, 1991
Pulver AE, Liang KY, Brown CH, et al: Risk factors for schizophrenia: season of birth, gender, and familial risk. Br J Psychiatry 160:65–71, 1992
Pulver AE, Nestadt G, Goldberg R, et al: Psychotic illness in patients diagnosed with velo-cardio-facial syndrome and their relatives. J Nerv Ment Dis 182:476–478, 1994

Purohit DP, Davidson M, Perl DP, et al: Severe cognitive impairment in elderly schizophrenic patients: a clinicopathological study. Biol Psychiatry 33:255–260, 1993

Reading R, Raybould S, Jarvis S: Deprivation, low birth weight, and children's height: a comparison between rural and urban areas. BMJ 307:1458–1462, 1993

Riecher-Rossler A, Hafner H, Dutsch-Strobel A, et al: Further evidence for a specific role of estradiol in schizophrenia? Biol Psychiatry 36:492–494, 1994

Rosenberg DR, Lewis DA: Changes in the dopaminergic innervation of monkey prefrontal cortex during late postnatal development: a tyrosine hydroxylase immunohistochemical study. Biol Psychiatry 36:272–277, 1994

Rossi A, Serio A, Stratta P, et al: Planum temporale asymmetry and thought disorder in schizophrenia. Schizophr Res 12:1–7, 1994

Rubin P, Karle A, Moller-Madsen S, et al: Computerised tomography in newly diagnosed schizophrenia and schizophreniform disorder. Br J Psychiatry 163:604–612, 1993

Rubin P, Homl S, Madsen PL, et al: Regional cerebral blood flow distributed in newly diagnosed schizophrenia and schizophreniform disorder. Psychiatry Res 53:57–75, 1994

Russell D, Douglas AS, Allan TM: Changing seasonality of birth—a possible environmental effect. J Epidemiol Community Health 47:362–367, 1993

Sacchetti E, Calzeroni A, Vita A, et al: The brain damage hypothesis of the seasonality of births in schizophrenia and major affective disorders: evidence from computerized tomography. Br J Psychiatry 160:390–397, 1992

Sanders RD, Keskavan MS, Schooler NR: Neurological examination abnormalities in neuroleptic-naive patients with first-break schizophrenia: preliminary results. Am J Psychiatry 151:1231–1233, 1994

Sartorius N, Jablenski A, Korten G, et al: Early manifestations and first-contact incidence of schizophrenia in different cultures: a preliminary report on the initial evaluation of the WHO Collaborative Study on determinants of outcome of severe mental disorders. Psychol Med 16:909–928, 1986

第1項　精神分裂病：神経発達に源泉がある「カスケード」プロセスの証拠　*37*

Saykin AJ, Shtasel DL, Gur RE, et al: Neuropsychological deficits in neuroleptic naive patients with first-episode schizophrenia. Arch Gen Psychiatry 51:124–131, 1994

Schaefer GB, Bodensteiner JB, Thompson JN: Subtle anomalies of the septum pellucidum and neurodevelopmental deficits. Dev Med Child Neurol 36:554–559, 1994

Schlaepfer TE, Harris GJ, Tien AY, et al: Decreased regional cortical gray matter volume in schizophrenia. Am J Psychiatry 151:842–848, 1994

Schroder J, Niethammer R, Geider FJ, et al: Neurological soft signs in schizophrenia. Schizophr Res 6:25–30, 1992

Scott TF, Price TRP, George MS, et al: Midline cerebral malformations and schizophrenia. J Neuropsychiatry Clin Neurosci 5:287–293, 1993

Scully PJ, Coakley G, Kinsella A, et al: Psychopathology, executive (frontal) and general cognitive impairment in relation to duration of initially untreated versus subsequently treated psychosis in chronic schizophrenia. Psychol Med 27:1303–1310, 1997

Shapiro BL: A twin study of palatal dimensions partitioning genetic and environmental contributions to variability. Angle Orthod 39:139–151, 1969

Shapiro BL: The environmental basis of the Down syndrome phenotype. Dev Med Child Neurol 36:84–90, 1994

Shapiro BL, Gorlin RJ, Redman RS, et al: The palate and Down's syndrome. N Engl J Med 276:1460–1463, 1967

Sipila P, Hartikainen-Sorri AL, Oja H, et al: Perinatal outcome of pregnancies complicated by vaginal bleeding. Br J Obstet Gynaecol 99:959–963, 1992

Sival DA: Studies on fetal motor behavior in normal and complicated pregnancies. Early Hum Dev 34:13–20, 1993

Smith DW: Recognizable Patterns of Human Malformation. Philadelphia, PA, WB Saunders, 1988

Swayze VW, Andreasen NC, Ehrhardt YC, et al: Developmental abnormalities of the corpus callosum in schizophrenia. Arch Neurol 47:805–808, 1990

Torrey EF: Prevalence studies in schizophrenia. Br J Psychiatry 150:598–608, 1987

Torrey EF, Bowler AE, Watson CG, et al: The seasonality of schizophrenic

births: a reply to Marc S. Lewis. Schizophr Bull 16:1–15, 1990
Torrey EF, Bowler AE, Rawlings R, et al: Seasonality of schizophrenia and stillbirths. Schizophr Bull 19:557–562, 1993
Van Os J, Jones P, Lewis G, et al: Developmental precursors of affective illness in a general population birth cohort. Arch Gen Psychiatry 54: 625–631, 1995
Verdoux H, Bourgeois M: A comparative study of obstetric history in schizophrenia, bipolar patients and normal subjects. Schizophr Res 9:67–69, 1993
Vita A, Giobbio GM, Dieci M, et al: Stability of cerebral ventricular size from the appearance of the first psychotic symptoms to the later diagnosis of schizophrenia. Biol Psychiatry 35:960–962, 1994
Waddington JL: Schizophrenia: developmental neuroscience and pathobiology. Lancet 341:531–536, 1993a
Waddington JL: Neurodynamics of abnormalities in cerebral metabolism and structure in schizophrenia. Schizophr Bull 19:55–69, 1993b
Waddington JL: Genetics, chance and dysmorphogenesis in schizophrenia. Br J Psychiatry 165:693–694, 1994
Waddington JL: Psychological and cognitive correlates of tardive dyskinesia in schizophrenia and other disorders treated with neuroleptic drugs, in Behavioral Neurology of Movement Disorders. Edited by Weiner WJ, Long AE. New York, Raven, 1995, pp 43–53
Waddington JL, Youssef HA: Evidence for a gender-specific decline in the rate of schizophrenia in rural Ireland over a 50-year period. Br J Psychiatry 164:171–176, 1994
Waddington JL, Youssef HA: Cognitive dysfunction in schizophrenia followed prospectively over 10 years and its longitudinal relationship to the emergence of tardive dyskinesia. Psychol Med 26:681–688, 1996a
Waddington JL, Youssef HA: Familial-genetic and reproductive epidemiology of schizophrenia in rural Ireland: age at onset, familial morbid risk and parental fertility. Acta Psychiatr Scand 93:62–68, 1996b
Waddington JL, O'Callaghan E, Larkin C, et al: Magnetic resonance imaging and spectroscopy in schizophrenia. Br J Psychiatry 157 (suppl 9): 56–65, 1990a
Waddington JL, Youssef HA, Kinsella A: Cognitive dysfunction in schizophrenia followed up over 5 years, and its longitudinal relationship to

the emergence of tardive dyskinesia. Psychol Med 20:835–842, 1990b
Waddington JL, O'Callaghan E, Larkin C, et al: Cognitive dysfunction in schizophrenia: organic vulnerability factor or state marker for tardive dyskinesia? Brain Cogn 23:56–70, 1993
Waddington JL, O'Callaghan E, Youssef HA, et al: The neurodevelopmental basis to schizophrenia: beyond a hypothesis, in Schizophrenia—An Integrated View. Edited by Fog R, Gerlach J, Hemmingsen P, et al. Copenhagen, Denmark, Munksgaard, 1995a, pp 43–53
Waddington JL, Youssef HA, Kinsella A: Sequential cross-sectional and 10-year prospective study of severe negative symptoms in relation to duration of initially untreated psychosis in chronic schizophrenia. Psychol Med 25:849–857, 1995b
Waddington JL, Lane A, Scully PJ, et al: Neurodevelopmental and neuroprogressive processes in schizophrenia. Psychiatr Clin North Am 21:123–149, 1998
Walker EF: Developmentally moderated expressions of the neuropathology underlying schizophrenia. Schizophr Bull 20:453–480, 1994
Walker EF, Savoie T, Davis D: Neuromotor precursors of schizophrenia. Schizophr Bull 20:441–451, 1994
Weinberger DR: Implications of normal brain development for the pathogenesis of schizophrenia. Arch Gen Psychiatry 44:660–669, 1987
Williams MA, Mittendorf R, Lieberman E, et al: Adverse infant outcomes associated with first-trimester vaginal bleeding. Obstet Gynecol 78:14–18, 1991
Wyatt RJ: Neuroleptics and the natural course of schizophrenia. Schizophr Bull 17:325–351, 1991
Youssef HA, Kinsella A, Waddington JL: Evidence for geographical variations in the prevalence of schizophrenia in rural Ireland. Arch Gen Psychiatry 48:254–258, 1991
Youssef HA, Kinsella A, Waddington JL: Gender specificity of geographical variations in morbid risk for schizophrenia in rural Ireland. Acta Psychiatr Scand 88:135–139, 1993
Zipursky RB, Marsh L, Lim KO, et al: Volumetric MRI assessment of temporal lobe structures in schizophrenia. Biol Psychiatry 35:501–516, 1994

第2項

精神分裂病における遺伝子と出生前暴露の相互作用

Dolores Malaspina, M.D., Nancy L. Sohler, M.P.H., and Ezra S. Susser, M.D., Dr.P.H.

　精神分裂病研究の当初から，患者の親族はしばしば「遺伝的な精神疾患に汚染されている」という考えが容認されてきた（Bleuler 1911）。また，遺伝的脆弱性が単独で精神分裂病の原因とならないことも明白である。したがって，遺伝要因・環境要因両方の理解がこの疾患の複雑性を解明するのに必要であろう。

　それにも関わらず，精神分裂病において遺伝要因と環境要因の相互作用の研究は最近まで進展していなかった。精神分裂病における遺伝子と出生前暴露の両方に関する初期の研究では顕著な前進がみられたが，これらの研究では両方の暴露の相互作用を調査するように計画されたものはほとんどなかった。相互作用とは，単に遺伝子と出生前暴露が疾患に関係しているだけではなく，出生前暴露が遺伝子の発現を修飾すること（逆もまた同じ）を意味している。

　現在では，遺伝子―環境の相互作用に関する研究は劇的に発展してきている。この飛躍的な進歩は，概念の基本的構造や研究の明確なストラテジーあるいは新しい科学技術が創造されてきたことに帰するであろう。本項では，読者に，精神分裂病研究に関する現在展開中の領域について，以下の順に紹介する。1）精神分裂病についてある種の多因性因果関係を強く示唆する遺伝的・疫学的研究；2）遺伝要因・環境要因両方を含めた，多因性因果関係の基本的モデル；3）精神分裂病について遺伝子―環境の相互作用に関する最近の証拠；4）

精神分裂病について遺伝子と出生前暴露の相互作用を調べるために計画された新しい研究。

精神分裂病に関する遺伝的・疫学的な研究

　疾患の因果関係について，環境の影響と遺伝子の影響を区別する研究や，遺伝子と環境の相互作用を調べる研究は，遺伝疫学の範疇に属する。過去10年の間，遺伝疫学者はいくつかの神経精神疾患に対する特定の遺伝的原因を解明してきた。ほとんどの場合，これらの疾患は，ハンチントン病や筋緊張性ジストロフィーで起きるように，単純なメンデルの法則の様式で伝達されている。

　単純な遺伝的パターンに従うこれらの疾患とは対照的に，精神分裂病その他，多くの神経精神疾患では，家系内の複雑な伝達パターンや未知の遺伝様式が認められる。以下に述べるような事柄がこの複雑性の原因かもしれない。1) 不完全な浸透度。遺伝的原因によって疾患が発現するには，付加的な環境要因が必要である。2) エピスタシス（上位性；ある座位の遺伝子が他の座位にある遺伝子の作用を隠す現象）。疾患はいくつかの主要な遺伝子の相互作用の結果として生じる。3) 表現度の変動。疾患の単一遺伝様式が数種類の表現型の発現を示す（たとえば，ある家系において精神分裂病以外の精神疾患と診断されたものは，精神分裂病に代わる遺伝子発現を表わしているのかもしれない）。4) 診断の不安定性。被験者の診断状態は経時的に変化する。5) 病因論的異種性。通常の遺伝的症候群には，「表現型模写」として知られている弧発性の（環境によって生成された）様式，あるいは「非対立遺伝子」の異種性の状態として知られる，多数の異なる遺伝子の障害に起因する多様な遺伝様式が含まれているかもしれない。

　この複雑さの程度は，遺伝的原因と非遺伝的原因を識別しようとする研究に対して，特別な問題を提起している。複雑な疾患の遺伝的原因は，単一遺伝子の点突然変異から，関係する複数の遺伝子の中でエピスタシス（遺伝的相互作用）を必然的に伴う多遺伝子の原因までの広い範囲におよんでいる。その家系内の健常者でさえも精神分裂病の遺伝的素因を保有しているのかもしれない。

古典的な連鎖解析ではそのように複雑な遺伝子発現の問題を克服することは難しい。

たぶん，この困難性のために，遺伝疫学者は精神分裂病を惹起する特異的な遺伝子を発見することに成功していなかったのだろう。たしかに，精神分裂病において遺伝的連鎖を探究することは，可能性のある複数の遺伝子連鎖が報告されてはいるが，しばしば挫折感を引き起こしがちである（たとえば，Kalsi et al. 1995 および Schizophrenia Collaborative Linkage Group 1996 ［22q11―q13 への連鎖］；Antonarakis et al. 1995, Gurling et al. 1995, Mowry et al. 1995, Kaufman et al. 1998 ［6p23 への連鎖］；Farone et al. 1998, Straub et al. 1998 ［10p への連鎖］を参照）。

今のところはまだ「遺伝子の発見」は失敗しているが，このことによって，精神分裂病の遺伝疫学的研究から明らかになった結果の大部分や，この疾患の原因に対するこれらの結果の基本的関係がわかりにくくなるものではないだろう（Susser and Susser 1992）。以上の事項を考え合わせると，精神分裂病に対する遺伝的危険性とは，必然的に，単一の遺伝子というよりも複数の遺伝子を意味しているのだろう。それらの遺伝子は，その他の遺伝性暴露あるいは環境的な暴露に依存して，多様な発現を示す疾患に対する脆弱な性質を付与している。また，それらの遺伝子は精神分裂病の唯一の原因ではない。本項ではこれらの発見を概説し，病因学的に含蓄のあるところを論ずることとする。

遺伝的危険性とは，論理的必然として，複数の遺伝子を意味する

遺伝疫学的な研究結果によれば，単一の遺伝子が精神分裂病を惹起している可能性はあまりない（Cloninger 1994； Kringlen 1993；Parnas et al. 1982；Prescott and Gottesman 1993；Stabenau and Pollin 1993）。家系図の資料についての遺伝的モデリングでは，一卵性双生児から同胞や子孫，そして第2・第3度の親族にかけて観察される危険性の急降下は，単一遺伝子モデルではとうてい説明がつかないだろう。したがって，遺伝的モデリング研究の結果は，ある種の多因性因果関係 ―多数の遺伝子，あるいは遺伝子に環境要因を加えたもの― を強く示唆している。

主働遺伝子モデルでは一つの遺伝子というよりは複数の遺伝子が含まれるが，

このモデルは当初，Karlsson (1972) によって提唱されたものであり，彼は精神分裂病の遺伝に対して2種類の遺伝子座仮説を示唆していた。主働遺伝子モデルによって，上記のような遺伝的障害の危険性の急激な低下の説明がつく。このモデルはまた，より一層重症な疾患に冒された発端者の親族に観察される，家族性の再発の割合が増大することを説明することも可能である（Gottesman and Shields 1982 ; Odegaard 1972)。

脆弱な性質を付与する遺伝子

遺伝疫学的研究は首尾一貫して，多数の個人に遺伝によって受け継がれているものが，精神分裂病という疾患それ自体というよりも，むしろ精神分裂病への脆弱性であることを示している。さらに，精神分裂病として知られる表現型は，遺伝的素因に由来する表現型のスペクトル（連続する範囲）のうちの重篤な終末を表わしているだけなのかもしれない。この遺伝子発現の変動によって，精神疾患のない状態，分裂病スペクトラム障害，（社会的不安のような）個々の症状（Torgersen et al. 1993)，あるいはその他の精神疾患と診断されるもの（Farmer et al. 1987 ; Gershon et al. 1988 ; Maier et al. 1993 ; Rosenthal 1970）といった複数の結果が得られるだろう。また，これらの遺伝子によって，精神医学的疾患をもたない家族構成員において，神経心理学的・神経生理学的な機能性のわずかな差異がもたらされるであろう（Holzman 1992 ; Levy et al. 1994)。

これら起こり得る結果の中で，分裂病スペクトラム障害がたぶん「精神分裂病脆弱遺伝子」のもっともよく知られた発現を表わしているのだろう。この疾患の家族には，分裂感情障害・分裂病型人格障害・妄想性人格障害・非定型精神病を含めた，異なった数種類の感情障害以外の精神病が包含されている。これらの疾患の幾らかあるいは全ては，精神分裂病発端者の生物学的親族の中で一貫して増大していることが報告されている（Baron et al. 1981, 1983 ; Kendler and Gruenberg 1984 ; Kendler et al. 1985, 1994 ; Kety et al. 1975, 1994)。

精神分裂病の脆弱遺伝子といわれているものに，そのような異なった表現型の発現が含まれているという事実は，疫学的要因が付加的に包含されているに違いないことを示している。可能性の一つとして，精神分裂病脆弱遺伝子は，

それ以外の遺伝子とエピスタシスを媒介として相互作用しているのかもしれない。第2の可能性として，精神分裂病脆弱遺伝子は，疾患の原因となる出生前暴露やそれ以外の環境要因と互いに影響し合うのかもしれない。もちろん，これら二つの可能性は互いに相容れないものではない。

遺伝子が唯一の原因ではない

　研究者は，双生児研究や養子研究といった遺伝疫学の伝統的ストラテジーを用いて，精神分裂病の原因における遺伝子の重要性をしっかりと立証してきた。しかしながら，これらの調査研究はまた，環境要因も同様に大切であることを指摘している。したがって，双生児研究において，もし完全に浸透する遺伝子単独で疾患が説明されるならば，一卵性双生児（MZ）の一致率は，実際に観察されている40％―70％よりも，むしろ100％に近づくはずである（Gottesman and Shields 1982）。Suddathとその同僚（1990）が報告した双生児研究によると，精神分裂病が不一致のMZ双生児の組では，環境の役割を示唆する，より一層多くの証拠が得られた。大抵の場合，これらの双生児の組では，罹患している双生児の方が，罹患していない相方よりも，脳室サイズの増大や側頭辺縁系組織体積の減少といった精神分裂病に関連した脳の異常が顕著である。MZ双生児では遺伝的な物質を100％共有しているので，罹患・非罹患の双生児同士の相違には後成的な原因があると想像される。この場合，後成的な要因は出生前や周産期の要因がもっとも可能性がある。子宮内での脳の損傷は，記録により充分立証されている脳室拡大の環境的原因である。

病因論の密接な関係

　前述の発見によれば，精神分裂病の危険性は多数の遺伝子や出生前その他の環境の暴露に影響されることが示唆されている。それでは，これらの病因同士―特に，一方では遺伝的な病因，他方では環境的な病因― の関わり合いとは何なのか？

　もっとも単純な見方は，遺伝子 ―たとえ多遺伝子でも― にせよ，あるいは環境にせよ，疾患の原因になるには充分であり，大多数の症例では，主として遺伝要因か，あるいは主に環境要因がその原因になっている。これは，精神分

裂病を家族性と弧発性の亜型に分類することによって，異種性を減らそうとする研究に採用されているモデルである。これはまた，環境によって惹起された症例を「表現型模写」(また「弧発性」と命名されている。これは，遺伝的罹病性がないにもかかわらず，発症している個人である）と考察する遺伝的研究で暗に示されたモデルでもある。しかしながら，この単純なモデルは，以前に報告された所見と容易には折り合いがつかない。遺伝的脆弱性は，種々の疾患あるいは疾患のない状態として徴候が現われるので，遺伝的脆弱性だけでは精神分裂病の原因として充分ではない。

データより一層矛盾のない考え方は，多因子的な原因を想定することである。もっとも包括的な考え方では，多くの要因が疾患に対する危険性を増大させる性質を与えるが，これらの要因は1対1の対応で疾患と相関していないというものである。ほとんどの症例では，疾患は複数の危険因子が組み合わさって活動した結果として生じるものである。多因子的因果説は，心筋梗塞・糖尿病，ある種の神経発達疾患を含めた多方面にわたる慢性疾患に応用されると考えられている。

とはいえ，多因子的因果説が唯一の因果関係モデルを表わしているのではない。むしろ，このモデルはいくつか異なったモデルを包含していて，個々のモデルがいくつかの疾患に適用されてきた。以下，遺伝要因・環境要因の両方を含めた多因子的因果説の基本的なモデルについて述べることとする。

多因子的因果説モデル

遺伝子と出生前暴露が組み合わさることによって，精神分裂病が発症する仕組みは数多くあるが，これらのプロセスを類別する際にもっとも有用な概念の枠組みについて，まだコンセンサスは得られていない。ここでは，疫学と遺伝学の領域から概念を組み立てることを通して浮かび上がった枠組みについて述べる (Ottman 1996 ; Susser and Susser 1992)。

多因子的因果説の基本的なモデル

　以下に，広く受け入れられている3種類の多因子的因果説モデルとともに，一般に認められているが異論の多い第4のモデルを紹介する。われわれの解説は，遺伝と環境の要因が疾患の危険性を増大させる状況に適用されている。同じモデルは，これらの要因が疾患に対して保護的な働きをする事態にも応用され得ることに留意しておくべきである。同様に，それ以外の一層複雑な状況は，これらのモデルを克明に調査することによって，包摂されるだろう。

　われわれが述べるようなモデルは，複数の危険因子が共に働いて疾患の原因となるという仮説を遺伝疫学的に検証するのに有用である（Darroch 1997 参照）。個々のモデルは，観察された遺伝疫学的データに関して，ある一定のパターンを予想している。もしデータが予想と矛盾するならば，そのモデルは除外されるであろう。けれどもやはり，観察されたデータから仮定されたパターンは，一つ以上のモデルと一致する可能性があるので，多因子的因果説の根底にある本質をデータから常に確定できるとは限らない。

付加的影響モデル

　遺伝と環境両方の危険因子を含めた付加的影響モデルでは，一つの素因の影響は別の素因の影響を受けない。疾患の危険性に対する両者の複合的な影響は，「並行論」の解釈に倣って，個々の影響を単純に合算したものである（Darroch 1997）。並行論は，両方の危険因子をもつ個人が，どちらの素因からでも疾患にかかる可能性があることから生まれたものである。したがって，二つの危険因子は「競合」して疾患の原因となる。付加的影響モデルでは，並行が認められる集団における二つの危険因子の複合的影響は，個々の影響の合計を下回る。

　付加的な影響を明らかにするために，精神分裂病を発病する生涯危険率が，特有の遺伝子や特殊な出生前暴露によって影響されると仮定してみよう。遺伝子や出生前暴露のない個人が精神分裂病を発病する危険率が 0.005 であると想定する。ここで，精神分裂病が発病する生涯危険率が，遺伝子（のみ）をもつ個人では 0.010 ―つまり，0.005 から 0.015― まで上昇し，また，出生前の暴露によっても同程度に危険率が増大すると仮定してみよう。付加的影響モデ

ルでは，精神分裂病の生涯危険率は，多くてもせいぜい 0.010＋0.010＝0.020 ぐらいまで増加して，生涯危険率は 0.005＋0.020＝0.025 に帰着する（実際の生涯危険率は 0.025 以下であり，母集団に存在する並行現象の総計に左右される）。

　付加的影響モデルは，関連性のある遺伝と環境の危険因子が，原因となる経路に同程度に作用するとき ―つまり，もしそれらが同じ結末に導く代替方法である場合― に応用される。たとえば，遺伝的障害や出生前の損傷によって，妊娠初期のニューロンの移動が妨害を受けるのかもしれない。ニューロン移動の障害は，その原因の如何にかかわらず，精神分裂病発病の危険性を増大させるであろう。

相乗作用的影響モデル

　もし遺伝と環境の危険因子が生物学的に相互作用して疾患を惹起するのであれば，それらは相乗作用的である。このことは，ある個人は遺伝要因あるいは環境要因どちらかの暴露では発病しないが，両方の要因の暴露によって発病することを意味している。したがって，相乗作用的影響モデルでは，両方の要因が与える疾患の危険性への複合的な影響は，要因個々の影響の合計よりも大きいことが予想される。

　この科学的モデルを明らかにするために，あらためて，精神分裂病の生涯危険率が特定の遺伝子や特有の出生前暴露によって影響されること，遺伝子と出生前暴露のないものの危険率が 0.005 であることを仮定してみる。ここで，遺伝子が，出生前暴露の存在下に，疾患の原因となると想定してみる。遺伝子と出生前暴露の両方がある個人は，疾患の危険性が劇的に増大する。しかしながら，遺伝子のみをもつ個人では，疾患の危険率は 0.005 のままである。

　自然界では，危険因子の生物学的な相乗作用はよくみられることである。インスリン依存型糖尿病はこの現象の例証である（Solimena and DeCamilli 1995）。インスリン依存型糖尿病のうちのあるものは，コクサッキー・ウイルス感染に対する自己免疫反応発生後の疾患として発現するヒト白血球抗原ハプロタイプに起因している。

　脊椎披裂（二分脊椎）や無脳症のような神経管欠損（NTD）は，神経発達

疾患における生物学的相乗作用の実例である。複数の研究によれば，胎児のNTDは，ホモシスチン代謝の遺伝子が欠損していて，母親の葉酸の摂取量が妊娠初期に少ないときに発生する (Mills et al. 1995 ; van der Put et al. 1995)。遺伝的欠損はホモシスチン代謝を妨害するのに対して，葉酸は反対の影響を及ぼす。したがって，もし葉酸の摂取量が妊娠初期に多ければ，遺伝子欠損が胎児のNTDの危険性に与える影響は最小限にとどめられるであろう。これに反して，もし葉酸の摂取量が妊娠初期に少なければ，遺伝子欠損によって胎児のNTDの危険性が高まるであろう。

媒介影響モデル

　媒介影響モデルでは，遺伝的な危険因子は精神分裂病の危険性に直接は影響を与えないと想定されている。どちらかといえば，遺伝子は環境因性暴露の機会に影響して，次いでその暴露の機会が精神分裂病の危険性に作用するのであろう。このモデルとして，ある遺伝子が頭部外傷の危険性の増大と関連していて，頭部外傷によって精神分裂病発症の危険性が増大する事態が想定される。この場合は，その遺伝子が精神分裂病の直接の原因とは考えられず，むしろ，第3の要因である頭部外傷を介して疾患の危険性に影響を与えているといえる。

　その上，精神分裂病の媒介影響の例には，出生前の暴露も含まれる。母親の遺伝子が，母親が妊娠期間中にインフルエンザに罹患することを含めて，インフルエンザに対する感受性の性質を与えると想定してみよう。子宮内でインフルエンザに暴露すると，子供の精神分裂病発症の危険性が高まる可能性がある。この例では，母親の遺伝子が出生前のインフルエンザへの暴露を増大することによって，子供が精神分裂病に罹患する危険性に影響を与えている。

　同様に，精神分裂病に与える環境要因の影響には，遺伝子が介在している可能性がある。環境の暴露によって，精神分裂病の危険性を増やす遺伝子の作用が開始したり，停止したりするのかもしれない (Bloom 1993 ; Kandel 1998)。

乗法的影響モデル

　一部の人達は，乗法的影響モデルが，精神分裂病について遺伝子と環境の危険因子が相互に関連するもう一つの方法を表わしていると主張している。乗法

的影響モデルでは，遺伝子と環境の危険因子の複合的影響は，各々無関係な影響の積である．たとえば，遺伝的危険因子のオッズ比が3で，出生前暴露のオッズ比が3である場合，両方の危険因子をもつ個人の精神分裂病のオッズ比は，どちらの危険因子ももたない個人のそれに比べて9倍多いことが予測される．

それ以外の人達は，疾患の危険性に影響する要因が乗法的影響モデルに従うのであれば，それらは相乗的に作用していて，相乗作用的影響モデルの特殊なケースが考慮されるべきであると論じている (Darroch 1997; Koopman 1981; Rothman and Greenland 1998)．この事例は，疾患が二つの段階によって惹起されると考えられる状況である．遺伝要因は疾患の第1段階の危険性と関連するが，第2段階とは関係しない．環境要因は疾患の第1段階ではなく第2段階の危険性と関連する．第1段階はそれ自身が疾患として顕在化することなしに発生する．逆に，第2段階は第1段階が先行しない限り，疾患を引き起こさない．もし個々の段階の発生がお互いに独立しているならば，この例における疾患の危険性は（遺伝と環境の）要因各々に関連した危険性の積である．これは第1段階と第2段階の両方が疾患に必要なので，相乗作用的影響モデルの特別なケースである．したがって，遺伝要因と環境要因の両方が疾患の発症のために存在しなければならない．

それにも関わらず，乗法的影響モデルは，遺伝学的・疫学的データの多くの統計解析，あるいは，遺伝子と環境の危険因子の関係を探究するための研究デザインに潜在的に含まれている（たとえば，Khoury and Flanders 1996 で述べられている「症例単独の」研究）．これゆえに，乗法的影響モデルを別個に取り扱うことはまだ有用であろう．

普遍的観点

普遍性のある観点からみてみると，上記のモデルは相互に両立し難いものではなく，むしろ，それらのモデルは併存するものである．個々のモデルは疾患の一部の症例のみに適用される．

精神分裂病の場合は，これらのモデルのどれでもが，全てあるいはほとんど全ての症例に適合することは到底ありそうにない．多様な遺伝子や複合的な環境の暴露が疾患の危険性に影響を与えて，疾患が発症するために多くの異なっ

た仕組みで結びつく可能性があることのほうがよほどもっともらしい。したがって，全般的観点がもっとも適当なように思われる。この論争はGottesman (1991) によって強力に行われているが，彼はある種の症例では，多種多様なモデルが役割を果たす状況について論及するために「普遍的」という用語を創造した。

遺伝子―環境の相互作用

　複数の原因が相互作用するという概念は，遺伝学と疫学の領域で別々に展開したために，どちらの領域でも十分には発展しなかった。ある遺伝学者は前述のモデルすべてを相互作用の概念の下に含めている。それに対して疫学者たちは相互作用をもっと限定的に定義している。彼らによると，危険因子間の相互作用はある要因の影響がその他の要因の存在に依存しているときに発生する。このことは複数の仕組みで発生可能であり，そのうちの2種類は前節で述べた並行と生物学的相乗作用である。並行とは同一の個人に存在する二つの要因が疾患の原因となるのに「競合」することである。生物学的な相乗作用は共同に働いて疾患の原因となるので，個人がどちらかの要因単独に暴露したときは支障ないが，両方に暴露すると発病する。

　本項の残りでは遺伝子と出生前の要因の生物学的な相乗作用に焦点を当てることにする。しかしながら，よく使用する「遺伝子―環境の相互作用」という用語は，われわれが並行論よりも相乗作用について言及しているという但し書きを付けて，使用し続けることにする。

遺伝子―環境の相互作用の証拠

　精神分裂病では多因子的因果説モデルの研究はまだ揺籃期である。しかしながら，これまで得られた証拠によると，以下に概説するように，数多くの精神分裂病の症例には遺伝要因と環境要因の相互作用が関係している。遺伝子―環境の相互作用を支持する証拠は，家族・双生児・養子およびハイ・リスク研究の論文結果の中に認めることができる。

家族研究

今日では，精神分裂病が家族性であることに異議を唱えるものは事実上いない。この疾患が家族性に集積することは19世紀に遡って多数の研究により証明されてきた（Rudin 1916；Kallman 1946；Gottesman and Shields 1982［総説］）。しかしながら，家族性の疾患はその原因が多因子性であり，遺伝や環境の原因がさまざまな程度で関与していることを必然的に意味している。これらの原因は，以前に明らかにしたように，相互作用の徴候を示すこともあれば，そうでないこともある。

家族歴と出生の季節

複数の家族研究によれば，冬一春の時季の出生と精神分裂病の遺伝的脆弱性には相互作用があることが示唆されている。これらの研究のいくつかでは，精神分裂病の家族歴について，冬一春（12月から5月）の期間に生まれた患者と夏一秋（6月から11月）の間に生まれた患者とを比較して，冬一春に生まれた患者の方が家族歴のあることが発見された（Lo 1985；Owens and Lewis 1988）。Pulverと同僚たち（1992）は，精神分裂病患者の第1度親族が，30歳以前に精神分裂病を発症する罹病危険率について，発端者の生まれた月別に比較した。2月から5月にかけて生まれた発端者の中では，第1度親族の精神分裂病の危険率は劇的に増加していた。

この発見は全ての研究にわたって一致している訳ではない。実際のところ，少数ながら，冬から春にかけて生まれた患者では精神分裂病の家族歴が少ないことを報告している研究もある(Kinney and Jakobsen 1978；O'Callaghan et al. 1991；Shur 1982)。それにも関わらず，この証拠によって，出生の時季と関連する因子が，精神分裂病を惹起する遺伝的脆弱性と相互作用することが最も重要であることが示唆されている。

家族歴と生国

SugarmanとCraufurd（1994）が，家族歴アプローチを用いて，イギリス在住のアフリカ系カリブ人の中で精神分裂病の割合が高いことを証明した。彼

らによると，精神分裂病発端者の両親が精神分裂病を発症する危険性は，アフリカ系カリブ出身の黒人の両親とイギリス出身の白人の両親と比較すると，同様の割合を示した。一方，黒人のイギリス生まれの発端者の同胞では，精神分裂病の割合が増大していた。SugarmanとCraufurdは，これらの所見が，この人種集団に存在する遺伝的脆弱性と，出生前の風疹感染（Glover 1989）や大麻使用（Andreasen et al. 1987）といったイギリスの環境要因の暴露との相互作用に起因するであろうと推測した。

家族歴と産科的合併症

ある家族研究では，たとえ精神疾患が環境要因と無関係に発症したとしても，環境要因が遺伝的素因と相互に作用し合って精神分裂病の表現型の発現に影響を与えていることが示唆されている。たとえば，Stoberとその同僚（1993）によると，精神分裂病の家族歴をもつ個人では，産科的合併症の暴露の割合が，精神分裂病患者と対照被験者において類似していたが，産科的合併症に暴露した患者は，そのような合併症を暴露していない患者よりも，入院時期が有意に早かった。

双生児研究

周知のように，双生児研究は疾患に対する遺伝的寄与を同定するのに有効な方法である。MZと二卵性（DZ）の双生児の組みでは，遺伝子を各々100％と50％共有していて，同様の家族的環境を体験している。したがって，遺伝要因が病因にとって重要である場合，MZとDZでは発端者の相方は，この疾患に対する危険性が異なるであろう。結果として，MZとDZの双生児の一致率を比較することによって，精神分裂病の遺伝的原因の強力な証左が得られた。Kendler（1986）の概説によると，精神分裂病発端者のMZとDZの相方は疾患の危険性に相違があり，発端者との一致率の加重平均は各々およそ59％と15％である。

双生児研究は，疾患のヘリタビリティ —つまり，環境要因に対比して，遺伝要因によって説明される変化の総量— を推断するのにしばしば用いられる（Cannon et al. 1998）。しかしながら，ヘリタビリティは，遺伝子—環境の相

互作用が存在しないという仮定に基づいて推測される（Khoury et al. 1993 ; Schwartz 1998）。また，ヘリタビリティは，時間と環境に特異的であり，調査中の特定集団における遺伝と環境要因の相対変動に依存的である。たとえば，同じ遺伝要因はある集団の中で一様に分布しているが，唯一環境要因の普及の程度が違うために，異なったヘリタビリティが推測されるのだろう（Plomin 1990）。

　遺伝子―環境の相互作用を認知するのに，双生児研究を利用する可能性はあまり真価が認められていない。それでもなお，双生児研究は相互作用の発生を支持するもっとも重要なデータのうちのいくつかを提供してきている。Fischer（1971）による画期的な研究では，精神分裂病不一致例の MZ 双生児は，疾患に対する遺伝的荷重が類似していることを証明している。精神分裂病不一致例の MZ 双生児の子孫を追跡した彼らの研究によると，罹患・非罹患の双生児両方の子孫において，精神分裂病発症の割合が同様に増大していた。Gottesman と Bertelsen（1989）が行ったより最近の研究は Fischer のサンプルの追跡期間を延長しているが，やはり同様の結果を得ている（もっとも，Kringlen［1987］による類似の研究では否定的な結果であった）。これらの発見をごく控えめに解釈しても，環境の暴露は遺伝型の発現に必要であり，発症していない双生児の相方における抑制的な環境要因が遺伝型の発現を抑えるのだろう。

　より最近では，双生児の組みにおける神経学的状態の相違が遺伝子―環境の相互作用を解明するために利用されてきた。Davis と Phelps（1995）は MZ 双生児の組みの利き手を，単一絨毛膜（共有された絨毛膜）かあるいは重複絨毛膜（分離された絨毛膜）かを決定する胎盤構造のマーカーとして使用した。彼らは，単一絨毛膜と推定される MZ 双生児の組みにおける精神分裂病の一致率の割合（60％）が，重複絨毛膜の組みの割合（32％）よりも高いことを発見した。このことは，子宮内感染のような出生前に共有した暴露が疾患の原因に必要であるという考え方と一致する。

養子研究

　養子研究は遺伝的影響を環境的影響から識別するもう一つのストラテジーに

相当する。養子の手段は最初，Heston（1966）による精神分裂病の研究で用いられた。彼によると，精神分裂病の母親をもつ里子は，健常対照の母親をもつ里子に比べて，有意に精神分裂病の危険性が高かった。その後の養子研究ではこの発見を再確認し，その内容を拡大させていて（Rosenthal et al. 1968；Tienari et al. 1983），精神分裂病に対する遺伝的寄与が強力であることを裏付けていた（Gottesman and Shields 1982；Kendler et al. 1994；Kety et al. 1994；Wender et al. 1974）。以上のことを考え合わせると，これらの養子研究は精神分裂病の家族性伝播が出生後の家庭環境の影響によって説明がつかないことを雄弁に物語っている。しかしながら，これらの研究は出生前の環境が精神分裂病の家族性の伝播に寄与する可能性を排除したものでないことは明記しておく必要がある。当然ながら，出生前の暴露は子供が生物学的な母親から分離する以前に発生する。

　フィンランドの養子研究では，精神分裂病に対する遺伝子や環境両方の役割を確認する方法を拡充させてきた（Tienari and Wynne 1994；Tienari et al. 1983, 1994）。研究者は，生物学的両親（実の両親）が精神分裂病であるかどうかによって，養子が精神分裂病である割合を比較することに加えて，養子縁組みの家族の評価も行った。これらの結果は，精神分裂病に対する遺伝的脆弱性が家庭環境に問題があるときだけに発現することを示唆していた。この研究者たちは出生前の暴露については調査していなかったが，これらの所見は環境要因が遺伝子と相互に働いて疾患の浸透度を増大させるという証拠をさらに付言したものである。

ハイ・リスク研究

　ハイ・リスク研究は一般に精神分裂病患者の子供を追跡調査している。両親の好ましくない健康状態は，子供に，疾患に対する高い遺伝的危険性の刻印をつける（Mednick and McNeil 1968）。いわゆるハイ・リスクの子供のおよそ10—15％が精神分裂病を発症する（Gottesman 1978）。遺伝子と環境要因の相乗作用的な影響下では，ハイ・リスク・コーホートによって，危険性を著しく増大させる環境の暴露が同定されて，そのような要因が遺伝的危険性を修飾することが推論される。

相互作用的な影響はCannonとその同僚（1993）によってハイ・リスク研究で指摘されていた。彼らは「親の片方あるいは両方のどちらも精神分裂病と関連した疾患でないもの」を用いて，精神分裂病に対する遺伝的脆弱性を三つのカテゴリーに分類している。その後，彼らは，これらの遺伝的危険性のカテゴリー各々について，産科的合併症が個人の脳室拡大に与える影響を調べた。産科的合併症の脳室拡大に与える影響は，遺伝的危険性が高い個人の方が遺伝的危険性の低いものよりも大きかった。したがって，遺伝的危険性は産科的合併症の影響を加減するし，その逆もまた同様である。

ハイ・リスク・ストラテジーの第2の例としては，Walkerとその同僚（1981）が，ハイ・リスク集団の遺伝的脆弱性のマーカーとして，皮膚電気反応を利用している。彼らは父親の不在と精神分裂病の危険性との関連を調べた。父親の不在は遺伝的に脆弱であると規定された集団だけに顕著な影響を与えた。この発見は遺伝子―環境の相互作用を支持するものである。

残念なことに，遺伝子―環境の相互作用の研究に対するこの方法の可能性は充分にはわかっていない。ほとんどのハイ・リスク研究では，統計学的能力は低く，出生前の暴露は精確に計測されていなかった。しかしながら，相互作用を検出する能力があった研究で，それに対する証拠を発見したものはほとんどない。

まとめ

結論とは程遠いけれども，本項で概論した研究によれば，遺伝子―環境の相互作用のある種の形態は一部の精神分裂病の症例に重要な役割を果たしていることが示唆された。今後の研究では前節で触れたモデルを識別することが次の段階であろう。これらの識別に必要なデータはある程度詳しく記述されている（Kendler and Eaves 1986）。しかしながら，現在利用可能なデータはこの目的のためには充分なものでない。

新しい研究

　以前に記したように，今日までの研究は精神分裂病における遺伝子―環境の相互作用の存在を支持しているが，この相互作用の本質にかかわる詳細についてはわかっていない。この研究の主な限界は，遺伝と環境両方の暴露に関して不正確なデータを拠り所としていること，同一の個人で両方の暴露を測定することが不可能なことである。

　遺伝要因は往々にして両親の家族歴によってのみ評価された。ほとんどの研究では，環境要因は同様に不正確な方法によって判断された。たとえば，研究は多くの場合，出生前の暴露のデータについて，母親の記憶や産科学の日常業務的な記録を利用している。

　さらに，遺伝あるいは出生前の暴露のどちらかを評価するためにより一層精密な方法を用いた最近の研究では，相互作用を調べるのに必要な，両方の暴露を等しく厳密に評価する方法を包含していない。遺伝的連鎖研究は出生前の暴露についてデータを収集することができない。同様に，出生前の暴露を調べた研究では，本書の他の箇所で示されているように，一般に細密な遺伝的データが欠如している。

遺伝子―環境の相互作用

　したがって，精神分裂病における遺伝子―環境の相互作用をよりよく解明するためには方法論の進歩が必要である。これらの進歩は手の届く範囲にある。進行中の研究では，この領域に根本的な前進をもたらす可能性のある新しい方法が既に応用されている。われわれの研究チームは利用されているアプローチのうちのいくつかを例証する二つの研究に着手した。

　最初のものはオランダの家族研究（本書の第6項参照）を発展させたものである。これは1944年―1945年にわたるオランダ冬季飢饉の「天然の実験」に基づいている。われわれが探究している一つの仮説は，出生前の葉酸の摂取が少ないことが遺伝的欠損と相互に作用して精神分裂病を惹起するというものである。オランダ冬季飢饉は範囲が厳密に限定された時期と場所で発生したので，

その社会では栄養物の窮乏のタイミングや程度を詳細に記録することができた。出生前の暴露は飢饉に見舞われたコーホート間で比較的均一であるので，出生前の傷害後に精神分裂病を発症する脆弱な性質を与える遺伝要因を発見するのに，この研究は強力なデザインであった。かくして，われわれは遺伝的欠損に関して，飢饉に暴露された精神分裂病の症例と，非暴露の症例や対照被験者とを比較することによって，われわれの仮説を検証した。

　第2番目の研究である，精神分裂病の出生前決定因子は，精神分裂病についていくつか異なった種類の出生前暴露を特異的に調べるために企画された，人口に基づく出生コーホート研究である（Susser et al., 印刷中）。われわれが実証を試みている仮説の一つは，精神分裂病の病因について，母親がウイルスに感染することが遺伝的素因と相互作用するということである。先行研究では，たとえば，母親のインフルエンザや風疹の感染という出生前の暴露が精神分裂病の危険性を増大させることを示唆しているけれども（本書の5項参照），これらの研究では暴露の正確な測定をすることができず，得られた結果も一定していない。しかしながら，精神分裂病の出生前決定要因研究では，出生前の漿液が出生コーホート構成員の母親から採取・凍結保存されていて，母親のウイルス感染暴露について確実な血清学的測定が可能である。それと同時に，家族歴のデータおよびコーホートの成人構成員から採血されたサンプルは，遺伝因子に関する確かなデータをわれわれに提供してくれるので，ついには，精神分裂病の病因に関する遺伝子―環境の相互作用の役割について精密な実証を可能にするだろう。

結　　論

　精神分裂病は，浸透度の後退，発現の変動，遺伝的および非遺伝的な異質性によって特徴づけられる複雑な遺伝的様相を呈している。この複雑な疾患の遺伝的性質を明らかにするには，この疾患の原因となる遺伝的環境的なメカニズム両方の探究が必要であろう。したがって，遺伝子と出生前の暴露との関わり合いの可能性を理解することは，疾患の病因プロセスを解明するために必要な

枠組みを提供してくれるだろう。たとえ，出生前や周産期の暴露が精神分裂病の症例のごく少数にしか影響を与えなくても，そのような暴露は遺伝的脆弱性のある個人に強い衝撃を与えるであろう。遺伝要因は疾患の発症に必要だろうが，それだけでは十分といえない。

この目標に到達するために，暴露に関するデータの精度を劇的に増大させる新たなテクノロジーを応用する必要があるだろう。精度の上昇の可能性は遺伝子のデータだけでなく出生前の暴露のデータについても当てはまる。必要なテクノロジーの多くは既に利用可能である。精神分裂病の研究者が，精神分裂病の危険性に対する遺伝子と出生前の暴露について，両方の暴露に関するデータが同一の研究で得られるように，また，まとめて解析に利用できるように，研究を企画立案する必要性を認識することは大切なことである。

文　献

Andreasson S, Allebeck P, Engstroem A, et al: Cannabis and schizophrenia: a longitudinal study of Swedish conscripts. Lancet 2:1483–1486, 1987

Antonarakis SE, Blouin JL, Pulver AE, et al: Schizophrenia susceptibility and chromosome 6p24–22 (letter). Nat Genet 11:235–236, 1995

Baron M, Asnis L, Gruen R: The Schedule for Schizotypal Personalities (SSP): a diagnostic interview for schizotypal features. Psychiatry Res 4:213–228, 1981

Baron M, Asnis L, Gruen R: Plasma amine oxidase and genetic vulnerability to schizophrenia. Arch Gen Psychiatry 40:275–279, 1983

Bleuler E: Dementia Praecox, or the Group of Schizophrenias. Leipzig, Deuticke, 1911

Bloom FE: Advancing a neurodevelopmental origin for schizophrenia. Arch Gen Psychiatry 50:224–227, 1993

Cannon TD, Mednick SA, Parnas J, et al: Developmental brain abnormalities in the offspring of schizophrenic mothers, I: contributions of genetic and perinatal factors. Arch Gen Psychiatry 50:551–564, 1993

Cannon TD, Kaprio J, Lonnqvist J, et al: The genetic epidemiology of schizophrenia in a Finnish twin cohort: a population-based modeling study. Arch Gen Psychiatry 55:67–74, 1998

Cloninger CR: Turning point in the design of linkage studies of schizophrenia. Am J Med Genet 15:54:83–92, 1994
Darroch D: Biologic synergism and parallelism. Am J Epidemiol 145: 661–668, 1997
Davis JO, Phelps JA: Twins with schizophrenia: genes or germs? Schizophr Bull 21:13–18, 1995
Farmer AE, McGuffin P, Gottesman II: Twin concordance for DSM-III schizophrenia: scrutinizing the validity of the definition. Arch Gen Psychiatry 44:634–641, 1987
Farone SV, Matise T, Svrakic D, et al: Genome scan of European-American schizophrenia pedigrees: results of the NIMH Genetics Initiated Millennium Schizophrenia Consortium. Am J Med Genet 81:290–295, 1998
Fischer M: Psychoses in the offspring of schizophrenic monozygotic twins and their normal co-twins. Br J Psychiatry 118:43–52, 1971
Gershon ES, DeLisi LE, Hamovit J, et al: A controlled family study of chronic psychosis. Arch Gen Psychiatry 45:328–336, 1988
Glover GR: Why is there a high rate of schizophrenia in British Caribbeans? Br J Hosp Med 42:48–51, 1989
Gottesman I: Schizophrenia and genetics: where are we? are you sure? in The Nature of Schizophrenia: New Approaches to Research and Treatment. Edited by Wynne L, Cromwell R, Matthysse S. New York, Wiley, 1978, pp 59–69
Gottesman II: Schizophrenia Genesis: The Origins of Madness. New York, Freeman, 1991
Gottesman II, Bertelsen A: Confirming unexpressed genotypes for schizophrenia: risks in the offspring of Fischer's Danish identical and fraternal discordant twins. Arch Gen Psychiatry 46:867–872, 1989
Gottesman II, Shields J: Schizophrenia: The Epigenetic Puzzle. Cambridge, England, Cambridge University Press, 1982
Gurling H, Kalsi G, Chen AH, et al: Schizophrenia susceptibility and chromosome 6p24–22. Nat Genet 11:234–235, 1995
Heston LL: Psychiatric disorders in foster home reared children of schizophrenic mothers. Br J Psychiatry 112:819–825, 1966
Holzman PS: Behavioral markers of schizophrenia useful for genetic studies. J Psychiatr Res 26:427–445, 1992

Kallman FJ: The genetic theory of schizophrenia. Am J Psychiatry 103: 309–322, 1946

Kalsi G, Brynjolfsson J, Butler R, et al: Linkage analysis of chromosome 22q12–13 in a United Kingdom/Icelandic sample of 23 multiplex schizophrenia families. Am J Med Genet 60:298–301, 1995

Kandel ER: A new intellectual framework for psychiatry. Am J Psychiatry 155:457–469, 1998

Karlsson JL: A two-locus hypothesis for inheritance of schizophrenia, in Genetic Factors in Schizophrenia. Edited by Kaplan AR. Springfield, IL, Charles C Thomas, 1972, pp 246–255

Kaufmann CA, Suarez B, Malaspina D, et al: NIMH Genetics Initiated Millennium Schizophrenia Consortium: linkage analysis of African-American pedigrees. Am J Med Genet 81:282–289, 1998

Kendler KS: Genetics of schizophrenia, in Psychiatry Update: The American Psychiatric Association Annual Review, Vol 5. Edited by Frances AJ, Hales RE. Washington, DC, American Psychiatric Press, 1986, pp 25–41

Kendler KS, Eaves LJ: Models for the joint effect of genotype and environment on liability to psychiatric illness. Am J Psychiatry 143:279–289, 1986

Kendler KS, Gruenberg AM: An independent analysis of the Copenhagen sample of the Danish adoption study, VI: the pattern of psychiatric illness, as defined by DSM-III in adoptees and relatives. Arch Gen Psychiatry 41:555–564, 1984

Kendler KS, Gruenberg AM, Tsuang MT: Psychiatric illness in first-degree relatives of schizophrenic and surgical control patients. Arch Gen Psychiatry 42:770–779, 1985

Kendler KS, Gruenberg AM, Kinney DK: Independent diagnoses of adoptees and relatives as defined by DSM-III in the provincial and national samples of the Danish Adoption Study of Schizophrenia. Arch Gen Psychiatry 51:456–468, 1994

Kety SS, Rosenthal D, Wender PH, et al: Mental illness in the biological and adoptive families of adopted individuals who have become schizophrenic: a preliminary report based on psychiatric interviews, in Genetic Research in Psychiatry. Edited by Fieve RR, Rosenthal D, Brill H. Baltimore, MD, Johns Hopkins University Press, 1975, pp 147–166

Kety SS, Wender PH, Jakobsen B, et al: Mental illness in the biological and adoptive relatives of schizophrenic adoptees: replication of the Copenhagen Study in the rest of Denmark. Arch Gen Psychiatry 51: 442–455, 1994

Khoury MJ, Flanders WD: Nontraditional approaches in the analysis of gene-environment interaction: case-control studies with no controls! Am J Epidemiology 144:207–213, 1996

Khoury M, Beaty T, Cohen B: Fundamentals of Genetic Epidemiology. New York, Oxford University Press, 1993

Kinney DF, Jakobsen B: Environmental factors in schizophrenia: new adoption study evidence, in The Nature of Schizophrenia: New Approaches to Research and Treatment. Edited by Wynne LW, Cromwell RL, Matthysse S. New York, Wiley, 1978, pp 38–51

Koopman JS: Interaction between discrete causes. Am J Epidemiol 113:716–724, 1981

Kringlen E: Contributions of genetic studies on schizophrenia, in Search for the Causes of Schizophrenia. Edited by Hafner H, Gattaz WF, Janzarik W. New York, Springer-Verlag, 1987, pp 123–143

Kringlen E: Genes and environment in mental illness: perspectives and ideas for future research. Acta Psychiatr Scand Suppl 370:79–84, 1993

Levy DL, Holzman PS, Matthysse S, et al: Eye tracking and schizophrenia. Schizophr Bull 20:47–62, 1994

Lo CW: Season of birth of schizophrenics in Hong Kong. Br J Psychiatry 147:212–213, 1985

Maier W, Lichterman D, Minges J, et al: Continuity and discontinuity of affective disorders and schizophrenia: results of a controlled family study. Arch Gen Psychiatry 50:871–883, 1993

Mednick SA, McNeil T: Current methodology in research on the etiology of schizophrenia. Psychol Bull 70:681–693, 1968

Mills JL, McPartlin JM, Kirke PN, et al: Homocysteine metabolism in pregnancies complicated by neural-tube defects. Lancet 345:149–151, 1995

Mowry BJ, Mamcarrow DJ, Lennon DP, et al: Schizophrenia susceptibility and chromosome 6p24–22. Nat Genet 11:233–234, 1995

O'Callaghan E, Gibson T, Colohan HA, et al: Season of birth in schizophrenia: evidence for confinement of an excess of winter births to patients without a family history of mental disorder. Br J Psychiatry 158:764–769, 1991

Odegaard O: The multifactorial theory of inheritance in predisposition to schizophrenia, in Genetic Factors in Schizophrenia. Edited by Kaplan AR. Springfield, IL, Charles C Thomas, 1972, pp 256–275

Ottman R: Gene–environment interaction: definitions and study designs. Prev Med 25:764–770, 1996

Owens MJ, Lewis SW: Risk factors in schizophrenia (letter). Br J Psychiatry 153:407, 1988

Parnas J, Schulsinger F, Teasdale TW, et al: Perinatal complications and clinical outcome within the schizophrenic spectrum. Br J Psychiatry 140:416–420, 1982

Plomin R: Nature and Nurture: An Introduction to Behavioral Genetics. Pacific Grove, CA, Brooks/Cole, 1990

Prescott CA, Gottesman II: Genetically mediated vulnerability to schizophrenia. Psychiatr Clin North Am 16:245–267, 1993

Pulver AE, Liang KY, Brown CH, et al: Risk factors in schizophrenia: season of birth, gender, and familial risk. Br J Psychiatry 160:65–71, 1992

Pulver AE, Karayiorgou M, Wolyniec PS, et al: Sequential strategy to identify a susceptibility gene for schizophrenia: report of potential linkage on chromosome 22q12–q13.1, part 1. Am J Med Genet 54:36–43, 1995

Rosenthal D: Genetic Theory and Abnormal Behavior. New York, McGraw-Hill, 1970

Rosenthal D, Wender PH, Kety SS, et al: Schizophrenics' offspring reared in adoptive homes. J Psychiatr Res 6:377–391, 1968

Rothman KJ, Greenland S: Modern Epidemiology. Philadelphia, PA, Lippincott-Raven Publishers, 1998

Rudin E: Zur Vererbung und Neuenstehung der Dementia Praecox. Berlin, Springer Verlag, 1916

Schizophrenia Collaborative Group for Chromosomes 3, 6, and 8: A combined analysis of D22S278 marker alleles in affected sib-pairs: support for a susceptibility locus at chromosome 22q12. Am J Med Genet 67: 40–45, 1996

Schwartz S: The role of values in the nature/nurture debate about psychiatric disorders. Social Psychiatry and Psychiatric Epidemiology 8: 356–362, 1998

Shur E: Season of birth in high- and low-risk schizophrenics. Br J Psychiatry 140:410–415, 1982

Solimena M, De Camilli P: Coxsackieviruses and diabetes. Nat Med 1:25–26, 1995

Stabenau JR, Pollin W: Heredity and environment in schizophrenia, revisited: the contribution of twin and high-risk studies. J Nerv Ment Dis 181:290–297, 1993

Stober G, Franzek E, Beckmann H: Pregnancy and labor complications—their significance in the development of schizophrenic psychoses. Fortschr Neurol Psychiatr 61:329–337, 1993

Straub RE, MacLean CJ, O'Neill FA, et al: A potential vulnerability locus for schizophrenia on chromosome 6p24–22: evidence for genetic heterogeneity. Nat Genet 11:287–293, 1995

Straub RE, MacLean CJ, Martin RB, et al: A schizophrenia locus may be located in region 10p15–p11. Am J Med Genet 81:296–301, 1998

Suddath RL, Christison GW, Torrey EF, et al: Anatomical abnormalities in the brains of monozygotic twins discordant for schizophrenia. N Engl J Med 322:789–794, 1990

Sugarman PA, Craufurd D: Schizophrenia in the Afro-Caribbean community. Br J Psychiatry 164:474–480, 1994

Susser ES, Susser M: Genetic epidemiology of psychiatric disorders: examples from schizophrenia, in Psychiatry. Edited by Michaels R. Philadelphia, PA, JB Lippincott, 1992, pp 1–12

Susser E, Brown A, Matte T: Prenatal antecedents of neuropsychiatric disorder over the life course: collaborative studies of US birth cohorts, in Childhood Onset of "Adult" Psychopathology: Clinical and Research Advances. Edited by Rappoport J. Washington, DC, American Psychiatric Press (in press)

Tienari PJ, Wynne LC: Adoption studies of schizophrenia. Ann Med 26:233–237, 1994

Tienari P, Lahti I, Naarald M: Biological mothers in the Finnish adoption study: alternative definitions of schizophrenia. Paper presented at the VIIth World Congress of Psychiatry, Vienna, Austria, July 14, 1983

Tienari P, Wynne LC, Moring J, et al: The Finnish adoptive family study of schizophrenia: implications for family research. Br J Psychiatry (suppl 23):20–26, 1994

Torgersen S, Onstad S, Skre I, et al: "True" schizotypal personality disorder: a study of co-twins and relatives of schizophrenic probands. Am J Psychiatry 150:1661–1667, 1993

van der Put NMJ, Steegers-Theunissen RPM, Frosst P, et al: Mutated methylenetetrahydrofolate reductase as a risk factor for spina bifida. Lancet 346:1070–1071, 1995

Walker E, Hoppes E, Emory E, et al: Environmental factors related to schizophrenia in psychophysiologically liable high-risk males. J Abnorm Psychol 90:313–320, 1981

Wender PH, Rosenthal D, Kety SS, et al: Cross-fostering: a research strategy for clarifying the role of genetic and experiential factors in the etiology of schizophrenia. Arch Gen Psychiatry 30:121–128, 1974

第3項

出生前の脳の発達

Richard S. Nowakowski, Ph.D.

　Waddington とその同僚が第1項で概説したように，出生前における神経発達の障害が精神分裂病の病因に役割を果たしているという証拠が蓄積している。精神分裂病の出生前の特別な原因の探究に着手する前に，脳の発達に影響を与える早期の暴露について基本的な理解を深めておくことは大切なことである。したがって，本項は，脳の正常な発達の早い段階，および精神分裂病との関連が指摘されている脳領域のその後の成長を総説することを目標とする。特に，出生前における精神分裂病の危険因子の疫学的発見に興味のある読者は，他の項目へ進み，本項を主に参考文献として利用することをお勧めする。

　精神分裂病に付随する中枢神経系（CNS）の異常には，海馬と特定の皮質領域における，グリオーシスが欠如した形態や機能の変化が含まれる。そのような変化は細胞構築学的研究（Akbarian et al. 1993；Jakob and Beckmann 1986；Kovelman and Scheibel 1984, 1986）および画像研究（Bogerts et al. 1993；Shenton et al. 1992；Suddath et al. 1990）で実証されてきているが，これらの脳領域は精神分裂病の総合的症状の生成に影響することが提唱されているので，特に重要である（Besson et al. 1987；Bogerts et al. 1993；Shenton et al. 1992）。精神分裂病の症状全般に関係する領域でみられる形態的変化の所見によって，細胞の増殖とニューロンの移動，あるいはそのいずれかに影響のある出生前の発達上の変化が，精神分裂病その他の精神疾患の重要な病因の候補であるという仮説が支持される。本項の目標は，早い段階の脳の正常な発達や，続いて起こる脳の成長の概要を述べることである。細胞増殖と

ニューロン移動の全般的プロセスは，精神分裂病その他の疾患に付随する形態学的障害の原因に影響すると想定されるので，特に強調して説明した。

神経胚形成と早期の発達

　CNS の発達は複雑で，多くの段階を踏むプロセスである。脊椎動物の胎児の発達早期に，神経胚形成として知られているプロセスによって，初期の外胚葉から CNS が発生し（図 3―1），その結果として神経管が形成される（図 3―2）。神経管の内腔は成熟脳の脳室となる。CNS は神経管由来であり，神経管の壁から，成熟脳の細胞や組織が生成される。神経板の縁のちょうど外側にある細胞および神経管背部由来の細胞が神経堤を形成する。神経堤の細胞から，ほとんどの末梢神経系を含めた多様な器官が形成される（Le Douarin 1982）。

　神経管には，他のいかなる円筒形の物体同様，縦軸状・環状・放射状の三つの次元が存在する（図 3―2）。もっとも早い段階においてさえも，神経管壁の異なる部位には違った潜在性があり，その結果，異なる運命がある。発達が進むにつれて，これら個々の三次元に沿った分化の違いにより，種々の細分が異なって拡大して，ある程度，成熟脳の多様な解剖学的構造の原因となる。

　神経系の基本的な組織編成の設計は，主に三次元のうちの二つ ―つまり，神経管の縦軸状および環状― に沿った分化によって発達早期に規定される。縦軸状の次元に沿った異なる分化によって CNS の主な分割が形成される（図 3―3）。縦軸状の主要な分割の中では，さらに，菱脳の神経小片（Lumsden et al. 1994; Nieto et al. 1992）として知られている分節部分の細分があった。その上，これら個々の主要な細分の中では，神経管周囲の異なる分化（すなわち，環状の次元）が構造的・機能的に違った領域の発達を生じさせる。

　脊髄を形成する神経管部分では，環状的に規定された四つの帯・板 ―上衣板・外側板一対・底板― が存在する（図 3―4 A・C）。外側板は通常，境界溝によって背側の翼板と腹側の基板とにわけられる（図 3―4 A）。成体の脊髄はその大部分が翼板と基板由来であり，各々脊髄の後角と前角になる（図 3―4 B）。

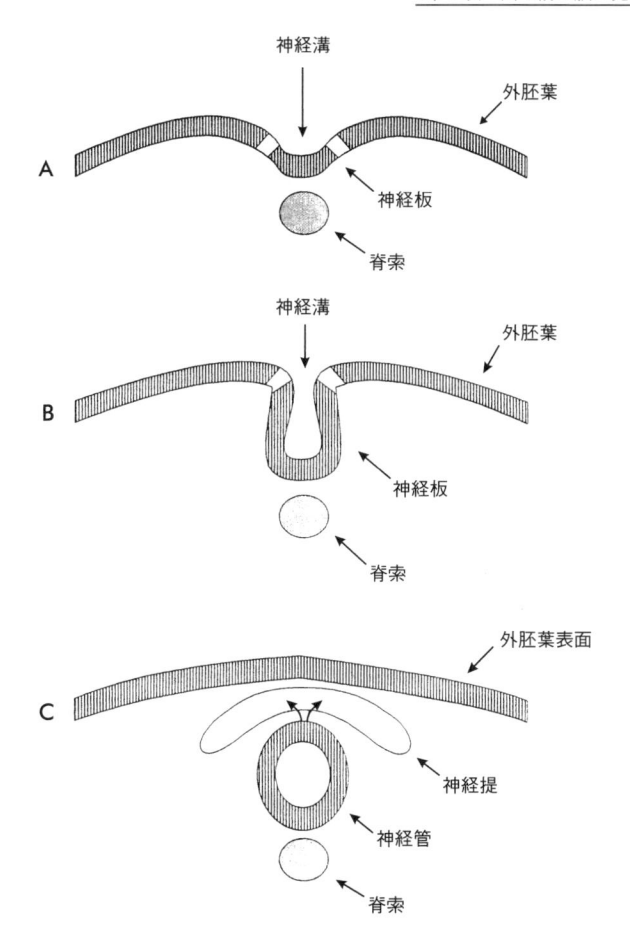

図3−1 神経胚形成。神経胚形成は受精3週末に始まる。胎児の外側表面にあたる外胚葉は，自分自身を折りたたむようにして神経管を形成していく。A. 神経胚形成の初期に，脊索の上方に浅い溝ができる。この浅い溝が神経管の位置となる。B. 神経溝が深くなるにつれて，神経板側面の縁が融合し，神経管が形成される（C）。神経板側面の縁に存在する細胞や神経管の背側部に在る細胞の一部が神経堤になる。中枢神経系は神経管がその起源である。神経堤細胞より末梢神経系の多くを含んだ，種々の末梢器官が形成される。

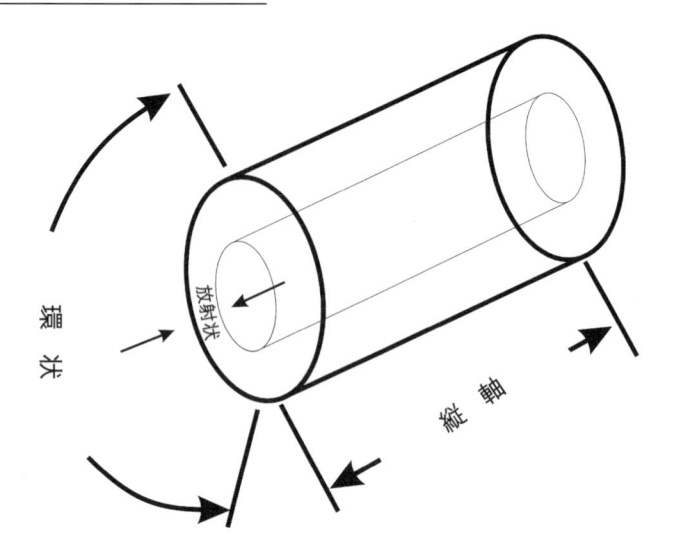

図3—2 神経管の模式図。神経管には縦軸状・環状・放射状の3次元ある。分化は各々の3次元に沿って別々に進行する（本文参照）。

　神経系の中で，もっと吻側より（つまり，脳幹を形成する神経管部分）でも同様に，環状方向に四つの分割（すなわち，上衣板・翼板・基板・底板）が認められる。しかしながら，細分が別々の環状方向に膨張することによって，成体ではCNSの各々の分裂は著しく異なる形状になる（図3—4 B・D）。特に，髄質では上衣板が大きくなり，側面の翼板と基板に置き換わる（図3—4 C）。したがって，成体では，上衣板の拡張の結果，翼板と基板の派生物である感覚と運動の神経系もまた脇へ押されて，脊髄の側背部分よりも境界側周囲の中外側部分に配置される（図3—4 D）。
　普遍的に重要な点は，神経系が感覚系と運動系に機能的に組織化されるより先に，環状方向の分化が発生することである。その他の神経系においても，そのような解剖学的分化は機能的分化に先行するようである。しかしながら，環状方向の区画の細部は異なる。そのような解剖学的分化の特に端的な例は発達中の海馬領域である。そこでは，海馬を構成する最初の神経が発生するよりも先に，将来細胞構築する細分化が認められる（Nowakowski and Rakic,

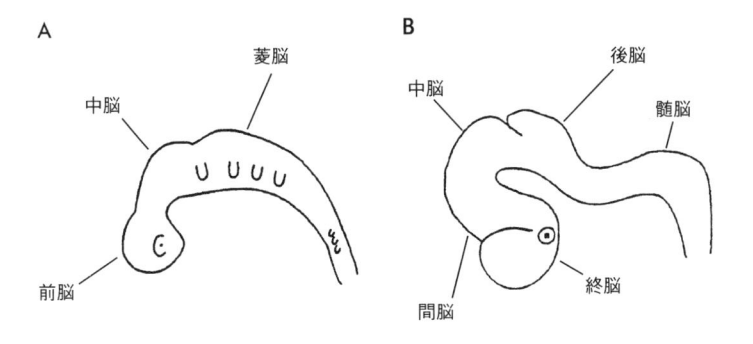

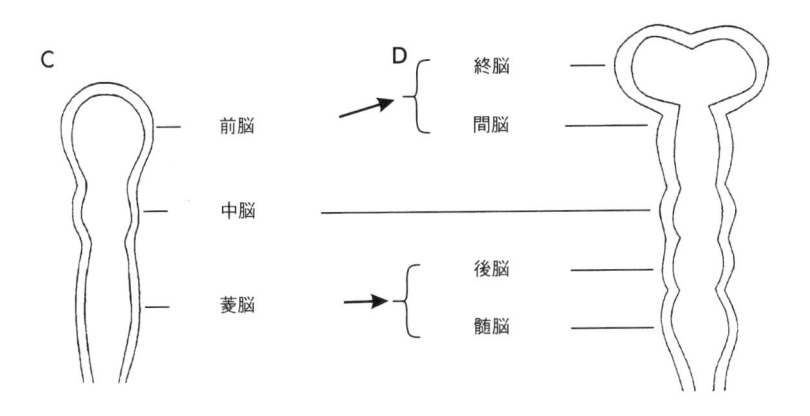

図3—3 神経管の縦軸状方向の分化。縦軸状に沿った異なる分化によって，中枢神経系は大きくわかれる。ヒト胎児の第4週では，前脳・中脳・菱脳という基本的な三つの脳胞ができる（A・C）。2週間後には初期脳胞が細分される。前脳は終脳と間脳になり，菱脳は後脳と髄脳にわかれる（B・D）。

1979)。

　これら早期の基本的な生物段階の重要部分の根底にある分子的現象の解明はまだ緒に就いたばかりである (Krumlauf 1994; Placzek 1995; Wilkinson 1993 による総説参照)。将来，各々の領域における個々の段階で関係する分子が同定されてくれば，多数の神経学的・精神医学的疾患において，原因分析の

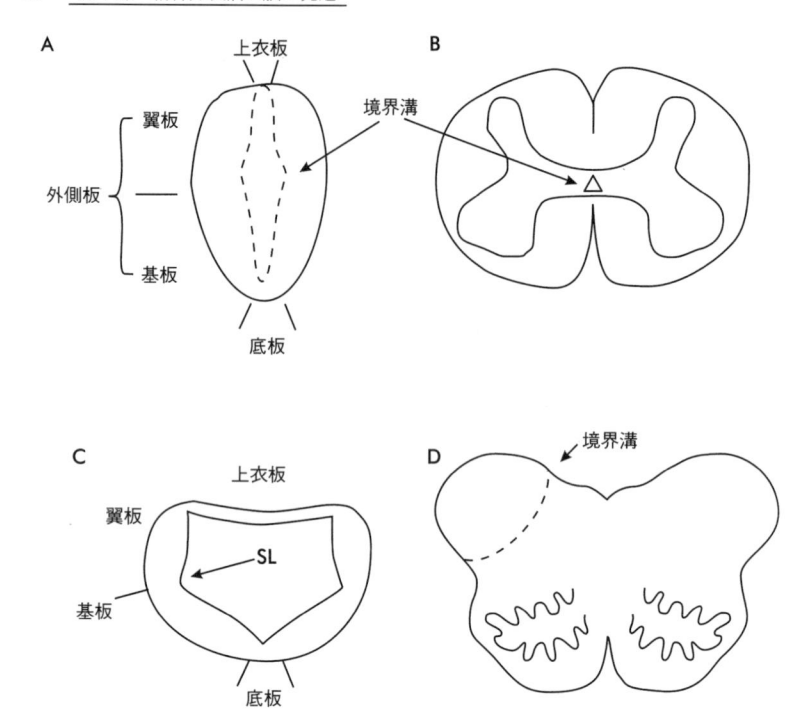

図 3—4　神経管の環状方向の分化。A. 脊髄では，底板・翼板・基板・上衣板という四つの環状帯がある。これらの板の名称は神経管を取り巻く各々の位置に由来している（ラテン語の ala は翼を意味する）。B. 髄質では上衣板が拡がって薄くなるために，翼板と基板は側面に移動する。脊髄と髄質では境界溝が翼板と基板をわける。成体では，翼板と基板にある感覚と運動の派生物は，形態学的に類似しているが，境界溝付近にある派生物の起点は，脊髄の背腹側（C）から髄質の中外側（D）に移動する。

ための検査と治療に役立つ介入手段の開発が確かに助長されるであろう。

細胞の増殖およびニューロンの移動・分化

　神経管における第三の次元，すなわち放射状の連続した変化の結果，ほとん

どの部位では，構造上の純化や分化が，個々のCNS細別の内部器官に発生する。放射状の変化は，主に細胞増殖とニューロンの移動・分化に影響を与えて，神経管の異なる部位に多様な層状組織を形成する。したがって，成体CNSの異なる部位に存在する層状の組織構成の多様性を理解するために，細胞増殖・細胞移動・細胞分化という三つの違った細胞過程を理解しておく必要がある。これらの3段階は，発達中のCNSでみられる全ての分割や細分の中で同時に発生するが，一つの細胞では，これらの段階は発達現象のカスケードを表わしている。換言すると，これら3段階は，ニューロンやグリア細胞一つ一つの「生活史」を構成していると考えられている。個々の細胞は成長してCNSの構成要素になるために，これら3段階すべてを連続して経験しなければならない。細胞間の相互作用を通して，発達の同時期あるいは異なる時期においてさえも，同一領域にある神経系の細胞は，お互いの運命に影響しあう。このことはカスケードを早期に通過する細胞は，その後に続いてカスケードを通過する細胞の運命に影響を与えることを意味する。

細胞増殖

　霊長類のCNSのあらゆるニューロンは発達期間中に産生されるようである。その増殖は出生後3―6ヵ月の間に止まると考えられているが，成体カナリア (Goldman and Nottebohm 1983; Nottebohm 1985) や成体ラット (Bayer 1982; Bayer et al. 1982; Kaplan, 1977; Kaplan and Hinds 1977) では，成長後もニューロンの増殖がみられたという報告がある。ほとんどの場合，成体の霊長類のCNSではニューロンの増殖はない (Nowakowski and Rakic 1981; Rakic 1982, 1985, 1988)。

　発達中のCNSでは，細胞増殖は脳室系に沿って並ぶ二つの特別な帯で起こる（図3―5）。この二つの帯のうち最初に現われてくるのは，偽層状化した円柱形上皮の脳室帯である (Boulder Committee 1970)。発達中のすべてのCNS領域では脳室帯がみられ，ある領域では脳室帯が，発生する唯一の増殖帯である。発達中のCNSにおけるそれ以外の領域では第2の増殖帯が現われる。この帯は副脳室帯として知られており，脳室帯と多くの点で異なる。これらの相違の最も重要な点は増殖中の細胞の「動き」にある（図3―5）。脳室帯

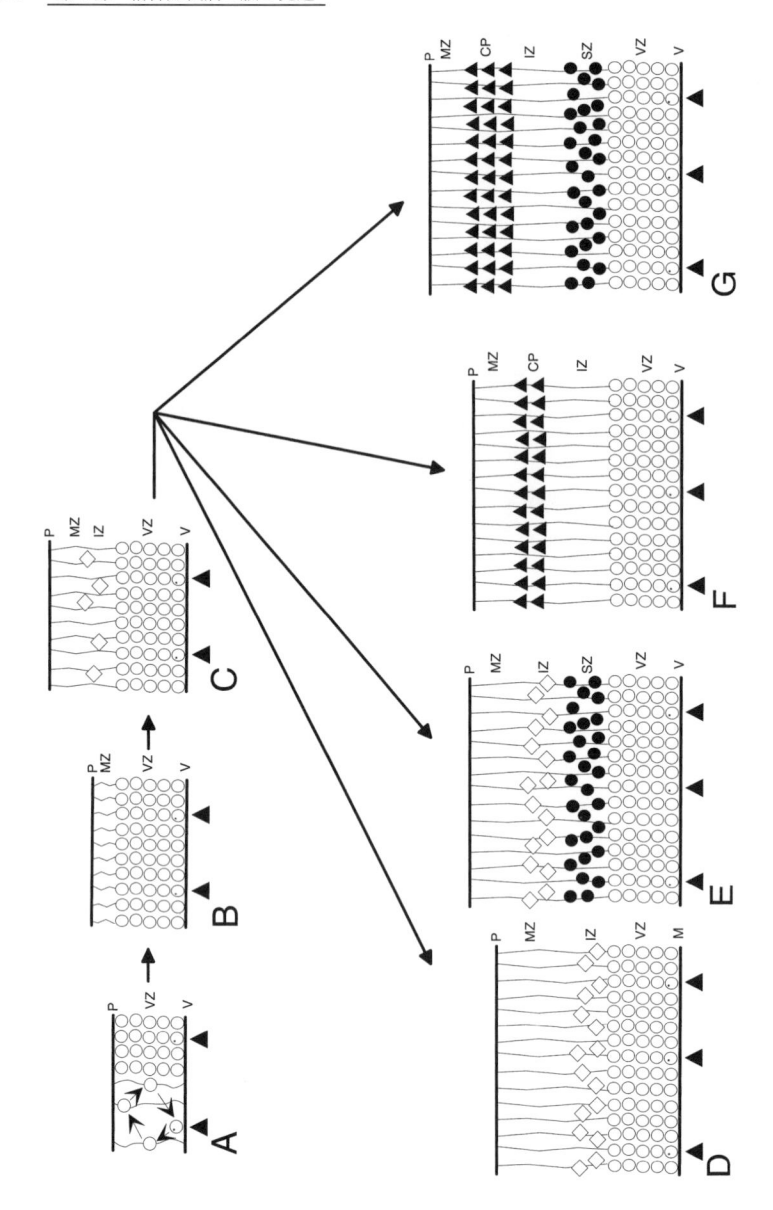

74   第Ⅰ部　精神分裂病と脳の発達

図3—5　神経管の放射状の分化。A・B・C図では，神経管の初期段階の分化が示されている。発達初期のCNSには脳室帯（VZ）があり，最後に軟膜表面（P）の下にある境界帯（MZ）が発達する。VZでは細胞の核は層状に配列するが，各々の細胞は神経管の脳室と軟膜表面に達する接触を保っている。A図の左側部分では，細胞周期の種々の段階を通過する，単一細胞の動きが示されている。DNAはVZの外側半分で合成され，有糸分裂（細胞分裂）は脳室表面近傍で発生する。この細胞核の動きは，核移動の中間期として知られている。神経胚形成の直後は，神経管はVZのみで構成される。次ぎに現われるのはMZで（B），軟膜表面のすぐ下方にある，ほとんど細胞のない帯である。MZ形成のすぐ後に中間帯（IZ）が形成される（C）。このIZには，神経系における最初の有糸分裂後の細胞が存在する。IZはVZとMZの間にある。(D)・(E)・(F)・(G)では，続いて起こる中枢神経系の放射状発達の様々な状態が描かれている。(D)：神経管のある部分では，増殖帯がみられるのはVZだけである。VZ由来の有糸分裂後の細胞は，VZに隣接したIZに集積し，発達する。この放射状の分化の様式をもつ神経系は脊髄である。(E)：それ以外の神経系領域においても，有糸分裂後の細胞はIZに集積し，そこで分化するが，ある種の細胞は副脳室帯（SZ）に由来する。視床背側核はこの発達パターンを示す神経系の1例である。(F)と(G)は皮質領域の例である。海馬では(F)，有糸分裂後の細胞すべてがVZ由来である。これらの細胞は，細胞が疎らなIZを通過して皮質板（CP）を形成する。新皮質では(G)，VZ・SZがともに存在する。これら2つの増殖帯由来の細胞はIZを通過してCPを形成する。

　では，個々の有糸分裂の後，増殖中の細胞の核が，脳室表面から脳室帯の境界まで「交互に行き来して」移動して再び戻る。核の位置と移動方向は細胞周期の段階と関係していて，有糸分裂は脳室表面で発生するが，DNAは脳室帯の外側半分で合成される（Takahashi et al. 1995a）。マウス新皮質の発達期間中，6日間にわたって，およそ11回の細胞周期が起こる。したがって，この交互に行き来する核の運動は11回行われる（Caviness et al. 1995）。個々の細胞周期ごとに，多数の娘細胞が細胞周期から現われ出て，皮質へ移動する（下記参照）。この割合は細胞周期を経るごとに増大する。ヒトの大脳皮質が形成されるためには，細胞周期は，マウスで生じている11回ではなく，33—36回の周期が必要であると推定されている（Caviness et al. 1995）。

　増殖中の副脳室帯の細胞は，脳室帯の細胞と対照的に，細胞周期の間は移動しない。また，副脳室帯で産生されるものは，ほとんど，ニューロンではなくグリア細胞であるらしい（Takahashi et al. 1995b）。副脳室帯は系統発生的に

新しいと考えられている（Nowakowski 1987; Nowakowski and Rakic 1981）。例を挙げると，海馬の多くの細分（CA1・CA2・CA3領域）にある全てのニューロンは，古皮質あるいは系統発生的に「古い」大脳皮質に分類されるが，これらは脳室帯に由来する（Nowakowski and Rakic 1981）。対照的に，副脳室帯の多くは，発達中の新皮質でみられ，系統発生的により新しい皮質にある多数のニューロンの増殖に関与すると考えられている（Nowakowski and Rakic 1981）。同様な現象は，発達中の間脳でも認められる（Rakic 1977）。脳室表面に沿った二つの増殖帯が異なって分布することは，最初のニューロンが産生される初期に現われる（Nowakowski and Rakic 1981）。このことは，発達中の神経系の脳室表面がモザイク状で，CNS細分が，初期においてさえも明らかに発達が異なっていることを示唆している。Rakic（1988）はこの初期のパターンをプロトマップと命名した。

ニューロン移動

　脳室表面近くの領域で細胞増殖が起きている間に，発達した神経系の多くの部分では，ニューロンが脳室表面からかなり離れた場所に配置される。したがって，細胞がその増殖部位から最終地点まで移動するメカニズムがなくてはならない。ニューロンが移動する際，基本的だがかなり異なった二つの様式がある。最初の様式は受動的細胞置換である（図3—6）。このタイプの細胞移動は，有糸分裂後のニューロンによる，移動に関する活発な運動を必要としないようである。この場合，有糸分裂後のニューロンは増殖中の母集団から離れ（ある未知のシグナルによって誘導されて），増殖帯の境界からわずかに離れたところに移動する。その後すぐに，それに続く有糸分裂後のニューロンが同じように増殖帯から外へ移り，最初の細胞は少し遠くへ移動する。

　受動的細胞置換が起きているCNS領域では，最初に増殖母集団を離れたニューロンは，一般に，増殖帯から最も遠くに配置される。その後引き続いて産生されたニューロンは，連続して増殖帯により近い位置にみられる（図3—6）。したがって，ニューロンの最終位置と発生後の時間経過は相関している。受動的細胞置換がみられる領域では，この相関は「外側から内側への」時間的空間的勾配と呼ばれる。外側と内側はともに，増殖帯との相対的な細胞の場所によ

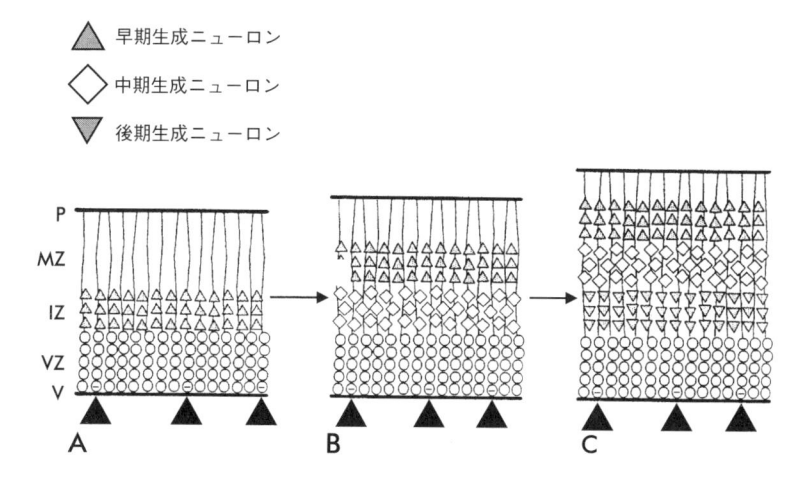

▲ 早期生成ニューロン
◇ 中期生成ニューロン
▽ 後期生成ニューロン

図3－6 外側から内側への時間的空間的勾配。発達中の神経系のある領域では，細胞移動は受動的置換により行われる。細胞は増殖帯を離れ，増殖帯から少し離れた位置に場所をとる。その後，他の細胞が増殖帯で産生されることによって，早期に産生された細胞は外側へ置換される。図AからCでは，前に産生されたニューロンが，続いて産生されたニューロンによって脳室表面（V）から離れる，連続的な受動的置換が示されている。(A)：最も早期に産生されて脳室帯（VZ）から遊離したニューロンは三角形で示されている。(B)：次いで生成されたニューロン集団は菱形で表わされている。これらのニューロンが脳室帯から移動することによって，既に産生されていたニューロンが軟膜表面（P）方向へ置換する。(C)：最後に産生されたニューロンは逆三角形で表わされているが，既につくられていたニューロンに置き換わる。この連続した行程によって，外側から内側への時間的空間的勾配として知られている，特別なニューロンの分布が形づくられる。IZ＝中間帯；MZ＝境界帯。

って規定される。ほとんどの場合，外側は軟膜表面に相当し，内側は脳室表面にあたる。外側から内側への時間的空間的勾配が明らかな神経系領域は，視床（Altman and Bayer 1979；Angevine 1970；Rakic 1977）・視床下部（Ifft 1972）・脊髄（Nornes and Das 1974）・脳幹の大部分（Altman and Bayer 1981；Taber-Pierce 1972）・網膜（Sidman 1961；Walsh et al. 1983）・海馬体の歯状回（Angevine 1965；Bayer 1982；Bayer et al. 1982；Nowakowski and Rakic 1981；Wyss and Sripanidkulchai 1985）である。

　未熟なニューロンが増殖帯から最終地点まで移動する第2の様式はニューロ

ンの移動である（Sidman and Rakic 1973 の総説を参照）。このプロセスは大脳皮質（古皮質と新皮質両方）で行われていて，ニューロン自身が移動するために，有糸分裂後のニューロンの能動的な関与が必要となる。移動中のニューロンは増殖帯を離れ，中間帯や皮質板を通過して遠方へ移動する。その結果，連続して後から発生したニューロンは，先に産生されたニューロンを迂回する（図3—7）。

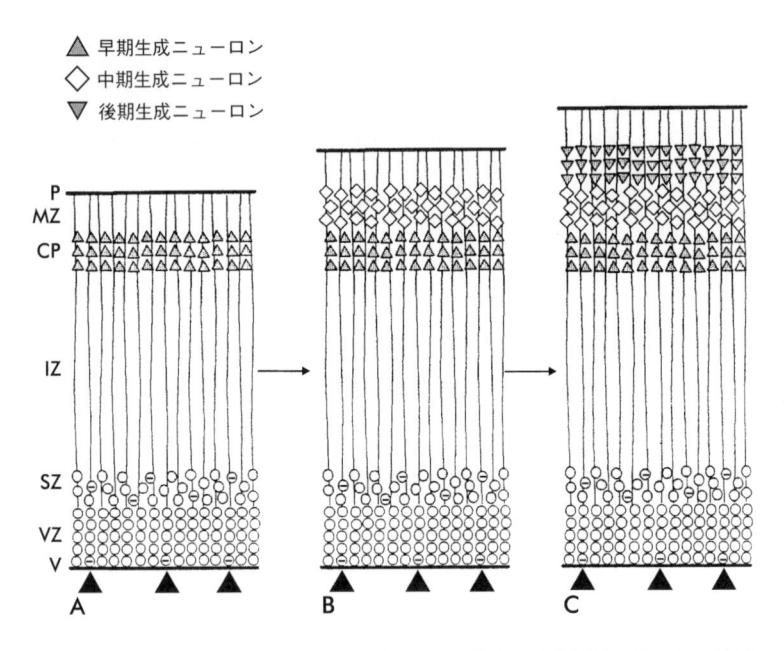

図3—7　内側から外側への時間的空間的勾配。発達中の中枢神経系のある領域では，増殖帯から遊離したニューロンは，最終地点への到達に先んじて，遠方まで移動する。(A)：増殖帯から遊離する最初のニューロン（三角形）は，皮質板（CP）として知られている組織に集合する。CPは中間帯（IZ）と境界帯（MZ）の間に位置する。(B)：次に生成されるニューロン集団（菱形）は，増殖帯から離れ，中間帯を横断して，早期に産生された細胞を通り越してCPの最上部に場所をとる。(C)：最後に産生されたニューロン（逆三角形）は，中間帯を横切り，以前に産生された細胞集団の両方を通過して，CPの最上部に移動する。このタイプのニューロンの分布は，内側から外側への時間的空間的勾配として知られている。P＝軟膜表面；SZ＝副脳室帯；V＝脳室表面；VZ＝脳室帯。

未熟なニューロンが活発に増殖帯から移動している発達中の CNS では，内側から外側への時間的空間的勾配が起きる。この様式では，最も早く産生された細胞は増殖帯の最も近傍にとどまり，最深層を構成するのに対して，最も遅く産生された細胞は増殖帯から最も離れて移動し，表面に一番近い層を形成する。内側から外側への時間的空間的勾配は大脳皮質の大部分（Angevine 1965；Angevine and Sidman 1961；Caviness 1982；Caviness and Sidman 1973；Hinds 1968；Miller 1985, 1987；Rakic 1975b；Rakic and Nowakowski 1981；Wyss and Sripanidkulchai 1985）および大脳皮質下のいくつかの領域（Cooper and Rakic, 1981；Hickey and Hitchcock, 1968）でみられる。内側から外側への時間的空間的勾配が起きている領域は，一般に，増殖帯表面に平行に走る，よく層状化された構造をしている。多くのニューロンは移動期間中に，放射状グリア繊維に導かれて最終地点に到達する（Rakic 1971, 1972）。それは，将来の新皮質やその他の皮質，皮質以外の組織の足場になる（Eckenhoff and Rakic 1984；Nowakowski and Rakic 1979；Rakic 1971, 1978, 1982；Rakic et al. 1974）。放射状繊維はまた，成人における皮質の円柱状構造の拠点を提供すると考えられている（Eckenhoff and Rakic 1984；Mountcastle 1978；Rakic 1978, 1982, 1988；Smart and McSherry 1982）。

ニューロンの移動の過程は複雑であり，少なくとも三つの段階からなる（図3-8）（Nowakowski 1985 総説参照）。三つの段階とは，移動開始期・移動期・終結期である。開始期では，未熟なニューロンは増殖帯を離れることにより移動を開始する。この期間中に，増殖集団中の細胞は神経芽細胞（すなわち増殖している細胞）から未熟なニューロン（すなわち，増殖していない有糸分裂後の恒久的な細胞）へと変化する。未熟なニューロンは放射状グリア繊維に付着し，脳室表面から離れていく方向性をもつ軸を形成する。いったん放射状グリア繊維に接着すると，第2期，つまり移動期がはじまる。この期間中，放射状グリア繊維へ付着し，増殖帯から離れていく方向性を維持しながら，未熟なニューロンは放射状グリア繊維の表面に沿って活発に移動する。大脳皮質では，移動期間はたいへんに長く，移動中のニューロンは数十ミリメートルにわたって放射状グリア繊維に沿って動く。いったんニューロンが最終地点付近に到達すると，未熟なニューロンは移動を停止し，放射状グリア繊維から分離す

神経移動の段階

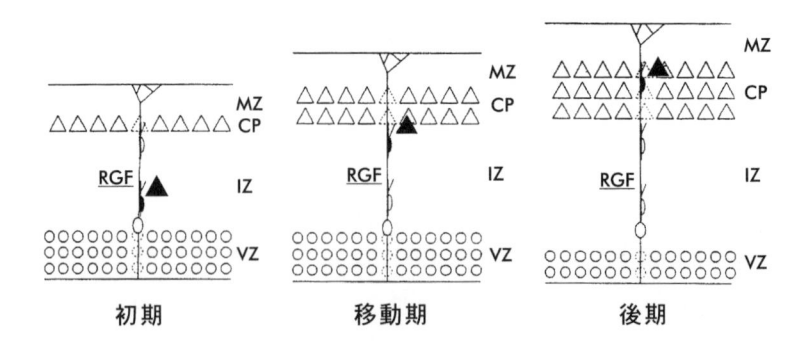

図3—8 移動中のニューロンと放射状グリア繊維（RGFs）との相互作用の概要図。増殖帯遊離後，未熟なニューロンは，放射状に一列に並んだグリア細胞に導かれて，皮質板の最終位置に向かって移動する。増殖帯から中間帯（IZ）を通過して皮質板（CP）に達する，一つの未熟なニューロンの前進運動が，矢印で示された黒い細胞によって描かれている。移動期間は3期にわけられる。初期の段階では，未熟なニューロンが増殖帯から離れ，RGFに付着し，軟膜（P）への方向性を獲得する。中期ではニューロンは移動の段階に入る。RGFに付着してその方向性を維持しながら，IZを横切る。後期の段階では，ニューロンはCPの最上部に到達すると，RGFから遊離して，発達ニューロンに分化するために再編成される。移動過程3段階いずれの障害においても，異所性のニューロンが生じうる。MZ＝境界帯；VZ＝脳室帯。

る。この時点で，未熟なニューロンは樹状突起を伸ばし，軸索を出して，他のニューロンと接触することになる。

ニューロンの分化

ニューロンの生活史の最終段階は分化である。分化は非常に複雑なプロセスであり，成体CNSニューロンの細胞的・機能的多様性の主要因である。CNSの細胞分化のプロセスは，下記に概略を述べているように非常に繁雑で，詳細を論じることは本項のおよぶところではない。

ニューロンの分化中，軸索や樹状突起の変化は緻密であり，神経伝達物質の表現型があらわれる。多くの場合，軸索は，最終地点に到達するまで複雑な長い経路を通って発達する。樹状突起が出芽し，細胞の種類ごとに独特な樹枝状

形態をつくる。細胞の種類に特有な神経伝達物質の酵素もまた産生される。ニューロンでは，神経伝達物質を産生するための特定の酵素を合成することに加えて，シナプス前部の相手からの情報を受け取るのに必要な特有の受容体が，シナプス後部につくられる。また，あるニューロンは適当な結合に失敗した結果として死滅する。

　ニューロンが成熟特性を獲得するにつれて，副脳室帯で産生されたグリア細胞は非常に多くなり，さまざまに分化する。あるグリア細胞はミエリンを産生する稀突起膠細胞になり，あるものは他の機能をもつ星状膠細胞になる (ffrench-Constant and Raff 1986 ; Temple and Raff 1986)。ヒトでは，CNSが髄鞘化する反応過程は，ほとんどの場合，生後長期間持続する（Richardson 1982 総説参照）。事実，Flechsig (1920) は，発達中のヒト大脳皮質の髄鞘化に関する典籍的研究で，新皮質領域を 1 次・2 次・関連皮質にわける伝統的な分類を確立している。

臨床病理的な相互関係

　ニューロン移動プロセスを構成する 3 段階のどれかが妨害されると，細胞の配置が異常になる。適当な場所に到達しなかったニューロンは異所性（あるいは，深大脳白質への灰白質の偏位）といわれている (Rakic 1975a)。神経病理学者は細胞配置の種々の欠陥を報告している。ヒトでニューロン配置が最もよく研究されている例は大脳皮質である。大脳皮質のニューロン移動の異常は，非常に重症な精神発達遅滞や発達障害から「どちらかというと重症ではない」行動の障害まで，いろいろな疾患や症候群と関係している。移動過程の阻害と係わりある行動障害は，精神分裂病と失読症の 2 種類である。精神分裂病の場合は，重度精神分裂病者の脳において，海馬や側頭辺縁皮質の一部に異所性のニューロンが存在することが報告されている (Akbarian et al. 1993 ; Jakob and Beckmann 1986 ; Kovelman and Scheibel 1984, 1986)。失読症では，Galaburda とその同僚 (1983) が重度失読症患者の脳内で異所性ニューロンの島を発見している。さらに，移動過程の阻害に関連した，より重篤な多くの疾患には，水頭症・メタノール暴露・精神発達遅滞・てんかん発作・脳回欠損・メチル水銀中毒・放射線被爆・脳顔面頭蓋奇形が含まれる (Choi and

Kudo 1981 ; Choi et al. 1978 ; Evrard et al. 1978 ; Mikhael and Mattar 1978 ; Miller 1986 ; Otake and Schull 1984 ; Richman et al. 1975 ; Zimmerman, et al. 1983)。

現在のところ，ヒトの病理学的な所見から，適当な配置に失敗したニューロンの発達上の運命や機能的変化の有無を知ることは不可能である。たとえば，これらの異常な位置にあるニューロンが残りの脳部位と連結するのか，また，連結する場合，正常な目標その他と接続するのかしないのかはわかっていない。たぶん，もっと大切なことは，これらの接続の奇形が（もしもそれが在るとして），これらの細胞が正常に存在することになっていた脳領域の機能に，どのような影響を与えるかわかっていないということである。

これらの問題に対する回答のいくつかは，変異体マウスの研究から得られるかもしれない。ニューロンの移動に障害のあるこれらのマウスでは，異所性のニューロンがその他の正常に布置した神経系の器官と連結することが明瞭に実証されている (Caviness and Rakic 1978 ; Nowakowski 1988 ; Sekiguchi et al. 1993, 1994, 1995)。最近，*LIS1* 遺伝子がクローニングされたが，これはミーラー・ディーカー型の脳回欠損症を招来して，おそらくニューロン移動に影響を与えているのだろう (Hattori et al. 1994 ; Reiner et al. 1995)。この進歩によってノックアウト・マウスおよびトランスジェニック・マウスを産生することが可能になり[注]，分子的に確実なヒト疾患類似物が作成できるようになった。そのような動物モデルの利用によって，ニューロン移動の障害に起因する構造的・機能的な変化の詳細な輪郭が描かれるようになるだろう。そして，得られる結果は，精神分裂病で発生している原因病理論的プロセスの理解に潜在的に重要な意味を持つであろう。

[注] ノックアウト・マウスでは，特定の遺伝子が除去される。獲得された表現型はその遺伝子の機能を解析することに利用される。トランスジェニック・マウスでは，「余分な」外来遺伝子がゲノムに付加されて，遺伝子産物が過剰に産生されたり，異常な位置に発生したりする。結果として生じる表現型は，異なった遺伝子機能としてとらえられる。したがって，これらの有力な分子生物学的手技は，発生学と遺伝子機能とを連結させるのに非常に重要であろう。

概要と結論

　ヒトCNSの正常な発達は，プログラム化され，整然として連続的なカスケード現象である。神経胚形成から始まり，神経管の形成が誘導される。その後，神経系組織は，解剖学的・機能的に，縦軸・環状・放射状という各々の三次元に沿った異なる分化によって展開する。構造上の純化や分化は，細胞増殖・細胞移動・細胞分化という連続する主要な三つの過程を通じて完成する。細胞増殖は生後3—6ヵ月で終了すると考えられているが，この間，霊長類のCNSでは，全てのニューロンが産生される。細胞増殖は脳室系に横たわる脳室帯と副脳室帯という二つの特別な帯で発生する。ニューロンは，「外側から内側へ」および「内側から外側へ」という，各々異なる2種類の時間的空間的勾配に従う受動的細胞置換とニューロン移動を通して，増殖部位から最終的な目的地へ移動する。ニューロン移動には，初期，ニューロンが放射状グリア細胞に沿って移動する段階，そして後期の3段階が含まれる。ニューロンが分化するのはニューロン発達の最終段階であるが，この時期には軸索・樹状突起の合成，神経伝達物質の表現型の発現，軸索髄鞘化のプロセスが生じる。

　正常な発達プロセスを理解することは，出生前の暴露によって脳の成熟が阻害されるメカニズムを，概念的に説明する重要な枠組みを提供する。この発達上のカスケードのいかなる箇所においても，電離放射線・栄養欠乏・出生前の感染症を含めた多様な出生前の傷害によって，混乱が生じるだろう。本書の後に詳しく述べられるように（4・5・6項参照），これらの傷害のうち最後の2種類は精神分裂病と関連している。

　異所性ニューロンは精神分裂病その他の神経精神疾患で存在するが，これはニューロン移動の障害の結果，出来するようである。さらに，おそらく，大脳体積の減少を反映している脳室の拡大は，ニューロン産生の減少かあるいはニューロン細胞死の増加のどちらかの結果のようである。これらの現象すべては第2期トリメスター期間中に発生する。したがって，精神分裂病でみられる，第2期トリメスターに限定したインフルエンザの流行は，細胞増殖・細胞移動および細胞死，あるいはそのいずれかに特異的な障害と関係していることが予

想される。これらの発達プロセスの崩壊,すなわち異なる病因によって,同様の機能的障害が惹起される可能性さえある。

文　献

Akbarian S, Vineula A, Kim JJ, et al: Distorted distribution of nicotinamide–adenine dinucleotide phosphate–diaphorase neurons in temporal lobe of schizophrenics implies anomalous cortical development. Arch Gen Psychiatry 50:178–187, 1993

Altman J, Bayer SA: Development of the diencephalon in the rat, V: thymidine-radiographic observations on internuclear and intranuclear gradients in the thalamus. J Comp Neurol 188:473–500, 1979

Altman J, Bayer SA: Development of the brain stem in the rat, V: thymidine-radiographic study of the time of origin of neurons in the midbrain tegmentum. J Comp Neurol 198:677–716, 1981

Angevine JB Jr: Time of neuron origin in the hippocampal region: an autoradiographic study in the mouse. Exp Neurol 2 (suppl):1–71, 1965

Angevine JB Jr: Time of neuron origin in the diencephalon of the mouse: an autoradiographic study. J Comp Neurol 139:129–188, 1970

Angevine JB Jr, Sidman RL: Autoradiographic study of cell migration during histogenesis of cerebral cortex in the mouse. Nature 192:766–768, 1961

Bayer SA: Changes in the total number of dentate granule cells in juvenile and adult rats: a correlated volumetric and [^{3}H]thymidine autoradiographic study. Exp Brain Res 46:315–323, 1982

Bayer SA, Yackel JW, Puri PS: Neurons in the rat dentate gyrus granular layer substantially increase during juvenile and adult life. Science 216: 890–892, 1982

Besson JAO, Corrigan FM, Cherryman GR, et al: Nuclear magnetic resonance brain imaging in chronic schizophrenia. Br J Psychiatry 150: 161–163, 1987

Bogerts B, Lieberman JA, Ashtari M, et al: Hippocampus-amygdala volumes and psychopathology in chronic schizophrenia. Biol Psychiatry 33:236–246, 1993
Boulder Committee: Embryonic vertebrate central nervous system: revised terminology. Anat Rec 166:257–261, 1970
Caviness VS Jr: Neocortical histogenesis in normal and reeler mice: a developmental study based on [^{3}H]thymidine autoradiography. Brain Res 256:293–302, 1982
Caviness VS Jr, Rakic P: Mechanisms of cortical development: a view from mutations in mice. Annu Rev Neurosci 1:297–326, 1978
Caviness VS Jr, Sidman RL: Time of origin of corresponding cell classes in the cerebral cortex of normal and reeler mutant mice: an autoradiographic analysis. J Comp Neurol 148:141–152, 1973
Caviness VS Jr, Takahashi T, Nowakowski RS: Numbers, time and neocortical neuronogenesis: a general developmental and evolutionary model. Trends Neurosci 18:379–383, 1995
Choi BH, Kudo M: Abnormal migration and gliomatosis in epidermal nevus syndrome. Acta Neuropathol 53:319–325, 1981
Choi BH, Lapham LW, Amin-Zaki L, et al: Abnormal neuronal migration, deranged cerebral cortical organization, and diffuse white matter astrocytosis of human fetal brain: a major effect of methylmercury poisoning in utero. J Neuropathol Exp Neurol 37:719–733, 1978
Cooper ML, Rakic P: Neurogenetic gradients in the superior and inferior colliculi of the rhesus monkey. J Comp Neurol 202:309–334, 1981
Eckenhoff MF, Rakic P: Radial organization of the hippocampal dentate gyrus: a Golgi, ultrastructural and immunocytochemical analysis in the developing rhesus monkey. J Comp Neurol 223:1–21, 1984
Evrard P, Caviness VS Jr, Prats-Vinas J, et al: The mechanism of arrest of neuronal migration in the Zellweger malformation: an hypothesis based upon cytoarchitectonic analysis. Acta Neuropathol 41:109–117, 1978
ffrench-Constant C, Raff MC: Proliferating bipotential glial progenitor cells in adult rat optic nerve. Nature 319:499–502, 1986
Flechsig P: Anatomie des menschlichen Gehirns und Ruckenmarks auf myelogenetischer Grundlage. Leipzig, Germany, Georg Theime, 1920
Galaburda AM, Sherman GF, Geschwind N: Developmental dyslexia:

third consecutive case with cortical anomalies. Society for Neuroscience Abstracts 9:940, 1983

Goldman SA, Nottebohm F: Neuronal production, migration, and differentiation in a vocal control nucleus of the adult female canary brain. Proc Natl Acad Sci U S A 80:2390–2394, 1983

Hattori MH, Adachi M, Tsujimoto H, et al: Miller-Dieker lissencephaly gene encodes a subunit of brain platelet-activating factor. Nature 370: 216–218, 1994

Hickey TL, Hitchcock PF: Neurogenesis in the cat lateral geniculate nucleus: a [^{3}H]thymidine study. J Comp Neurol 228:186–199, 1968

Hinds JW: Autoradiographic study of histogenesis in the mouse olfactory bulb, I: time of origin of neurons and neuroglia. J Comp Neurol 134: 287–304, 1968

Ifft JD: An autoradiographic study of the time of final division of neurons in the rat hypothalamic nuclei. J Comp Neurol 144:193–204, 1972

Jakob H, Beckmann H: Prenatal developmental disturbances in the limbic allocortex in schizophrenics. J Neural Transm 65:303–326, 1986

Kaplan MS: Neurogenesis in the 3-month-old rat visual cortex. J Comp Neurol 195:323–338, 1977

Kaplan MS, Hinds JW: Neurogenesis in the adult rat: electron microscopic analysis of light radioautographs. Science 197:1092–1094, 1977

Kovelman JA, Scheibel AB: A neurohistological correlate of schizophrenia. Biol Psychiatry 19:1601–1621, 1984

Kovelman JA, Scheibel AB: Biological substrates of schizophrenia. Acta Neurol Scand 73:1–32, 1986

Krumlauf R: *Hox* genes in vertebrate development. Cell 78:191–201, 1994

LeDouarin N: The Neural Crest. Cambridge, England, Cambridge University Press, 1982

Lumsden JD, Clarke R, Keynes S, et al: Early phenotypic choices by neuronal precursors, revealed by clonal analysis of the chick embryo hindbrain. Development 1208:1581–1589, 1994

Mikhael MA, Mattar AG: Malformation of the cerebral cortex with heterotopia of the gray matter. J Comput Assist Tomogr 2:291–296, 1978

Miller MW: Cogeneration of retrogradely labeled corticocortical projection and GABA-immunoreactive local circuit neurons in cerebral cortex. Developmental Brain Research 23:187–192, 1985

Miller MW: Effects of alcohol on the generation and migration of cerebral cortical neurons. Science 233:1308–1311, 1986

Miller MW: The effect of prenatal exposure to alcohol on the distribution and the time of origin of corticospinal neurons in the rat. J Comp Neurol 257:372–382, 1987

Mountcastle VB: An organizing principle for cerebral function: the unit module and distributed system, in The Mindful Brain. Edited by Edelman G, Mountcastle VB. Cambridge, MA, MIT Press, 1978, pp 7–50

Nieto MA, Bradley LC, Hunt P, et al: Molecular mechanisms of pattern formation in the vertebrate hindbrain. Ciba Found Symp 165:92–102, 1992

Nornes HL, Das GD: Temporal patterns of neurons in spinal cord of rat, I: an autoradiographic study—time and sites of origin and migration and settling pattern of neuroblasts. Brain Res 73:121–138, 1974

Nottebohm F: Neuronal replacement in adulthood. Ann N Y Acad Sci 457: 143–161, 1985

Nowakowski RS: Neuronal migration in the hippocampal lamination defect (Hld) mutant mouse, in Cellular and Molecular Control of Direct Cell Interactions. Edited by Marthy HJ. New York, Plenum, 1985, pp 133–154

Nowakowski RS: Basic concepts of CNS development. Child Dev 58:568–595, 1987

Nowakowski RS: Development of the hippocampal formation in mutant mice. Drug Development Research 15:315–336, 1988

Nowakowski RS, Rakic P: The mode of migration of neurons to the hippocampus: a Golgi and electron microscopic analysis in foetal rhesus monkey. J Neurocytol 8:697–718, 1979

Nowakowski RS, Rakic P: The site of origin and route and rate of migration of neurons to the hippocampal region of the rhesus monkey. J Comp Neurol 196:129–154, 1981

Otake M, Schull WJ: In utero exposure to A-bomb radiation and mental retardation: a reassessment. Br J Radiol 57:409–414, 1984

Placzek M: The role of the notochord and floor plate in inductive interactions. Curr Opin Genet Dev 5:499–506, 1995

Rakic P: Neuron-glia relationship during granule cell migration in devel-

oping cerebellar cortex: a Golgi and electron microscopic study in *Macacus rhesus*. J Comp Neurol 141:283-312, 1971
Rakic P: Mode of migration to the superficial layers of fetal monkey neocortex. J Comp Neurol 145:61-83, 1972
Rakic P: Cell migration and neuronal ectopias in the brain. Birth Defects: Original Article Series 11:95-129, 1975a
Rakic P: Timing of major ontogenetic events in the visual cortex of the rhesus monkey, in Brain Mechanisms in Mental Retardation. New York, Academic Press, 1975b, pp 3-40
Rakic P: Genesis of the dorsal lateral geniculate nucleus in the rhesus monkey: site and time of origin, kinetics of proliferation, routes of migration and pattern of distribution of neurons. J Comp Neurol 176:23-52, 1977
Rakic P: Neuronal migration and contact guidance in the primate telencephalon. Postgrad Med J 54 (suppl 1):25-40, 1978
Rakic P: Early developmental events: cell lineages, acquisition of neuronal positions, and areal and laminar development. Neurosciences Research Program Bulletin 20:439-451, 1982
Rakic P: Limits of neurogenesis in primates. Science 227:1054-1056, 1985
Rakic P: Specification of cerebral cortical areas. Science 241:170-176, 1988
Rakic P, Nowakowski RS: The time of origin of neurons in the hippocampal region of the rhesus monkey. J Comp Neurol 196:99-128, 1981
Rakic P, Stensaas LJ, Sayre EP, et al: Computer-aided three-dimensional reconstruction and quantitative analysis of cells from serial electron microscopic montages of foetal monkey brain. Nature 250:31-34, 1974
Reiner O, Albrecht U, Gordon M, et al: Lissencephaly gene (*LIS1*) expression in the CNS suggests a role in neuronal migration. J Neurosci 15:3730-3738, 1995
Richardson EP Jr: Myelination in the human central nervous system, in Histology and Histopathology of the Nervous System, Vol 1. Edited by Haymaker W, Adams RD. Springfield, IL, Charles C Thomas, 1982, pp 146-173
Richman DP, Stewart RM, Hutchinson JW, et al: Mechanical model of brain convolutional development. Science 189:18-21, 1975
Sekiguchi M, Nowakowski RS, Shimai K, et al: Abnormal distribution of acetylcholinesterase activity in the hippocampal formation of the

dreher mutant mouse. Brain Res 622:203-210, 1993
Sekiguchi M, Abe H, Shimai K, et al: Disruption of neuronal migration in the neocortex of the dreher mutant mouse. Developmental Brain Research 77:37-43, 1994
Sekiguchi M, Nowakowski RS, Nagato Y, et al: Morphological abnormalities in the hippocampus of the weaver mutant mouse. Brain Res 696: 262-267, 1995
Shenton ME, Kikinis R, Jolescz FA, et al: Abnormalities of the left temporal lobe and thought disorder in schizophrenia: a quantitative magnetic resonance imaging study. N Engl J Med 327:604-612, 1992
Sidman RL: Histogenesis of mouse retina studied with thymidine-H3, in Structure of the Eye. Edited by Smelser G. New York, Academic Press, 1961, pp 487-506
Sidman RL, Rakic P: Neuronal migration with special reference to developing human brain: a review. Brain Res 62:1-35, 1973
Smart IHM, McSherry GM: Growth patterns in the lateral wall of the mouse telencephalon, II: histological changes during and subsequent to the period of isocortical neuron production. J Anat 134:415-442, 1982
Suddath RL, Christison GW, Torrey EF, et al: Anatomical abnormalities in the brains of monozygotic twins discordant for schizophrenia. N Engl J Med 322:789-794, 1990
Taber-Pierce E: Time of origin of neurons in the brain stem of the mouse. Prog Brain Res 40:53-66, 1972
Takahashi T, Nowakowski RS, Caviness VS Jr: The cell cycle of the pseudostratified epithelium of the embryonic murine cerebral wall. J Neurosci 15:6046-6057, 1995a
Takahashi T, Nowakowski RS, Caviness VS Jr: Early ontogeny of the secondary population of the embryonic murine cerebral wall. J Neurosci 15:6058-6068, 1995b
Temple S, Raff MC: Clonal analysis of oligodendrocyte development in culture: evidence for a developmental clock that counts cell divisions. Cell 44:773-779, 1986
Walsh C, Polley EH, Hickey TL, et al: Generation of cat retinal ganglion cells in relation to central pathways. Nature 302:611-614, 1983
Wilkinson DG: Molecular mechanisms of segmental patterning in the ver-

tebrate hindbrain. Perspect Dev Neurobiol 1:117–125, 1993
Wyss JM, Sripanidkulchai B: The development of Ammon's horn and the fascia dentata in the cat: a [^{3}H]thymidine analysis. Developmental Brain Research 18:185–198, 1985
Zimmerman RA, Bilaniuk LT, Grossman RI: Computed tomography in migratory disorders of human brain development. Neuroradiology 25:257–263, 1983

第II部

出生前の感染性暴露

第4項

季節特異性,出生前のインフルエンザ暴露,そして精神分裂病

Padraig Wright, M.R.C. Psych., Noriyoshi Takei, M.D., M.Sc., Robin M. Murray, D.Sc., F.R.C. Psych., and Park C. Sham, M.R.C. Psych

　唯一で,かつ,もっとも強力な精神分裂病の危険因子は,精神分裂病の血縁者であることが知られている (Gottesman 1991)。複数の研究結果によれば,罹病している親類が女性である場合 (Bellodi et al. 1986 ; Goldstein 1992 ; Wolyniec et al. 1992),あるいは思春期・成人早期に精神分裂病を発症した場合には (Gordon et al. 1994 ; Sham et al. 1994),この危険性は増大するという。したがって,早期発症の女性発端者では,おそらく遺伝子を介して,精神分裂病の素因を受け継ぐことは,最も明白なことであろう。

　遺伝形質によって,ある人口における精神分裂病の罹病傾向の70％が説明されるといわれているが (Kendler 1983 ; McGuffin et al. 1994 ; Rao et al. 1981),正確な遺伝形式ははっきりせず,明らかにメンデルの法則に従っていない。GottesmanとShields (1982) は,たぶん多数の遺伝子と環境要因が影響の大きさや頻度を変えて精神分裂病の原因となっている可能性を示唆している。同様に,Kendler (1983) によれば,遺伝以外の要因は,多数の人達の中で,精神分裂病の罹りやすさのごく少ない割合しか説明しないけれども,それにも関わらず,そのような要因は確かに影響を与えているという。したがって,現今の病因学的研究は,一般にある大きな影響力をもつ遺伝子と環境の要因あるいはその両方の要因を同定することを目的としている。

　精神分裂病の遺伝については今までに多くの総説があり (たとえば,

McGuffin et al. 1995), 出生時の外傷 (S. W. Lewis and Murray 1987) から大麻乱用 (McGuire et al. 1994) まで, 候補となるいくつかの環境の病原が提案され, 調査されてきた (本書, 他項参照)。本項では, 多くの最新の研究と論争の関心の的であり, 環境要因と仮定されている出生前のインフルエンザ暴露について論議する。

「精神分裂病ウイルス」は実在するのだろうか？

　精神分裂病と感染性疾患とが関連する可能性があるという概念は新しいものではない。Kraepelin (1919) は, 二十世紀初頭, 数十年間にわたって, 多数の感染症が特定の環境に限定されていたという自然の理法におそらく刺激されて, 「発達期数年間に感染することは精神分裂病の重要な原因であるのかもしれない」と考察した。そして, 結核 (Gosline 1919)・発疹チフス・コレラおよびインフルエンザ (Skliar 1922), あるいは梅毒 (Gosline 1917) といった, 原因となるさまざまな感染症が提唱された。1928 年に Menninger は, 1919 年の世界的なインフルエンザの流行が精神疾患の原因と思われる 175 名の患者グループのうち, 早発性痴呆 67 症例の特徴について記述した。彼はインフルエンザと精神分裂病との関係の本質について, 現今の論争を九分通り予想している。彼は, 「脳が病毒によって冒された特別な症例で現われる精神病像は, たぶんもとから存在する精神的基礎構造の程度に左右されるのであって, 毒素や感染の種類によるのでないことは明白である」と書き記していて (Menninger 1928, 479 頁), さらに, 「インフルエンザは, 精神に与える影響について, どのような一般的統計研究にも対処できるほどに, 十分な遍在性と罹患率を伴っている唯一の急性熱性疾患である」と述べている (Menninger 1928, 468 頁)。しかしながら, 再度, 精神分裂病研究者が感染性病原体に関心をもつまでに, 40 年以上が経過した。遅発性ウイルス疾患が発見された他, 晩冬から春の時季に出生する精神分裂病患者の割合が過剰であるという観察によって, この問題に対する関心が再燃した (Hare et al. 1972 ; Machon et al. 1983)。

　1972 年にクールーおよびクロイツフェルト・ヤコブ病という遅発性ウイル

ス疾患が記述された（Gibbs and Gajdusek 1972）。翌年，Torrey（1973）は精神分裂病が遅発性ウイルス（後には彼の同僚によって「分裂病ウイルス」と奇妙な用語をつけられた［Torrey 1988］）によって惹起されるのかもしれないことを示唆して，精神分裂病患者の血清・脳脊髄液（CSF）・脳組織について，ウイルスの抗原・抗体を検査するべきであると提唱した。この研究はTorrey自身のグループやその他の研究者によって行われてきた。彼らはサイトメガロウイルス（Torrey et al. 1982）・疱疹ウイルス（Libikova et al. 1979）・レトロウイルス（Crow 1984）のような候補病原体を研究したが，相反する結果が生じている（概論として，Wright and Murray 1993およびWright et al. 1993参照）。ごく最近では，Sierra-Honigmannとその同僚（1995）が，ポリメラーゼ連鎖反応を用いて解析したが，精神分裂病患者の海馬組織・CSF・単核白血球について，サイトメガロウイルス・ヒト免疫不全ウイルス・インフルエンザA型ウイルス・ボルナ病ウイルス・ウシウイルス性下痢伝染病ウイルスをコード化している核酸は検出されなかった。彼らは，「これらの患者では精神分裂病はウイルスによる持続性潜伏性感染とは関連していない」と結論づけている（Sierra-Honigmann et al. 1995, 59頁）。しかしながら，Yolkenら（1993）が，精神分裂病不一致例の一卵性双生児の研究を施行したところ，発病者では発病していない相方に比べて，伝染性ウイルス抗体の割合が非常に高かったと報告した。

出生の季節特異性の影響は証明できるのだろうか？

　精神分裂病について，出生の季節的影響はまだわかっていない。北半球における精神分裂病患者の出生日を調査した50を越える研究のほとんどで，1月から3月生まれの患者が5％―15％過剰であると報告している（Boyd et al. 1986；Bradbury and Miller 1985；Pallast et al. 1994）。それよりはずっと注目されていないが，たぶん同じくらい重要な点は，精神分裂病の出生は晩夏から秋にかけて少ないことである。南半球での研究はあまり大規模に実施されておらず，いくつかの研究では出生時の季節的影響は認められていなかった（例，

Jones and Frei 1979)。しかしながら，南アフリカの Dalen（1975）やオーストラリアの Parker と Neilson（1976）は，5月から10月生まれの精神分裂病女性患者の割合が過度に多かったと報告した。オーストラリアのクィーンズランドでは，北半球生まれで移民してきた精神分裂病患者は，一年のうち，最初の二つの四半期に過剰に出生していたが，オーストラリアで生まれた精神分裂病患者では，同じ割合の出生が第3・第4の四半期に認められた（Welham et al. 1993）。

　二つの方法論上のアーチファクトが，これらの再現性のある発見を説明するために提案されてきた。「年齢発病率効果」とは，精神分裂病の新患者はその生涯における第2番目の15年間に発病率が増大するという事実に基づいている（Hare et al. 1974）。もし年齢が出生暦年を基礎とした1年全体で決定されるならば，いかなる年においても，その年の最初の数ヵ月に出生した個人は，その年の後半に出生したものより実際には年上である。したがって，彼らは精神分裂病の発病危険期間をより長く体験している。「年齢有病率効果」は，精神分裂病の危険性が加齢とともに漸増的に増加するという事実に由来する（S. W. Lewis 1989；M. S. Lewis and Griffin 1981）。ある年の最初の数ヵ月間に生まれた個人は，その年の後半に生まれたものと比較して，絶対的な危険暴露期間が長いだけでなく，歳をとるにつれ，生涯のうち一層危険な時期で，より多くの時間を過ごすので，罹患の危険性が増大するだろう。しかしながら，年齢発病率効果と年齢有病率効果に対して，統計学的補正を応用（Pallast et al. 1994），あるいは年齢を出生の月から計算した（O'Callaghan et al. 1991a）現今の研究においても，出生の季節的影響は10％―15％のオーダーで報告され続けている。南半球の研究では関心のある季節がその年の始めの部分に発生する訳ではないので，年齢発病率効果と年齢有病率効果の影響を受けにくい。したがって，Welham とその同僚（1993）が報告したような類の研究は特別な価値がある。

　もし出生の季節的影響が統計的なアーチファクトではないならば，このことはどのように説明されるのであろうか。これまでにいくつかの解釈がなされてきたが，以下のような二つの根本的な仮説がある。1) 精神分裂病患者の母親は異常な妊娠パターンを経験している。2) 1年のうちの寒い季節に出生する

と，お腹の中の胎児や新生児は精神分裂病の危険性を増大させる未知の環境要因に暴露する可能性がある。

　精神分裂病患者の母親が異常な妊娠パターンを経験しているという仮説を検証した六つの主要な研究が知られている。これらの研究のうち四つは否定的な結果であったが（Buck and Simpson 1978 ; Machon et al. 1983 ; Pulver et al. 1992 ; Watson et al. 1984），二つの結果は肯定的であった（Hare 1976 ; McNeil et al. 1976）。これら六つの研究のうちで，たぶん Pulver のグループによる研究が最高の研究デザインであろう。彼らは冬生まれの精神分裂病患者の同胞（冬/春生まれの精神分裂病患者 120 名の同胞 401 名）の出生月日が発端者自身のそれと類似した，普通みられない分布を示すという仮説を検証した。しかしながら，そのような同胞は，冬/春生まれの健常対照被験者の同胞以上には，冬あるいは春に出生していないことがわかった。

　したがって，精神分裂病でみられる出生の季節的影響は，方法論的なアーチファクトや精神分裂病患者の母親の異常な妊娠パターンに帰結するのではない。このことは，晩冬あるいは春に生まれる運命にある子宮内の胎児，あるいはこの二つの季節の合間に実際に出生した新生児に有害な影響を及ぼしている，ある季節特異的な変動性環境要因を探究する必要性を示唆している。

インフルエンザと精神分裂病とが関連しているという証拠は存在するのだろうか？

　1980 年に Wrede とその同僚は，フィンランドにおいて，母親が精神分裂病の子供に関する前方視的研究を施行する過程で，胎生期間中のウイルス感染が，脳室拡大と精神分裂病に関連した周産期の障害の重要な原因であるかもしれないと結論した（Wrede et al. 1980）。このグループが出生の季節に関する文献に基づいて引き続いて研究を行ったところ，精神分裂病の家族歴のあるデンマーク人の精神分裂病患者は，1 月から 3 月の期間に過剰に出生していたと報告した。この結果は，ウイルス性感染が成人の精神分裂病にとって病因論的に重要であるという彼らの見解を強化するものであった（Machon et al. 1983）。さらに，1953 年と 1957 年のインフルエンザの流行後に行われた一連の調査

(Coffey and Jessop 1955, 1959 ; Hakosalo and Saxen 1971) では，暴露した子供の中で，神経管の障害の割合が増大していた。このことは，子宮内でインフルエンザに暴露することが中枢神経系疾患の原因になり得るという主張を支持するものである（本書第5項参照）。

それゆえに，これらの研究者が，精神分裂病について出生前インフルエンザ仮説の最初の調査を行った。彼らによれば，妊娠第2期トリメスター期間中に，1957年のA2型インフルエンザの流行に暴露したフィンランドの人達では，精神分裂病の危険性がおよそ50%まで増大することを報告した（Mednick et al. 1988）。この最初の報告後，追試が矢継ぎ早に行われた。今日までに，少なくとも15の研究が，複数の異なる国々で，また両半球において行われた。これらの研究では単年（通常1957年）のインフルエンザの流行，および数十年にわたって年ごとに変動するインフルエンザ感染の有病率が調べられた。これらのうち10の研究では，出生前のインフルエンザ暴露と精神分裂病との関連を肯定する報告がなされていた（Adams et al. 1993 ［1957年の世界的流行］；Barr et al. 1990 ; Fahy et al. 1993 ; Kunugi et al. 1995 ; McGrath et al. 1994 ; Mednick et al. 1988 ; O'Callaghan et al. 1991b ; Sham et al. 1992 ; Takei et al. 1994a, 1994b）。一方，六つの研究結果は両義にとれるものであるか（Adams et al. 1993 ［縦断的解析］; Kendell and Kemp 1989 ; Takei et al. 1995b），あるいは関連を認めなかった（Erlenmeyer-Kimling et al. 1994 ; Selten and Sleats 1994 ; Susser et al. 1994 ; Torrey et al. 1991）（表4―1）。以上の研究は，必ずしも出生前のインフルエンザ/精神分裂病仮説について，独立した研究ではない。特に，Selten と Sleats（1994）および Susser ら（1994）の両者では，同じ情報源が用いられた。

われわれの研究グループのイングランドおよびウェールズからの結果は，これまで報告されてきた肯定的な関連を例証するものであった（O'Callaghan et al. 1991b）。1957年のインフルエンザの流行は，イングランドにおいて9月下旬から10月上順にそのピークを迎えた（疾病給付金の請求および同時代の血清データによって評価された）。われわれはこのピークに続く月々の精神分裂病の出生者数を，その2年前と2年後の対応する月々の出生者数と比較した。流行の5ヵ月後では，将来精神分裂病が発病する人達の出生者数が88%増加

表 4-1　精神分裂病とインフルエンザの流行に関する研究

著者	地域	結果
Mednick ら 1988	フィンランド	第2期トリメスターの暴露は危険性の増加と関連
Kendell と Kemp 1989	スコットランド	第6ヵ月の暴露と危険性の増加との関連がエヂンバラの女性でみられたがスコットランドではなかった
Barr ら 1990	デンマーク	第6ヵ月の暴露と40歳以上の危険性の増加と関連
O'Callaghan ら 1991 b	イングランド/ウェールズ	第5ヵ月の暴露と危険性の増加と関連，女性に顕著
Kunugi ら 1992	東京，日本	第4ヵ月の暴露と危険性の増加と関連
Sham ら 1992	イングランド/ウェールズ	第6/7ヵ月の暴露と22歳以上の危険性の増加と関連
Torrey ら 1992	10の州，米国	有意な関連性なし
Adams ら 1993	スコットランド	第4ヵ月の暴露と女性の危険性の増加と関連
	イングランド/ウェールズ	第4ヵ月の暴露と危険性の増加と関連
	デンマーク	第6ヵ月の暴露と危険性の増加と関連
Fahy ら 1993	イングランド	第5ヵ月の暴露と危険性の増加と関連，女性に顕著（アフリカ系カリブ人）
McGrath ら 1994	クィーンズランド，オーストラリア	第5ヵ月の暴露と危険性の増加と関連，主に女性
Selten と Sleats 1994	オランダ	有意な関連性なし
Susser ら 1994	オランダ	有意な関連性なし
Takei ら 1994 a	イングランド/ウェールズ	第5ヵ月の暴露と28歳以上女性の危険性の増加と関連
Takei ら 1994 b	デンマーク	第6ヵ月の暴露と56歳以上の危険性の増加と関連
Takei ら 1995 a	オランダ	「典型的な」精神分裂病と出生3ヵ月前の暴露と関連

した。妊娠中のインフルエンザ暴露と出生の時間的関係は，これまで報告された肯定的な研究では比較的一定していて，妊娠第4ヵ月から7ヵ月が，インフルエンザ・ウイルスが有害な影響を与える時機であることを示唆していた。イ

ングランドおよびウェールズにおいてインフルエンザが多発した年と少なかった年について，精神分裂病患者の出生月を比較したところ，インフルエンザによる死者が多い年は，春生まれの精神分裂病患者が過剰に多い年でもあることがわかった。ポアソンの回帰モデルを用いると，精神分裂病全症例の2％，および晩冬から春にかけて生まれた精神分裂病患者症例の4％が，インフルエンザに起因しているかもしれないと推測された（Sham et al. 1992）。インフルエンザの大流行のときでさえも，われわれのモデルでは危険性が10％―20％増加するだけであった。このことは1957年の流行でわれわれが報告した将来精神分裂病が発病するものの出生が88％増大したということが，並外れた発生であることを示唆しているだろう。Crow（1995）は見せかけの異なった影響の大きさを手厳しく批評したが，彼の酷評は特に，危険相違百分率（暴露に要因のある症例が，暴露集団に占める割合）と人口―寄与危険分割（暴露に要因のある全症例が，研究人口に占める割合）が不十分であることと関連していた（Takei et al. 1995a）。したがって，1957年の流行に曝された人口のうち，精神分裂病全症例の半分近くがインフルエンザによって説明がつくかもしれないが，人口全体，あるいは1957年以外のインフルエンザの流行に暴露したものは，そうではないだろう。

　出生前にインフルエンザに暴露することと精神分裂病とが関連することについての研究結果は，いくつかの理由から批判されてきた。出生数増加の期間が短いこと，結果が一様でないこと（Crow and Done 1992），米国の研究結果が否定的であること（Torrey et al. 1992），研究ごとに割合の多い時期が一致していないこと（Crow 1994），解析に用いられた統計モデルが複雑であること（Crow 1994），多くの月を調べることが困難であること（Curtis 1992）が，慎重を要する根拠として引き合いに出されてきた。一方，これらの批判では，独立した複数の研究グループが異なった国々や南北半球で行った，妊娠第4ヵ月から7ヵ月について報告されている多くの肯定的な関連の説明がつかない。出生前のインフルエンザ暴露によって精神分裂病の危険性が増加するかもしれないが，全体としての影響は小さいので，いくつかの研究では気づかれないのだろう。さらに，ある指摘とは反対に（Crow 1994），妊娠中にインフルエンザに暴露することの真の影響を，混乱を増大させる要因や無作為の変動から識別

するためには，非常に複雑な統計モデルが時には必要かもしれない。例を挙げると，Takeiとその同僚（1995b）は，ポアソン回帰分析を利用することが，他の医学分野で増えていることに言及して，このテクニックの応用を推進してきた。たとえば，Kuhnと仕事仲間（1994）は，子供の外傷の縦断的割合に対する予防プログラムの効果を評価する際に，このテクニックを用いて時間傾向と季節要因の両方を調整した。彼らは，比較的不連続の結果を示す時間傾向を量化するには，ポアソン回帰分析は用途の広い回帰分析であると主張した（Kuhn et al. 1994）。

　集団よりもむしろ個人に関する研究は，出生前インフルエンザ/精神分裂病の仮説をより早く調べていただろうし，実際，そのような研究は少ないが行われていた（表4—2）。最初のコーホート研究はCrowとその同僚（1991）によって報告された。この研究は1958年のイギリス国立児童発達実地踏査（NCDS）に基づいているが，偶然にもこの調査は1957年のインフルエンザ流行の5ヵ月後に始められた。妊娠第2期トリメスター期間にインフルエンザに罹った母親から生まれた子供は，対照の子供と同じ割合で精神分裂病を発病するようであった。同様に，Cannonと共同研究者（1996）は，当初神経管欠損の研究対象であった（Coffey and Jessop 1955, 1959），1957年のインフルエンザ流行後に出生したアイルランド人のコーホートを追跡調査した。彼らによれば，母親の妊娠期間中のインフルエンザ罹患と，子供のその後の精神分裂病発

表4—2　母親のインフルエンザと精神分裂病についてのコーホート研究および症例一対照研究

著者	地域	デザイン	結果
Crow ら 1991	イングランド	コーホート	有意な関連性なし
Cannon ら 1994	アイルランド	コーホート	有意な関連性なし
Stober ら 1992	ドイツ	症例一対照	第2期トリメスター暴露が精神分裂病と関連
Mednick ら 1994	フィンランド	症例一対照	第2期トリメスター暴露が精神分裂病と関連
Wright ら 1995 b	イングランド	症例一対照	第2期トリメスター暴露が精神分裂病と関連

病とのあいだには何の関連もなかった。しかし，提案された関連性の存在を認めるには限りがあることや，標準的でない統計手法が用いられたために，NCDS の結果には疑義が抱かれていた（Takei et al. 1995b）。同様の批判は，Cannon ら（1996）が行った研究についても当てはまる。

　これとは対照的に，異なる三つの症例―対照研究によって，精神分裂病―出生前インフルエンザ関連の仮説を支持する結果が報告された。Stober と同僚（1992）が慢性精神分裂病患者 55 名と対照被験者 20 名を調べたところ，母親が妊娠期間に感染する全般的な割合は有意差が認められなかったが（24 ％ 対 20 ％），精神分裂病患者の母親が妊娠第 2 期トリメスター期間中に感染する割合は著しく高かった（13 の感染のうち 9）。Mednick と仕事仲間（1994）は，フィンランド・ヘルシンキで 1957 年にインフルエンザが流行した後に出生した精神分裂病患者の母親について，当時の妊娠期間中の記録を再検討して，第 2 期トリメスター期間中にその流行に暴露したものの 86.7 ％（15 名中 13 名）にインフルエンザの症状があるのに対して，妊娠第 1 期あるいは第 3 期トリメスター期間中に暴露したものでは 20 ％（10 名中 2 名）にしか認められないことが，助産婦によって記録されていることを発見した。われわれのグループが被験者内部のコントロール研究を行ったところ，精神分裂病患者の母親 121 名が妊娠期間中にインフルエンザに罹患する割合は，第 2 期トリメスター期間が第 1 期と第 3 期トリメスター期間中の総計に比較して過剰に多かった（1.7 ％ 対 11.6 ％；オッズ比［OR］＝7.79，95 ％ 信頼区間［CI］＝1.63―50.81，p＝.002）。さらに，第 2 期トリメスター中にインフルエンザに罹患したと報告された母親では，妊娠中の産科的合併症の危険性が著しく増加していて（OR＝4.84，95 ％ CI＝1.31―19.70，p＝.011），彼女たちの子供で精神分裂病を発病したものは，第 2 期トリメスター中にインフルエンザに感染していない女性の子供に比べて，体重が平均 210 グラム軽かった（Wright et al. 1995b）。

　Takei と Murray（1994）は，稀な疾患の危険要因を認識するにはコーホート研究の統計能力が低いことを指摘してきた。精神分裂病が人口の 0.5 ％ から 1 ％ に発病すると仮定すると，比較的少数の症例を獲得するためですら，数千人の人々を縦断的に追跡しなければならないだろう。O'Callaghan とその同僚（1991b）は NCDS のデータに基づいて，相対危険が 2 から 3 の高さま

では除外できないであろうと推測したけれでも，今日までに行われたコーホート研究では，精神分裂病と出生前のインフルエンザに関して仮定された相関について，何の支持も得られなかった。しかしながら，これら3種類の後方視的症例—対照研究は確かにそのように示唆していて，かつ，これらの結果は非常に一致しており，第2期トリメスターに最大の危険性があることを同定した人口研究と符合していた。これらの研究は，後に精神分裂病を発病する子供の妊娠中に発生した不都合な出来事を選択的に想起することによるバイアスの影響を受けやすいのかもしれない。それでもなお，われわれ自身の研究に関しては，体系的に回想するバイアスによって，第2期トリメスターに報告されている過剰な感染の原因や，感染と産科的合併症・出生時平均体重の減少両方とが相関することを説明するのは困難である（Wright et al. 1995b）。

母親のインフルエンザ感染によって胎児の神経発達が障害を受けるのだろうか？

　出生前にインフルエンザに暴露することと成人の精神分裂病とが関連していて，精神分裂病症例の中である一定の割合のものが，神経発達上の病因を示唆する神経病変を伴っているという学説を認めた場合，次に考究すべきことは，母親のインフルエンザ感染によって，胎児の神経発達が損なわれ，精神分裂病が20〜30年後に発病する段階が準備されるメカニズムである。インフルエンザ・ウイルスは，胎児脳に直接感染するか，あるいはいくつかの間接的な手段の一つによって，胎児の神経発達を混乱させるのかもしれない。

　インフルエンザは全身性の疾患である。呼吸器系以外の症状には発熱・筋肉痛・関節痛・脳炎・心筋炎が含まれるが，これらはウイルス血症によって媒介されるのではなく（Murphy and Webster 1990），むしろ抗体やサイトカインのようなインフルエンザ感染に対する宿主の免疫反応の可溶性成分によって媒介される（Cohen and Lisak 1987）。インフルエンザが胎盤経由で胎児に伝染する症例が報告されているが，これらの中で最も説得力のあるものでさえも，妊娠の終り近くに感染しているので，インフルエンザ・ウイルスが羊水から検出されたのは，子宮頸経由で散布されたものの可能性がある（McGregor et al. 1984 ; Yawn et al. 1971)。さらに，動物モデルで，インフルエンザ・ウイルスを胎盤経由で接種するためには，莫大な量のウイルスを心臓内に接種する必要がある（Rushton et al. 1983）。この理屈によれば，インフルエンザ・ウイルスは通常，母親の呼吸器系上皮細胞に閉じ込められている。したがって，胎児への如何なる有害な影響も，発熱・低酸素症・酸塩基不均衡・抗ウイルス薬物療法・栄養不足といった間接的メカニズムの方が，関係している可能性が高い（本書第 5 項参照）。

しかしながら，これらの間接的な影響は，どのようなウイルスにも固有なものではなく，また，インフルエンザだけが精神分裂病との関連が反復して確認されてきた唯一のウイルスである。そこでわれわれは，母親の免疫系由来因子が，子宮内で発育中の胎児脳内で，インフルエンザ・ウイルスの影響を媒介するという仮説を立ててきた。つまり，催奇形性抗体仮説は，一定割合の精神分裂病症例が自己免疫疾患の代わりに発病する可能性を示唆している。われわれの仮説によれば，インフルエンザ・ウイルスによって免疫遺伝学的に素因が形成されている女性に，母親由来の抗体が顕在化する。その抗体は，妊娠第 2 期トリメスター期間中に胎盤や未熟な胎児血液—脳関門を通過し，分子的模倣を介して脳の抗原と交差反応することによって，胎児の神経発達を阻害する（Laing et al. 1995 ; Wright and Murray 1993 ; Wright et al. 1993）。

そのようなプロセスは生物学的に妥当なのだろうか？ウサギにインフルエンザ・ウイルスを接種した後に，脳特異的蛋白質に対する抗体が誘導されることが報告されてきているが（Laing et al. 1989），Knight（1991）によれば，特に有効な免疫応答を備え持ち，また，そのために最軽症の臨床症状を呈する女性において，胎児への免疫学的損傷がもっとも発生しやすいようである。その上，このことによって，Crow とその同僚（1991）が報告した否定的な結果の説明がうまくつくかもしれない。出生前のインフルエンザ暴露が神経病理学的損傷を惹起する可能性があるという仮説を直接検証する研究が遂行されてきている。Cotter と共同研究者（1995）は，子宮内のマウスを A 型インフルエンザに曝して，出生 21 日後に，脳内を神経病理学的に研究した。彼らは，出生前にインフルエンザへ暴露させても，暴露マウスは対照マウスに比べて，海馬にある錐体細胞の配列の乱れが増大する全般的徴候が何もないことを発見した。

しかしながら,妊娠13日に暴露したマウスでは中程度の影響がみられたが,この時期はおおよそヒトの妊娠第2期トリメスターに相当する。

催奇形性抗体仮説を実証することは可能か?

催奇形性抗体仮説の基本的特徴は,妊娠第2期トリメスター期間中にインフルエンザに暴露することであり,母親が子供の抗体を合成する免疫遺伝学的素因をもつことである。さらに,仮想催奇形物質に対する胎児の感受性を決定する遺伝因子があるのかもしれない。われわれは以下のことを調べて仮説を検証してきた。1) 母親と発端者の免疫原, 2) 発端者の胎生期間中にインフルエンザに感染したことや,神経発達上の異常を暗示する臨床的特徴との関連についての母親の想起, 3) 発端者とその母親,対照被験者の血清中の抗脳抗体。これから述べる節では,われわれの発見とそれから導かれた当座の結論について論議していく。

母親と発端者の免疫原

ヒトでは,キラー・リンパ球がインフルエンザ・ウイルスを除去する際に,ヒト白血球抗原(HLA)のA1・A2・A3が重要な役割を果たす(DiBrino et

表4—3 精神分裂病患者,精神分裂病患者の母親,健常被験者についてのヒト白血球抗原(HLA)DR 4陽性の割合

調査した HLA抗原	標本	発見	統計的有用性
DR 4	精神分裂病患者93名	精神分裂病患者25名 (26.9%)	OR=0.46, 95% CI=0.25—0.81, χ^2=8.11, P=.004
	健常被験者177名	健常被験者79名 (44.6%)	
DR 4	精神分裂病発端者の母親91名	母親23名 (25.3%)	OR=0.42, 95% CI=0.23—0.76, χ^2=9.55, P=.002

al. 1993；Morrison et al. 1992)。したがって，われわれの仮説を実証するためのアプローチの一つは，精神分裂病患者の母親について HLA の A1・A2・A3 の異常な分布を探索することである（それゆえに，われわれは 121 名の精神分裂病患者の母親についてこのことを調査したが，これらの抗原の異常な分布は発見されなかった）。

もう一つ別のアプローチは，6 番染色体短腕にある HLA DRB1 座の HLA DR4 をコードしている対立遺伝子と精神分裂病との関係を調べることである。HLA DR4 と関連のある系統的自己免疫疾患の慢性関節リウマチ（Tsuji et al. 1992）と精神分裂病との間に，負の相関があることが首尾一貫して証明されてきた（Eaton at al. 1992）。したがって，われわれが精神分裂病と HLA DR4 との間に負の相関があるという仮説を検証したところ，精神分裂病被験者 93 名中 25 名，健常被験者 177 名中 79 名が DR4 陽性であることを発見した（Wright et al. 1996a）。この発見をさらに探究するために，後に精神分裂病を発病する子供を生んだ，血縁関係のない 91 名の女性コーホートについて，HLA DR4 の分布の頻度を調べたところ，彼女らは DR4 の割合が同程度に欠損していた（表 4—3 参照）（Wright et al. 1996a）。それゆえに，たぶん HLA DR4 は精神分裂病に対して保護的な役割を発揮するのだろう（Wright et al. 1996a）。さらに，われわれは，精神分裂病患者の第 1 度親族は，健常被験者と比較して，インスリン依存型糖尿病の患者が過剰であることを発見した。このことは，他に説明がつくかもしれないが，われわれは，ある精神分裂病患者の家系において自己免疫に対する遺伝的素因が存在することのさらなる証拠であると解釈した（Wright et al. 1996b）。したがって，決定的ではないが，これらの発見は，ある程度，自己免疫のメカニズムが精神分裂病の病因に影響を与えているということを暗示している。

発端者胎生期間中のインフルエンザ感染に関する母親の回想

精神分裂病患者 121 名の母親に対する構造化面接の結果は，本項の最初で述べた。略述すると，これらの女性の中で，子供の妊娠第 2 期トリメスター期間にインフルエンザに感染したと回想したものは，第 1 期と第 3 期トリメスターを合わせた時期に感染したと回想したもに比較して，著しく過剰であった

(11.6％ 対 1.7％, p＝.002)。また，第2期トリメスター期間中のインフルエンザ感染と妊娠中の産科的合併症にも有意な相関がみられた (OR＝4.84, 95％ CI＝1.31—19.70, p＝.011) (Wright et al. 1995b)。

発端者由来の血清中の抗脳抗体

以前に論議したように，動物実験において，インフルエンザ・ウイルスは自己抗体を顕在化させる可能性がある。ウサギにインフルエンザA型ウイルスを接種すると，37 キロダルトン (kD) の脳蛋白質に対する自己抗体が形成された (Laing et al. 1989)。われわれの予備的な研究によれば，精神分裂病患者の母親は，健常被験者に比べて，ラット由来の 87—88 kD の抗原に対する抗体の力価がより高い値を示し，また，精神分裂病の子供の力価は，彼らの母親と健常被験者の値の中間であるという証拠が得られている (Jameel 1993)。したがって，母親と発端者あるいはそのいずれかの脳に対する抗体は，全体にせよ，あるいは一部にせよ，ある種の精神分裂病の原因になるのかもしれない。したがって，Kilidireas とその同僚 (1992) が報告した，P1 ミトコンドリア性熱ショック蛋白質 (hsp 60) に対する抗体の産生が，精神分裂病患者では健常被験者と比較して顕著に増大しているという発見は興味深い。感染によって，この自己抗体の形成が誘導されることがわかっている (本書，第9項参照)。

最後に，精神分裂病における HLA 研究は相互に一致せず，全般的な結論に至っていないが，九つの研究のうち七つにおいて，妄想型精神分裂病と HLA A9 との間で，弱い正の相関が発見されている (McGuffin and Sturt 1986; Wright et al. 1993)。われわれもまた自分たちの標本で A9 が過剰であることを確認しているが，これは A9 の A24 副次的特異性から構成されている (25.0％ 対 14.2％, OR＝2.02, 95％ CI＝0.98—4.15, P＝.04) (Wright et al. 1995a)。HLA A9 も HLA A24 もインフルエンザに対する免疫応答の調整に特異的に影響を与えるのではないが，これらの発見は精神分裂病における免疫異常のさらなる証拠を表わしているのかもしれない。

次の段階の研究は何か？

Kirch（1993）は感染性病源体と宿主の免疫応答の相互作用に注目して，将来の研究について高いプライオリティのある領域として，この相互作用が脳の発育に与える影響に焦点を当ててきた。われわれやその他のグループの結果によれば，出生前にインフルエンザに暴露することは，一部の精神分裂病症例の原因であるかもしれない。しかしながら，インフルエンザに暴露した妊娠のうち少数しか，精神分裂病を発病しないので，遺伝的疾病素因とインフルエンザ感染の相互作用が必要であろうとわれわれは提唱する。われわれの研究によれば，精神分裂病の発端者とその母親について，免疫遺伝的な異常を示す予備的な証拠が発見されたが，そのうちのいくつかによって，発育中の胎児脳への損傷が結果として生じる，インフルエンザ感染に対する免疫応答の異常が説明されるかもしれない。これらの発見からはとうてい結論には至らないが，精神分裂病の原因病理論において，免疫・遺伝・感染の各要因の役割は次第にその重要性を増している。したがって，Kirch 同様，われわれは精神分裂病の免疫学および免疫遺伝学を解明するために，協調した努力をすべき時機が来ていると信じる。

文　献

Adams W, Kendell RE, Hare EH, et al: Epidemiological evidence that maternal influenza contributes to the aetiology of schizophrenia: an analysis of Scottish, English and Danish data. Br J Psychiatry 163:522–534, 1993

Barr CE, Mednick SA, Munk-Jorgensen P: Exposure to influenza epidemics during gestation and adult schizophrenia: a 40-year study. Arch Gen Psychiatry 47:869–874, 1990

Bellodi L, Bussolini C, Scorza-Smeraldi S, et al: Family study of schizophrenia: exploratory analysis of relevant factors. Schizophr Bull 12:120–128, 1986

Boyd JH, Pulver AE, Stewart W: Season of birth: schizophrenia and bipolar disorder. Schizophr Bull 12:173–186, 1986

Bradbury TN, Miller GA: Season of birth in schizophrenia: a review of evidence, methodology, and etiology. Psychol Bull 98:569–594, 1985
Buck C, Simpson H: Season of birth among the sibs of schizophrenics. Br J Psychiatry 132:358–360, 1978
Cannon M, Cotter D, Coffey VP, et al: Prenatal exposure to the 1957 influenza epidemic and adult schizophrenia: a follow-up study. Br J Psychiatry 168:368–371, 1996
Coffey VP, Jessop WJE: Congenital abnormalities—6th series. Ir J Med Sci 349:30–46, 1955
Coffey VP, Jessop WJE: Maternal influenza and congenital deformities: a prospective study. Lancet 2:935–938, 1959
Cohen JA, Lisak RP: Acute disseminated encephalomyelitis, in Clinical Neuroimmunology. Edited by Aarli JA, Behan WMH, Behan PO. Oxford, England, Blackwell Scientific, 1987
Cotter D, Farrell M, Takei N, et al: Does prenatal exposure to influenza in mice induce pyramidal disarray in the hippocampus? Schizophr Res 16:233–241, 1995
Crow TJ: A re-evaluation of the viral hypothesis: is psychosis the result of retroviral integration at a site close to the cerebral dominance gene? Br J Psychiatry 145:243–253, 1984
Crow TJ: Prenatal influenza as a cause of schizophrenia: there are inconsistencies and contradictions in the evidence. Br J Psychiatry 164:588–592, 1994
Crow TJ: Comments on Takei et al.: Prenatal exposure to influenza epidemics and the risk of mental retardation (letter). Eur Arch Psychiatry Clin Neurosci 245:1–2, 1995
Crow TJ, Done DJ: Prenatal exposure to influenza does not cause schizophrenia. Br J Psychiatry 161:390–393, 1992
Crow TJ, Done DJ, Johnstone EC: Schizophrenia and influenza. Lancet 338:116–117, 1991
Curtis D: Schizophrenia following prenatal exposure to influenza epidemics between 1939 and 1960. Br J Psychiatry 161:712–713, 1992
Dalen P: Season of birth: a study of schizophrenia and other mental disorders. Amsterdam, North Holland, 1975
DiBrino M, Tsuchida T, Turner R, et al: HLA A1 and HLA A3 T-cell epitopes derived from influenza virus proteins predicted from peptide

binding motifs. J Immunol 11:5930-5935, 1993
Eaton WW, Hayward C, Ram R: Schizophrenia and rheumatoid arthritis: a review. Schizophr Res 6:181-192, 1992
Erlenmeyer-Kimling L, Folnegovic Z, Hrabak-Zerjavic Boracic B, et al: Schizophrenia and prenatal exposure to the 1957 A2 influenza epidemic in Croatia. Am J Psychiatry 151:1496-1498, 1994
Fahy TA, Jones PB, Sham PC: Schizophrenia in Afro-Caribbeans in the UK following prenatal exposure to the 1957 A2 influenza epidemic. Schizophr Res 6:98-99, 1993
Gibbs CJ, Gajdusek DC: Neurologic diseases of man with slow virus etiology, in Membranes and Viruses in Immunopathology. Edited by Day SB, Good RA. New York, Academic Press, 1972, pp 397-409
Goldstein JM: Gender and schizophrenia: a summary of findings. Schizophrenia Monitor 2:1-4, 1992
Gordon CT, Frazier JA, McKenna K, et al: Childhood-onset schizophrenia: an NIMH study in process. Schizophr Bull 20:697-712, 1994
Gosline HI: Newer conception of dementia praecox based on unrecognised work. J Lab Clin Med 2:691-698, 1917
Gosline HI: The role of tuberculosis in dementia praecox. J Lab Clin Med 4:186-192, 1919
Gottesman II: Schizophrenia Genesis: The Origins of Madness. New York, Freeman, 1991
Gottesman II, Shields J: Schizophrenia: The Epigenetic Puzzle. Cambridge, England, Cambridge University Press, 1982
Hakosalo JK, Saxen L: Influenza epidemic and congenital defects. Lancet 2:1346-1347, 1971
Hare EH: The season of birth of siblings of psychiatric patients. Br J Psychiatry 129:49-54, 1976
Hare EH, Price JS, Slater E: Schizophrenia and season of birth. Br J Psychiatry 120:125-126, 1972
Hare EH, Price JS, Slater E: Mental disorder and season of birth: a national survey compared with the general population. Br J Psychiatry 152:460-465, 1974
Jameel SY: Studies of virus induced autoimmunity to brain antigens in schizophrenia. B Med Sci thesis, University of Nottingham, England, 1993

Jones IH, Frei D: Seasonal births in schizophrenia: a Southern Hemisphere study using matched parts. Acta Psychiatr Scand 59:164–172, 1979

Kendell RE, Kemp IW: Maternal influenza in the aetiology of schizophrenia. Arch Gen Psychiatry 46:878–882, 1989

Kendler KS: Overview: a current perspective on twin studies of schizophrenia. Am J Psychiatry 140:1413–1420, 1983

Kilidireas K, Latov N, Strauss DH, et al: Antibodies to the human 60 kDa heat-shock protein in patients with schizophrenia. Lancet 340:569–572, 1992

Kirch DG: Infection and autoimmunity as aetiological factors in schizophrenia: a review and reappraisal. Schizophr Bull 19:355–370, 1993

Knight JG: Schizophrenia and influenza. Lancet 338:390–392, 1991

Kraepelin E: Dementia Praecox and Paraphrenia. Translated by Barclay RM. Edinburgh, Scotland, E&S Livingstone, 1919

Kuhn L, Davidson LL, Durkin MS: Use of Poisson regression and time series analysis for detecting changes over time in rates of child injury following a prevention programme. Am J Epidemiol 140:943–955, 1994

Kunugi H, Nanko S, Takei N: Influenza and schizophrenia in Japan. Br J Psychiatry 161:274–275, 1992

Kunugi H, Nanko S, Takei N, et al: Schizophrenia following in utero exposure to the 1957 influenza epidemics in Japan. Am J Psychiatry 152:450–452, 1995

Laing P, Knight JG, Hill JM, et al: Influenza viruses induce autoantibodies to a brain specific 37 kDa protein in rabbit. Proc Natl Acad Sci U S A 86:1998–2002, 1989

Laing P, Knight JG, Wright P, et al: Disruption of fetal development by maternal antibodies as an etiological factor in schizophrenia, in Neural Development in Schizophrenia: Theory and Research. Edited by Mednick SA, Hollister JM. New York, Plenum, 1995, pp 215–246

Lewis MS, Griffin TA: An explanation for the season of birth effect in schizophrenia and certain other diseases. Psychol Bull 89:589–596, 1981

Lewis SW: Congenital risk factors for schizophrenia. Psychol Med 19:5–13, 1989

Lewis SW, Murray RM: Obstetric complications, neurodevelopmental deviance, and risk of schizophrenia. J Psychiatr Res 21:413–421, 1987

Libikova H, Breir S, Kosikova M, et al: Assay of interferon and viral antibodies in the cerebrospinal fluid in clinical neurology and psychiatry. Acta Biologica Medica Germanica 38:879–893, 1979

Machon RA, Mednick SA, Schulsinger F: The interaction of seasonality, place of birth, genetic risk and subsequent schizophrenia in a high risk sample. Br J Psychiatry 143:383–388, 1983

McGrath JJ, Pemberton M, Welham JL, et al: Schizophrenia and the influenza epidemics of 1954, 1957 and 1959: a Southern Hemisphere study. Schizophr Res 14:1–8, 1994

McGregor JA, Burns JC, Levin MJ, et al: Transplacental passage of influenza A Bangkok (H3N2) mimicking amniotic fluid infection syndrome. Am J Obstet Gynecol 149:856–863, 1984

McGuffin P, Sturt E: Genetic markers in schizophrenia. Hum Hered 36:65–88, 1986

McGuffin P, Asherson P, Owen M, et al: The strength of the genetic effect: is there room for an environmental influence in the aetiology of schizophrenia? Br J Psychiatry 164:593–599, 1994

McGuffin P, Owen MJ, Farmer AE: Genetic basis of schizophrenia. Lancet 346:678–682, 1995

McGuire PK, Jones P, Harvey I, et al: Cannabis and acute psychosis. Schizophr Res 13:161–168, 1994

McNeil TF, Kaij L, Dzierzykray-Rogalska M: Season of birth among siblings of schizophrenics. Acta Psychiatr Scand 54:267–274, 1976

Mednick SA, Machon RA, Huttunen MO, et al: Adult schizophrenia following prenatal exposure to an influenza epidemic. Arch Gen Psychiatry 45:189–192, 1988

Mednick SA, Huttunen MO, Machon RA: Prenatal influenza infections and adult schizophrenia. Schizophr Bull 20:263–267, 1994

Menninger KA: The schizophrenic syndromes as a product of acute infectious disease. Archives of Neurology and Psychiatry 20:464–481, 1928

Morrison J, Elvin J, Latron F, et al: Identification of the nonamer peptide from influenza A matrix protein and the role of pockets of HLA A2 in its recognition by cytotoxic T lymphocytes. Eur J Immunol 22:903–907, 1992

Murphy BR, Webster RG: Orthomyxoviruses, in Virology, 2nd Edition. Edited by Fields BN, Knipe DM. New York, Raven, 1990, pp 1091–1152

O'Callaghan E, Gibson T, Colohan HA, et al: Season of birth in schizophrenia: evidence for confinement of an excess of winter births to patients without a family history of mental disorder. Br J Psychiatry 158: 764–769, 1991a

O'Callaghan E, Sham PC, Takei N, et al: Schizophrenia after prenatal exposure to 1957 A2 influenza epidemic. Lancet 337:1248–1250, 1991b

Pallast EG, Jongbloet PH, Straatman HM, et al: Excess seasonality of births among patients with schizophrenia and seasonal ovopathy. Schizophr Bull 20:269–276, 1994

Parker G, Neilson M: Mental disorder and season of birth: a Southern Hemisphere study. Br J Psychiatry 129:355–361, 1976

Pulver AE, Liang KY, Wolyniec PS, et al: Season of birth among siblings of schizophrenic patients. Br J Psychiatry 160:71–75, 1992

Rao DC, Morton NE, Gottesman II, et al: Path analysis of qualitative data on pairs of relatives: application to schizophrenia. Hum Hered 31: 325–333, 1981

Rushton DI, Collie MH, Sweet C, et al: The effects of maternal influenza viraemia in late gestation on the conceptus of the pregnant ferret. J Pathol 140:181–189, 1983

Selten JPCJ, Sleats JPJ: Evidence against maternal influenza as a risk factor for schizophrenia. Br J Psychiatry 164:674–676, 1994

Sham PC, O'Callaghan E, Takei N, et al: Schizophrenia following prenatal exposure to influenza epidemics between 1939 and 1960. Br J Psychiatry 160:461–466, 1992

Sham PC, Jones P, Russell A, et al: Age at onset, sex and familial psychiatric morbidity in schizophrenia: Camberwell collaborative psychosis study. Br J Psychiatry 165:466–473, 1994

Sierra-Honigmann AM, Carbone KM, Yolken RH: Polymerase chain reaction (PCR) search for viral nucleic acid sequences in schizophrenia. Br J Psychiatry 166:55–60, 1995

Skliar N: Psychoses in infectious diseases, especially typhus and recurrent fevers. Monatschrier Psychiatrie Neurologique 2:21–27, 1922

Stober G, Franzek E, Beckmann J: The role of maternal infectious diseases during pregnancy in the aetiology of schizophrenia in offspring. European Psychiatry 7:147–152, 1992

Susser E, Lin SP, Brown AS, et al: No relation between risk of schizophrenia and prenatal exposure to influenza in Holland. Am J Psychiatry 151:922–924, 1994

Takei N, Murray RM: Prenatal influenza and schizophrenia. Br J Psychiatry 165:833–834, 1994

Takei N, Mortensen MD, Klaening U, et al: Relationship between in utero exposure to influenza epidemics and risk of schizophrenia in Denmark (letter). Schizophr Res 11:95, 1994a

Takei N, Sham PC, O'Callaghan E, et al: Prenatal exposure to influenza and the development of schizophrenia: is the effect confined to females? Am J Psychiatry 151:117–119, 1994b

Takei N, Van Os J, Murray RM: Maternal exposure to influenza and risk of schizophrenia: a 22-year study from The Netherlands. J Psychiatr Res 29:435–445, 1995a

Takei N, Murray RM, Sham P, et al: Reply to comments on Takei et al.: Prenatal exposure to influenza epidemics and the risk of mental retardation (letter). Eur Arch Psychiatry Clin Neurosci 245:4–7, 1995b

Torrey EF: Slow and latent viruses in schizophrenia. Lancet 2:22–24, 1973

Torrey EF: Stalking the schizovirus. Schizophr Res 14:223–229, 1988

Torrey EF, Yolken RH, Winfrey CJ: Cytomegalovirus antibody in cerebrospinal fluid of schizophrenic patients detected by enzyme immunoassay. Science 216:892–893, 1982

Torrey EF, Bowler AE, Rawlings R: An influenza epidemic and the seasonality of schizophrenic births, in Psychiatry and Biological Factors. Edited by Kurstat K. New York, Plenum, 1991, pp 106–116

Torrey EF, Bowler AE, Rawlings R: Schizophrenia and the 1957 influenza epidemic. Schizophr Res 6:100–107, 1992

Tsuji K, Aizawa M, Sasazuki T (eds): Proceedings of the Eleventh International Histocompatibility Workshop and Conference, Held in Yokohama, Japan, 6–13 November 1991. Oxford, England, Oxford University Press, 1992

Watson CG, Kucala T, Tilleskjor C, et al: Schizophrenic birth seasonality in relation to the incidence of infectious diseases and temperature extremes. Arch Gen Psychiatry 41:85–90, 1984

Welham JL, Pemberton MR, McGrath JJ: Schizophrenia: do seasonal birth rates vary between hemispheres? Schizophr Res 9:142–143, 1993

Wolyniec PS, Pulver AE, McGrath JA, et al: Schizophrenia: gender and familial risk. J Psychiatric Res 26:17–27, 1992

Wrede G, Mednick SA, Huttunen MO, et al: Pregnancy and delivery complications in the births of an unselected series of Finnish children with schizophrenic mothers. Acta Psychiatr Scand 62:369–381, 1980

Wright P, Murray RM: Prenatal influenza, immunogenes and schizophrenia, in The Neurodevelopmental Basis of Schizophrenia. Edited by Waddington JL, Buckley PF. Austin, TX, RG Landes, 1995, pp 43–59

Wright P, Gill M, Murray RM: Schizophrenia: genetics and the maternal immune response to viral infection. Am J Med Genet 48:40–46, 1993

Wright P, Donaldson PT, Curtis VA, et al: Immunogenetic markers in schizophrenia: HLA A9 revisited (abstract). Schizophr Res 15:50, 1995a

Wright P, Rifkin L, Takei N, et al: Maternal influenza, obstetric complications and schizophrenia. Am J Psychiatry 152:1714–1720, 1995b

Wright P, Donaldson PT, Underhill JA, et al: Genetic association of the HLA DRB1 locus on chromosome 6p21.3 with schizophrenia. Am J Psychiatry 153:1530–1533, 1996a

Wright P, Sham PC, Gilvarry CM, et al: Autoimmune diseases in the pedigrees of schizophrenic and control subjects. Schizophr Res 20:261–267, 1996b

Yawn DH, Pyeatte JC, Joseph JM, et al: Transplacental transfer of influenza virus. JAMA 1216:1022–1023, 1971

Yolken RH, Petric M, Collett M, et al: Pestivirus infection in identical twins discordant for schizophrenia (letter). Schizophr Res 9:231, 1993

第5項

風疹・インフルエンザ・その他のウイルスの出生前感染が精神分裂病の危険因子である蓋然性

Alan S. Brown, M.D., and Ezra S. Susser, M.D., Dr.P.H.

　Wrightとその同僚が第4項で概説したように，ウイルスの流行に妊娠中暴露することと成人の精神分裂病とが関連するという事実は，出生前のウイルス暴露が精神分裂病の病因に役割を果たしていることを示唆している（Barr et al. 1990 ; Kunugi et al., 1995 ; Mednick et al. 1988 ; O'Callaghan et al. 1991, 1994 ; Sham et al. 1992 ; Torrey et al. 1988 ; Watson et al. 1984）。これらの発見によって，さらに一層，精神分裂病の神経発達仮説は肯定されていて，ある一定割合の精神分裂病の症例は，脳発達早期の障害に起因することが明らかに示されている（本書，第1項）。

　われわれは，精神分裂病の危険因子として，出生前の感染，特に風疹とインフルエンザの神経生物学的な可能性について検証することとする。本項では以下のことを論議する。1) 出生前のウイルス感染と精神分裂病の発達上の病理所見における一致；2) 先天的な中枢神経系（CNS）奇形の原因となる既知のウイルス；3) CNS奇形の原因としてのインフルエンザ暴露を肯定/否定する疫学や病原性の事実；4) 精神分裂病の原因として，出生前インフルエンザ暴露の原因経路の可能性。われわれは，これらの発見が単純な原因モデルに反駁していると推論するが，その代わりに，ウイルス暴露とそれ以外の媒介や反応要因とが，複雑に相互作用する可能性を提唱する。

出生前ウイルス感染と精神分裂病との間における発育上の病理所見の一致

複数の研究結果によれば，ウイルス感染によって引き起こされる発育上の病理所見と精神分裂病でみられる異常性が一致することが指摘されている。神経病理学的には，単純疱疹のようなウイルスの出生前感染に暴露した個人と精神分裂病罹患者との双方に，脳室拡大と側頭辺縁系の異常が認められる（Waddington 1993）。皮膚紋理の乱れもまた，風疹（Achs et al. 1966; Purvis-Smith and Menser 1973）やサイトメガロウイルス（Purvis-Smith et al. 1972）に出生前に暴露した人と精神分裂病患者（Green et al. 1989; O'Callaghan et al. 1991）の両方に，高い割合でみられる。精神運動と神経運動の発達の遅れや幼年時代の行動上の障害は，子宮内でウイルス感染に暴露した個人（Chess et al. 1971; Ho 1991; Whitley and Stagno 1991）および精神分裂病を発病する運命にある個人（Fish et al. 1992; Jones et al. 1994; E. F. Walker et al. 1994）の両方に発見された。最後に，多くの先天性の感染において発達上の病理が発生する妊娠中期は，精神分裂病の神経発達が傷害を受けると推定される頃と同時期であることが提唱されている（Waddington 1993; Whitley and Stagno 1991）。

よく知られているウイルス性 CNS 奇形

ウイルスが精神分裂病の神経発達障害の原因となることを探究する際，神経ウイルス性の CNS 奇形において，一般によく知られているウイルスの原因を概観することは論理的な出発点である。この観点に照らして，CNS の発達に影響を与えるウイルス，および CNS の発達を阻害するウイルスの病原性メカニズムの例を紹介する。

過去 50 年にわたる研究によって，多数のウイルス病原体が先天的脳障害の原因になることが立証されてきた。ウイルス性催奇形因子の中でもっともよく知られているものは，風疹・サイトメガロウイルス・単純疱疹である。これら

3種類のウイルス性病原体は，出生前のウイルス感染が精神分裂病の原因として信頼性があり，話の筋が通った仮説として発展させる際，考慮すべき固有で重要な概念上の特徴を有しているので，ここでは，これらのウイルス性病原体に焦点を当てた。

風　疹

先天異常のウイルス性原因としてもっとも頻繁に引用される風疹は，妊娠初期の感染により催奇形性の影響を与えるモデルである。先天性風疹症候群はNorman Gregg 卿によってはじめて記載されたが，彼は，母親が妊娠期間中に風疹に感染することと子供の先天的な白内障との病因的関連の可能性に注目している（Gregg 1942 ; Gregg et al. 1945）。風疹の研究の結果，胎盤を経由して母体から胎児へ伝染する結果として生じる第1期トリメスターの感染（Whitley and Stagno 1991）によって，実際に胎児の発達が損なわれて，その結果，顕著な先天的 CNS 奇形が起きることが確立された（Desmond et al. 1967, 1969）。さらに，将来精神分裂病を発病する運命にある個人で認められている，分離不安・破壊行動・強迫的儀式・社会関係の障害を含めたさまざまの行動障害は，妊娠期間中に風疹に罹患した母親の子供で報告されている（Chess et al. 1971）。さらに，精神分裂病患者でみられる脳の形態異常パターンは，精神病症状が付随した先天性風疹に罹患した患者のそれと類似している（Lim et al. 1995）。先天性風疹は，サイトメガロウイルスや単純疱疹ウイルスとは異なり，妊娠に先立つ予防接種によって防ぐことが可能である。

サイトメガロウイルス

サイトメガロウイルスは，子宮内で感染して，遅延性の神経学的影響と関連することが知られている最もありふれたウイルス感染なので，関心が払われている。先天性サイトメガロウイルス感染の発生率は全出生者の 0.2％ から 2.2％ の間にあると報告されている（Ho 1991）。胎児の時に，血清学的に子宮内感染が証明された子供の中で，約5％−10％ は出生時に徴候を認めて，このうちの大多数は，精神発達遅滞・精神運動発達の遅延・痙攣・言葉の遅れ・学習障害を含めた神経病理学的異常や遅延合併症を呈する。胎児にとってもっと

も傷つきやすい期間は妊娠第4週から第24週にかけてである (Whitley and Stagno 1991)。風疹同様に, サイトメガロウイルスは胎盤を経て母体から胎児へ伝染する。

これらの異常は小学校に上がるまで顕在化しないだろう (Raynor 1993)。精神分裂病患者は幼年時代に神経精神医学的発達の微細な障害を呈していたので, この先天性サイトメガロウイルスの特徴は, 出生前のウイルス感染が精神分裂病の原因になるという研究と関連性がある。しかしながら, 1970年代に行われた一連の研究調査によると, 無症候性のサイトメガロウイルス感染患者では知的障害の決定的な証拠が認められなかった (Ho 1991; Kumar et al. 1973; Reynolds et al. 1974; Saigal et al. 1982)。

単純疱疹ウイルス

単純疱疹ウイルスは周産期に獲得されるウイルス感染の代表例である。事実, これはありふれた感染様式である。分娩時に, 感染している母親の生殖器の分泌物と接触するときに新生児が感染する (Whitley 1990)。ウイルスが飛び散ることが感染に必須である。性行為感染症である単純疱疹ウイルスの有病率は, 妊娠可能年齢の女性の25％―40％と推測されている。ウイルスの飛散は全妊娠の約0.5％―1.3％に発生する (Whitley and Stagno 1991)。子宮内および出生後の感染もまた報告されてはいるが, その割合はずっと少ない。このウイルスの2番目に重要な特徴は, 脳 ―特に側頭葉― に偏向した感染であるが, 側頭葉の異常は精神分裂病との関連が指摘されている。新生児単純疱疹ウイルスに感染した子供の約2/3にCNS疾患が認められる。単純疱疹感染は, 風疹やサイトメガロウイルスと異なり, ビダラビンやアシロクロビルなどの抗ウイルス薬治療によって改善が期待できる (Whitley and Stagno 1991)。

CNS発達に影響を与えるウイルス性催奇形因子の病的メカニズム

神経発達の異常の原因になる特有の病的メカニズムは不明のままであるが (Klein and Remington 1990; Whitley and Stagno 1991), もっともよくわかっているウイルス性の催奇形因子は, 胎盤感染の有無に関わらず直接胎児に侵入することによって, 胎児の発達を妨害している (Catalano and Sever 1971;

Klein and Remington 1990；Mims 1968）。広範な奇形を誘導する，比較的中程度の細胞溶解や組織壊死が包含されているメカニズムが提唱されてるが，このメカニズムは，生存に与える影響が少ないその他のウイルス病原体の感染よりも，組織に与える損傷の程度が軽い（Klein and Remington 1990；Mims 1968）。2番目に可能性のあるウイルス性催奇形因子の病原性メカニズムは，小頭症・多発性皮質微小梗塞・石灰化病巣の原因になる，胎児大脳動脈の脈管炎を誘発することである（Catalano and Sever 1971）。風疹によってこの炎症性反応が生じるが，このような脈管炎が先天性風疹症候群に寄与するのかどうかはまだわかっていない（Whitley and Stagno 1991）。

　胎盤に対するウイルスの影響はまた，たとえウイルスが胎児に侵入しなくても，胎児の発達を後退させるものであろう（Klein and Remington 1990）。サイトメガロウイルス・風疹・水痘・種痘疹を含めた多数のウイルスが胎盤の損傷と関係している。胎盤感染に引き続いて起こる，先天異常の原因と仮定されるメカニズムは全般性の脈管炎であるが，この脈管炎によって胎盤血液循環の障害が発生して，胎児の器官や組織に低酸素症が生じる（Catalano and Sever 1971）。

　これらのよく知られているウイルス性催奇形因子の症例と反対に，胎児や胎盤に直接侵入することはインフルエンザの病原性メカニズムではないようである（後述の「病原性徴候」の下位項目参照）。

出生前の風疹暴露が精神分裂病の原因となる予備的な証拠

　われわれは現在，精神分裂病の危険性が出生前の風疹暴露後に増大するという仮説を，先天性風疹に感染しているもののコーホートを追跡することによって検証している。このコーホートは元々，1964年に発生した風疹の流行後に始められた風疹出生障害評価プロジェクトに参加した243名から構成されている（Chess et al. 1971）。これらのコーホート構成員は思春期を通じて，Stella Chess博士とその同僚によって追跡調査された。出生前ウイルス暴露と精神分裂病に関する以前の研究の症例と異なり，この出生コーホートの個人個人が子宮内でウイルスに暴露したことが，ウイルスあるいはIgM特異的抗体を同定することによって血清学的に証明されていた。最近われわれは，Patricia

Cohen 博士によって行われた研究の中で，若い成人では，もともとの出生コーホートの成員 70 名が，終生にわたる精神障害を含めた包括的診断面接を受けていることを発見した。この下位サンプルのメンバー全員の知能は正常であった。現在，われわれはこれらの診断評価の結果を調査していて，非感情性の精神病の発生について，風疹に暴露した被験者と 2 種類の非暴露コーホートを比較検討している。予備的な結果では，非感情性の精神病の危険性が増大していた（A. S. Brown, E. S. Susser, P. Cohen, M. Weissman, and S. Greenwald,「出生前風疹暴露後の精神病」［誌上未発表研究］，1998 年 8 月）[訳注]。われわれの知るところでは，この研究が血清学的に確認された出生前暴露と成人の精神病との関係を実証した最初のものである。風疹はサイトメガロウイルスや単純疱疹と異なり，予防接種によって防ぐことが可能なので，これらの発見は特別に興味深いものである。

CNS 奇形の原因として，出生前インフルエンザ暴露を支持する/しない徴候

精神分裂病の原因と推定される病原体として調べた全ての感染性病原体の中で，胎児発達の第 2 期トリメスター期間中にインフルエンザに暴露することが，その最有力候補として浮上してきた（Mednick et al. 1988 ; O'Callaghan et al. 1991）。したがって，インフルエンザ暴露が CNS 発達に与える影響を，精神分裂病以外の疾患について概論することは，帰納的であるとともに実際的な価値がある。先天的 CNS 奇形の原因としてのインフルエンザに関する論文は，前述の感染性病原体に関する文献と対照的に，異論が多い。本節では，インフルエンザが出生前の脳発達に与える CNS 性の影響に関する疫学的・病原性の証拠について総説する。

訳注：Brown AS, Cohen P, Harkavy-Friedman J, et al. : Prenatal rubella, premorbid abnormalities, and adult schizophrenia. Biol Psychiatry 49 : 473–486, 2001.

疫学的証拠

1953年にCoffeeとJessop (1955)によってアイルランドのダブリンで行われた症例一対照調査研究では、「インフルエンザ様の」症状を持つ母親の子供は、同症状を持たない母親の子供に比べて、先天的奇形の発生が5倍に増大することが報告された。同研究者によると、1957年のアジア・インフルエンザの大流行期間中に実施されたコーホート研究では、出生前のインフルエンザ様疾患と神経管欠損との間に相関が認められた (Coffey and Jessop 1959)。その他の二つの研究でも同様の所見が得られた (Hakosalo and Saxen 1971; Pleydell 1960)。より最近では、Lynbergとその同僚 (1994) が行ったジョージア州アトランタの人口に基づいた調査によって、発熱を伴う流感様疾患が妊娠期間中に報告されている母親から生まれた子供は、流感様疾患の合併を伴わない妊娠から出生した子供に比較して、神経管障害の危険性が有意に (3倍) 増加していた。以前の研究とは異なって、この調査では、大量の標本；多くの情報源の積極的な症例の確認；対照被験者と症例被験者の厳密な照合が取り入れられている。しかしながら、この調査ではインフルエンザ暴露の定義が大雑把であり、想起による偏向の可能性があるという限界がある。

これに反して、アメリカとイギリスのバーミンガムにおいて行った1957年から1968年にかけてのインフルエンザ流行の大規模調査では、Leckと同僚 (Leck 1963, 1971; Leck et al. 1969) が、第1期トリメスター中のインフルエンザ暴露の結果として起こるCNS奇形の有病率は増加していないことを発見した。それ以外の研究でも同様に、出生前のインフルエンザとCNS奇形との関連が認められなかった (Abramowitz 1958; Campbell 1953; Doll et al. 1960; Elizan et al. 1969; Hardy et al. 1961; Hewitt 1962; Ingalls 1960; Rogers 1972; W. M. Walker and McKee 1959; Wilson and Stein 1969; Wilson et al. 1959)。

まとめると、最近の研究結果はインフルエンザの暴露が先天的なCNS奇形の原因であるということを明白には支持していない。しかしながら、主な限界が2点あるので、いくつかの研究における相関の蓋然性が曖昧になっているのかもしれない。第1には、大多数の研究ではインフルエンザの暴露を決定する

際，血清学的データよりむしろアンケート調査を用いている。インフルエンザの診断時，血清学的データを使用した唯一の研究では，全標本の約 30 % に血清学的な感染の徴候があったが，臨床的にはインフルエンザと診断されていなかった（Hardy et al. 1961）。したがって，無症状性あるいは症状が軽い感染は，多くの研究で見過ごされているのだろう。第 2 に，否定的な研究のうちのいくつかでは，たとえば，不顕性脊椎披裂の症例は臨床的に明瞭な状態を呈さないために，このような症例で発生する先天性の神経学的奇形すべてを診断できていない。

したがって，出生前のインフルエンザ暴露によって，脳発達に障害が出る可能性を排除することはできない。概論した研究のいくつかで報告されている，インフルエンザと口唇裂その他の変形・形成不全との間で認められる強力な相関関係は，精神分裂病患者で身体的に微細な異常が繰り返し報告されていることを考慮すれば，特別に重要なことかもしれない（Cox and Ludwig 1979 ; Green et al. 1989）（本書，第 1 項参照）。これらの異常は，特に CNS の発達障害というよりも，むしろ胎児発達の全般性の障害を反映しているのだろう。

病原性の徴候

前臨床研究によって，出生前のインフルエンザ暴露が先天的奇形の原因になることが明らかにされた。しかしながら，既に論議したウイルスの症例とは相対的に，インフルエンザ感染が，これらの奇形の発生に直接的あるいは間接的に作用するかどうかについては，ほとんどわかっていない。孵化 24 時間後にインフルエンザ・ウイルスを雛胚に接種したところ（K. P. Johnson et al. 1971 ; R. T. Johnson 1972），結果として，小脳髄症や湾曲異常，閉鎖不全（脊髄裂）などの神経管異常が生じた。これらの異常は壊死とは関係がなく，有糸分裂活動は正常のようであった（R. T. Johnson 1972）。さらに，インフルエンザ・ウイルスが，神経性外胚葉あるいは周囲の間葉細胞に存在するという証拠はなく，むしろ，ウイルス性抗原は絨毛膜・羊膜・非神経性外胚葉・初期心筋層・腸管において発見された（K. P. Johnson et al. 1971）。この研究者たちは，ウイルス感染によって神経外組織と神経管の関係が変化することを報告している（K. P. Johnson et al. 1971）。交尾直後にインフルエンザ・ウイル

スを接種した妊娠マウスの研究では，頭部異常・発達遅滞・胎児吸収が子供に認められた（Adams et al. 1956；Heath et al. 1956）。懐胎後期に感染し，かつ分娩前に処分された胎児においてのみ，インフルエンザ・ウイルスが再確認された。この発見は，胎盤関門が妊娠初期の感染を防御している可能性を示唆している（Siem et al. 1960）。

風疹と単純疱疹ウイルスは胎盤や胎児に直接，侵入することが実証されているが，この感染経路がインフルエンザ・ウイルスにあることを示す証拠はほとんどない。ヒトにおいてインフルエンザ・ウイルスが直接胎児に感染するという証拠は乏しく，感染した母親の胎盤あるいは胎児組織にウイルスを同定したという症例報告がわずかにあるだけである（Kilbourne 1987；Yawn et al. 1971）。免疫学的なデータもまた，両義に解釈できて曖昧である。ある研究では，第2期・第3期トリメスター期間中にインフルエンザ感染が報告された母親の胎児8人の紐帯血清を調べたところ，インフルエンザ抗原に対する免疫グロブリン（IgM）の上昇がみられなかった（Monif et al. 1972）。しかしながら，別の研究によれば，妊娠中に暴露した胎児の紐帯血リンパ球に，インフルエンザA抗原に対する反応が認められていて，このことは胎児の感染が分娩に先行して発生していることを示唆している（Ruben and Thompson 1981）。

精神分裂病において，因果関係の可能性のある出生前インフルエンザの経路

ウイルス性催奇形因子の病因は直接的感染が関係することが最もよく知られているが，出生前のインフルエンザ感染が精神分裂病の原因となる病原体であるならば，その影響は直接的なものではなく，それよりも，様々な媒介因子を必要とするのであろう。また，インフルエンザと相互に影響しあう，同時発生する因子の可能性についても考慮しておく必要があるだろう。この課題は将来の研究において重要な領域を意味しているので，次節で焦点を当てることにする。

媒介の影響

　媒介要因として可能性のあるものの一つは，医師の処方を必要とする/しない流感の治療薬の使用であるが，これは妊娠期間中に一般に服用されている。もしこれらの投薬に催奇形因子の可能性があるならば，胎児に有害な影響を及ぼすだろう。本項のはじめに示したように，Lynbergとその同僚（1994）がジョージア州大アトランタにおいて実施した研究によると，インフルエンザや熱病の薬物療法を受けていた母親の子供は，母親がインフルエンザや熱病のエピソードの既往がない場合の子供に比較して，二分脊椎と全神経管欠損の危険性が4倍に増加していた。しかしながら，インフルエンザに罹患していて薬物療法を受けていない場合は，インフルエンザや熱病のエピソードの既往がない場合と比べても，全神経管欠損の危険性は増大していなかった。注目すべき事柄は，全神経管欠損の割合がアスピリンによって6倍になり，粘膜鬱血除去剤では8倍に増大することである。しかしながら，重篤なインフルエンザ症状を呈する女性が，最も薬物療法を受ける人達でもあるので，これらの所見は疾患の重症度と神経管欠損との関係に起因しているのかもしれない。さらに，薬物療法を受けたグループおよび流感や熱病がない妊娠女性から成る対照グループの標本数が少ないために，全神経管欠損の危険性について，薬物療法とインフルエンザの影響が錯綜している。それでもなお，薬物治療の形態や流感に対する固有の治療法が国ごとに異なっていた場合は，流感の治療法が与える催奇形性の影響によって，インフルエンザの流行とそれに暴露した子供が精神分裂病を発病することとの関連づけを試みている疫学的研究の結果が混乱していることの説明がつくかもしれない（Erlenmeyer-Kimling et al. 1994 ; Mednick et al. 1988 ; O'Callaghan et al. 1991 ; Susser et al. 1994）。

　2番目に可能性のある媒介要因は高熱である。複数の前臨床疫学的研究調査によれば，高熱が神経管欠損を含めたCNS異常の原因であることが示唆されている。高温環境に曝された妊娠ラットやモルモットでは神経系の障害をもつ子供を生む危険性が増加する（Edwards 1968, 1969）。また母親の高熱は雛やマウスのCNSの欠陥と関係している（Adams et al. 1956 ; Heath et al. 1956）。高熱はまた，神経溝閉鎖の障害を惹起する（Kilham and Ferm 1976 ; Skreb and Frank 1963)。妊娠女性の疫学的研究によれば，サウナ・高温入浴・電気毛布および感染による発熱と，その子供でみられる神経管欠損の割合の増加とは関連があるという（Adams et al. 1956 ; Layde et al. 1980 ; Milunsky et al. 1992 ; Shiota 1982）。

しかしながら，Lynbergと同僚（1994）は，少なくとも2日間インフルエンザを合併した妊娠では，発熱の有無に関わらず，神経管欠損の危険性が有意に増大していることを報告した。この研究では，それ以外の原因による発熱は，神経管欠損の割合が高いこととは関連がなかった。それでもなお，その他の原因による発熱を伴った妊娠の数は少なく，インフルエンザに派生した発熱の重症度と期間は，その他の感染による発熱よりも，その程度が大きい可能性がある。

その他に可能性のある媒介要因としては，代謝性混乱・循環毒素・無酸素および母親の免疫反応の異常が挙げられる（本書，第4項参照）。

同時発生事項の影響

母親のインフルエンザ感染と同時に発生し，互いに影響しあって精神分裂病の危険性を増加させる要因には，栄養物の欠乏と感染合併の二つがある。母親の栄養不足は感染と無関係に起こることもあれば，感染の過程における二次的なものとして起きることもある。オランダ冬季飢饉の研究では，出生前にひどい飢餓に見舞われた場合，その子供に精神分裂病が発病する危険性は2倍に増えていた（Susser and Lin 1992 ; Susser et al. 1996）。食欲不振はインフルエンザでよくみられる症状なので，妊娠女性が感染期間中，食物摂取量を制限することはありそうなことである。もしもこの栄養欠乏が胎児発達の臨界期に符合すると，このことはインフルエンザのエピソードと相互作用して精神分裂病の危険性を増大させるかもしれない。

さらに，インフルエンザでは，抵抗力の障害の結果として，二次感染，特にバクテリアの感染を一般に合併する。しばしば，そのような二次性の感染は最初の感染よりも重症である。したがって，インフルエンザの流行は単に，共に感染する生物体による二次性の流行のマーカーなのかもしれない。あるいは，インフルエンザおよび共通して感染する生物体は，互いに影響して精神分裂病

の危険性を増加するのかもしれない。

将来の研究に対するストラテジー

　出生前のインフルエンザ暴露と精神分裂病に関する錯綜した発見に，道標をつけて解決するために，研究のストラテジーを開発して，媒介・相互作用要因として推測されているものを確認することは重要である。以下に，可能性のある有用なストラテジーについて論議する。

疫学的研究

　出生前のインフルエンザ暴露と精神分裂病に関する以前の研究では，結果が混乱していた。この不一致を説明するものの一つとして，暴露と結果の両方の評価が不適切なことが挙げられるが，このことは潜在的な関連性の程度を過小評価する傾向を生む。これらの研究では，より正確な個人的測定基準を用いる代わりに，インフルエンザの流行期間中に子宮内にいたコーホートを選択していて，また，病歴登録簿や直接面接に基づいた診断よりも，病院の記載事項による診断を利用して「暴露した」ものを定義している。
　われわれのグループは，これらの限界に取り組んだ二つの研究を積極的に遂行しているが，その一つは精神分裂病の出生前決定因子（PDS）研究であり，他の一つは精神分裂病の先天性風疹（CRIS）研究である。

精神分裂病の出生前決定因子研究

　PDS研究は，カリフォルニア州オークランドにおいて，1959年から1966年にかけて児童健康・発達研究に登録された2万人近い妊娠女性についての出生コーホート研究である。これらの女性の子供は現在，精神分裂病の症例を診断するための直接面接を通して追跡されている。PDS研究の利点は，代表的なコーホートについて，集団よりもむしろ個人についての暴露データ，暴露に関する正確な証拠書類，および精神分裂病の可能性のある症例に関する，包括的で厳密な診断評価を利用している点である。この研究の，他に類をみない，

説得力のある点は懐胎期間中の妊婦からの血清サンプルを貯蔵していて，血清抗体力価を利用してインフルエンザ暴露の評価が可能なことである。

精神分裂病の先天性風疹研究

目下，われわれは研究範囲を広げて，その他の出生前ウイルス暴露と精神分裂病との関係を調査中である。そのようなウイルスの一つは前述の風疹である。CRIS研究の風疹出生時障害評価プロジェクトは，コーホートの成員について，より広範囲で徹底的な診断面接と脳画像を施行していて，コーホート成員の親族には精神疾患についての家族歴評価を行っている。この研究によって，精神分裂病の病因について遺伝子─ウイルスの相互作用を探究することが可能となり，出生前の風疹暴露に関して脳の構造的・機能的異常を調べることができる。さらに，この総合的なデータ・セットを用いることによって，薬物治療・栄養物摂取・共感染性物質を含めた，媒介・相互作用の可能性のある要因を研究することが可能である。

前臨床研究

さらに，動物実験を用いて，妊娠中のインフルエンザ暴露によって，精神分裂病でみられるのと類似した神経病変が惹起されるかどうかを研究することが有用であろう。そのような動物モデルは，感染の病原を直接的間接的メカニズムを含めて調べたり，発達中の脳に与える感染時期の影響をみたりするために利用が可能である。

そのような研究デザインは比較的簡単な仕事である。種々の懐胎段階で妊娠ラットの標本にインフルエンザ・ウイルスを植え付ける。断頭した子供の脳について，インフルエンザ・ウイルスの徴候，脳全体の構造的異常（たとえば，脳室拡大，海馬体積の減少）および超微細構造の異常（たとえば，細胞配列の乱れ，細胞移動の障害）を調べる。別のシリーズの実験では，脳構造の異常に対する，免疫を介した変性を特異的に調べることが可能である。この研究デザインでは，妊娠ラットは，高熱を惹起したり，母体・胎児が生ウイルスに暴露したりすることなしに，抗体産生を促進するためにインフルエンザ・ワクチンを接種される。母親と胎児はまた，インフルエンザの自己抗体についても評価

される。

結　論

　神経病理学的・疫学的研究からの証拠は，出生前のウイルス感染が精神分裂病の危険因子である可能性を支持している。先天性ウイルス症候群と精神分裂病に罹患した患者は，発達早期の傷害を示唆する複数の病理学的特徴が符合する。風疹・サイトメガロウイルス・単純疱疹ウイルスは，出生前のウイルス感染固有の影響を例証するのに有用なモデルになるが，精神分裂病の原因病理論について懐胎中のウイルス暴露を理解することは，潜在的に重要な意味をもつであろう。出生前のインフルエンザ暴露は精神分裂病に対する最も有力なウイルス性の候補であり，これは脳発達異常の原因であるかもしれないが，このことに関する報告は撞着している。したがって，動物モデルにおいて，妊娠期間中のインフルエンザ暴露が脳発達に与える影響を検討する前臨床研究が重要である。

　精神分裂病の原因となる出生前ウイルス性病原体を同定することは，たとえその症例の割合が少なく，大多数の症例はその他の要因に原因があるとしても，その疾患の病因の理解に深い影響を与えるだろう。同じ程度に重要なことは，精神分裂病の一次予防に関するこの新知見の副次的影響である。他日，妊娠前の女性に対する予防接種の厳密なプログラムその他の公衆衛生基準を実施されるようになるのかもしれない。いまだに多くの研究課題が残されているが，出生前のウイルス暴露が精神分裂病の原因病原体であるという研究は，この領域における大いに有望な試みであり，また，甚大な被害をもたらすこの疾患の犠牲者に希望を与えるものである。

文　献

Abramowitz LJ: The effect of Asian influenza on pregnancy. S Afr Med J 32:1155–1156, 1958

Achs R, Harper RG, Siegel M: Unusual dermatoglyphic findings associ-

ated with rubella embryopathy. N Engl J Med 274:148–150, 1966
Adams JM, Heath HD, Imagawa DT, et al: Viral infections in the embryo. Am J Dis Child 92:109–114, 1956
Barr CE, Mednick SA, Munk-Jorgensen P: Exposure to influenza epidemics during gestation and adult schizophrenia: a 40-year study. Arch Gen Psychiatry 47:869–874, 1990
Campbell WAB: Influenza in early pregnancy: effects on the foetus. Lancet 1:173–174, 1953
Catalano LW Jr, Sever JL: The role of viruses as causes of congenital defects. Annu Rev Microbiol 25:255–282, 1971
Chess S, Korn SJ, Fernandez PB: Psychiatric Disorders of Children With Congenital Rubella. New York, Brunner/Mazel, 1971
Coffey VP, Jessop WJE: Congenital abnormalities—6th series. Ir J Med Sci 349:30–46, 1955
Coffey VP, Jessop WJE: Maternal influenza and congenital deformities: a prospective study. Lancet 2:935–938, 1959
Cox SM, Ludwig AM: Neurological soft signs and psychopathology, I: findings in schizophrenia. J Nerv Ment Dis 167:161–165, 1979
Desmond MM, Wilson GS, Melnick JL, et al: Congenital rubella encephalitis: course and early sequelae. J Pediatr 71:311–331, 1967
Desmond MM, Montgomery JR, Melnick JL, et al: Congenital rubella encephalitis: effect on growth and early development. Am J Dis Child 118:30–31, 1969
Doll R, Hill AB, Sakula J: Asian influenza in pregnancy and congenital defects. British Journal of Preventive and Social Medicine 14:167–172, 1960
Edwards MJ: Congenital malformations in the rat following induced hyperthermia during gestation. Teratology 1:173–175, 1968
Edwards MJ: Congenital defects in guinea-pigs: prenatal retardation of brain growth of guinea-pigs following hyperthermia during gestation. Teratology 2:329–336, 1969
Elizan TS, Ajero-Froehlich L, Fabiyi A, et al: Viral infection in pregnancy and congenital CNS malformations in man. Arch Neurol 20:115–119, 1969
Erlenmeyer-Kimling L, Folnegovic Z, Hrabak-Zerjavic Boracic B, et al: Schizophrenia and prenatal exposure to the 1957 A2 influenza epi-

demic in Croatia. Am J Psychiatry 151:1496-1498, 1994

Fish B, Marcus J, Hans SL, et al: Infants at risk for schizophrenia: sequelae of a genetic neurointegrative defect. Arch Gen Psychiatry 49:221-235, 1992

Green MF, Satz P, Gruen DJ, et al: Minor physical anomalies in schizophrenia. Schizophr Bull 15:91-99, 1989

Gregg NM: Congenital cataract following German measles in the mother. Transactions of the Ophthalmological Society of Australia (BMA) 3: 35-46, 1942

Gregg NM, Beavis WR, Heseltine M, et al: The occurrence of congenital defects in children following maternal rubella during pregnancy. Med J Aust 2:122-126, 1945

Hakosalo JK, Saxen L: Influenza epidemic and congenital defects. Lancet 2:1346-1347, 1971

Hardy JMB, Azarowicz EN, Mannini A, et al: The effect of Asian influenza on the outcome of pregnancy, Baltimore, 1957-58. Am J Public Health 51:1182-1188, 1961

Heath HD, Shear HH, Imagawa DT, et al: Teratogenic effects of herpes simplex, vaccinia, influenza A (NWS), and distemper virus infections on early chick embryos. Proc Soc Exp Biol Med 92:675-682, 1956

Hewitt D: A study of temporal variations in the risk of fetal malformation and death. Am J Public Health 52:1676-1688, 1962

Ho M: Cytomegalovirus: Biology and Infection. New York, Plenum, 1991

Ingalls TH: Prenatal human ecology. Am J Public Health 50:50-54, 1960

Johnson KP, Klasnja R, Johnson RT: Neural tube defects of chick embryos: an indirect result of influenza A virus infection. J Neuropathol Exp Neurol 30:68-74, 1971

Johnson RT: Effects of viral infection on the developing nervous system. N Engl J Med 287:599-604, 1972

Jones P, Rodgers B, Murray R, et al: Child developmental risk factors for adult schizophrenia in the British 1946 birth cohort. Lancet 344:1398-1402, 1994

Kilbourne ED: Influenza. New York, Plenum, 1987

Kilham L, Ferm VH: Exencephaly in fetal hamsters following exposure to hyperthermia. Teratology 14:323-336, 1976

Klein JO, Remington JS: Current concepts of infections of the fetus and newborn infant, in Infectious Diseases of the Fetus and Newborn Infant, 3rd Edition. Edited by Remington JS, Klein JO. Philadelphia, PA, WB Saunders, 1990, pp 1–16

Kumar ML, Nankervis GA, Gold E: Inapparent congenital cytomegalovirus infections: a follow-up study. N Engl J Med 288:1370–1372, 1973

Kunugi H, Nanko S, Takei N, et al: Schizophrenia following in utero exposure to the 1957 influenza epidemics in Japan. Am J Psychiatry 152:450–452, 1995

Layde PM, Edmonds LD, Erickson JD: Maternal fever and neural tube defects. Teratology 21:105–108, 1980

Leck I: Incidence of malformation following influenza epidemics. British Journal of Preventive and Social Medicine 17:70–80, 1963

Leck I: Further tests of the hypothesis that influenza in pregnancy causes malformations. Health Services Mental Health Administration Health Reports 86:265–269, 1971

Leck I, Hay S, Witte JJ, et al: Malformations recorded on birth certificates following A2 influenza epidemics. Public Health Rep 84:971–979, 1969

Lim KO, Beal M, Harvey RL, et al: Brain dysmorphology in adults with congenital rubella plus schizophrenialike symptoms. Biol Psychiatry 37:764–776, 1995

Lynberg MC, Khoury MJ, Lu X, et al: Maternal flu, fever, and the risk of neural tube defects: a population-based case-control study. Am J Epidemiol 140:244–255, 1994

Mednick SA, Machon RA, Huttunen MO, et al: Adult schizophrenia following prenatal exposure to an influenza epidemic. Arch Gen Psychiatry 45:189–192, 1988

Milunsky A, Ulcickas M, Rothman KJ, et al: Maternal heat exposure and neural tube defects. JAMA 268:882–885, 1992

Mims CA: Pathogenesis of viral infections of the fetus. Prog Med Virol 10:194–237, 1968

Monif GRG, Sowards DL, Eitzman DV: Serologic and immunologic evaluation of neonates following maternal influenza infection during the second and third trimesters of gestation. Am J Obstet Gynecol 114:239–242, 1972

O'Callaghan E, Sham PC, Takei N, et al: Schizophrenia after prenatal exposure to 1957 A2 influenza epidemic. Lancet 337:1248–1250, 1991

O'Callaghan E, Sham PC, Takei N, et al: The relationship of schizophrenic births to 16 infectious diseases. Br J Psychiatry 165:353–356, 1994

Pleydell MD: Anencephaly and other congenital abnormalities: an epidemiological study in Northamptonshire. BMJ 1:309–315, 1960

Purvis-Smith SG, Menser MA: Genetic and environmental influences on digital dermatoglyphics in congenital rubella. Pediatr Res 7:215–219, 1973

Purvis-Smith SG, Hayes K, Menser MA: Dermatoglyphics in children with prenatal cytomegalovirus infection. Lancet 2:976–977, 1972

Raynor BD: Cytomegalovirus infection in pregnancy. Semin Perinatol 17: 394–402, 1993

Reynolds DW, Stagno S, Stubbs G, et al: Inapparent congenital cytomegalovirus infection with elevated cord IgM levels. N Engl J Med 290:291–296, 1974

Rogers SC: Influenza and congenital abnormalities. Lancet 1:261, 1972

Ruben FL, Thompson DS: Cord blood lymphocyte in vitro responses to influenza A antigens after an epidemic of influenza A/Port Chalmers/73 {H3N2}. Am J Obstet Gynecol 141:443–446, 1981

Saigal S, Lunyk O, Larke RPB, et al: The outcome in children with congenital cytomegalovirus infection. Am J Dis Child 136:896–901, 1982

Sham PC, O'Callaghan E, Takei N, et al: Schizophrenia following prenatal exposure to influenza epidemics between 1939 and 1960. Br J Psychiatry 160:461–466, 1992

Shiota K: Neural tube defects and maternal hyperthermia in early pregnancy: epidemiology in a human embryo population. Am J Med Genet 12:281–288, 1982

Siem RA, Ly H, Imagawa DT, et al: Influenza virus infections in pregnant mice. J Neuropathol Exp Neurol 19:125–129, 1960

Skreb N, Frank Z: Developmental abnormalities in the rat induced by heat shock. Journal of Embryology and Experimental Morphology 11: 445–447, 1963

Susser ES, Lin SP: Schizophrenia after prenatal exposure to the Dutch Hunger Winter of 1944–45. Arch Gen Psychiatry 49:983–988, 1992

Susser E, Lin SP, Brown AS, et al: No relation between risk of schizophrenia and prenatal exposure to influenza in Holland. Am J Psychiatry

151:922-924, 1994
Susser ES, Neugebauer R, Hoek HW, et al: Schizophrenia after prenatal famine: further evidence. Arch Gen Psychiatry 53:25-31, 1996
Torrey EF, Rawlings R, Waldman IN: Schizophrenic births and viral diseases in two states. Schizophr Res 1:73-77, 1988
Waddington JL: Schizophrenia: developmental neuroscience and pathobiology. Lancet 341:531-536, 1993
Walker EF, Savoie T, Davis D: Neuromotor precursors of schizophrenia. Schizophr Bull 20:441-451, 1994
Walker WM, McKee AP: Asian influenza in pregnancy: relationship to fetal anomalies. Obstet Gynecol 13:394-398, 1959
Watson CG, Kucala T, Tilleskjor C, et al: Schizophrenic birth seasonality in relation to the incidence of infectious diseases and temperature extremes. Arch Gen Psychiatry 41:85-90, 1984
Whitley RJ: Herpes simplex virus infections, in Infectious Diseases of the Fetus and Newborn Infant, 3rd Edition. Edited by Remington JS, Klein JO. Philadelphia, PA, WB Saunders, 1990, pp 282-305
Whitley RJ, Stagno S: Perinatal viral infections, in Infections of the Central Nervous System. Edited by Scheld WM, Whitley RJ, Durack DT. New York, Raven, 1991, pp 167-200
Wilson MG, Stein AM: Teratogenic effects of Asian influenza. JAMA 210:336-337, 1969
Wilson MG, Heins HL, Imagawa DT, et al: Teratogenic effects of Asian influenza. JAMA 171:638-641, 1959
Yawn DH, Pyeatte JC, Joseph JM, et al: Transplacental transfer of influenza virus. JAMA 1216:1022-1023, 1971

第III部

出生前の栄養物欠乏暴露

第6項

オランダ飢饉研究：
出生前の栄養物摂取の欠乏と精神分裂病

Hans W. Hoek, M.D., Ph.D., Alan S. Brown, M.D., and Ezra S. Susser, M.D., Dr.P.H.

　出生前の栄養不足が神経発達障害のもっともありふれた原因であると仮定すると（Brown et al. 1996），出生前の栄養物摂取に関する研究は，精神分裂病の神経発達的な原因探究の演繹的な出発点であることを意味している。実のところ，出生前の栄養不足と子供が精神分裂病になる危険性の関係は，早くも1950年代に提唱されていた（Pasamanick et al. 1956）。しかしながら，栄養仮説は近年まで検証されなかった。出生前の栄養不足暴露に関するデータを入手することが困難なことが一方にあり，他方，精神障害は歳月を経て成人になって顕在化することが問題を克服し難いものにしていた。

　本項ではオランダ飢饉研究について概説するが，この研究は栄養仮説を最初に実証したものである。第二次世界大戦末期にみられたオランダ冬季飢饉は，状況が組み合わさっていて，ある場合は悲劇的で天然の実験状態を作り出していた。他の飢饉と異なり，オランダ飢饉は正確に範囲を定めた時期と場所に打撃を加えていて，その社会における栄養物の欠乏や，その欠乏が生殖能力と健康状態に及ぼす影響を記録することが可能であった。結果として，妊娠期間中の特別な時期に飢饉に曝された一連の出生コーホートを定めるとともに，出生前の飢餓に暴露していないが，その他の点では暴露したコーホートと非常に類似した出生コーホートを規定することが可能であった。さらに，オランダ人は軍事上および健康上の包括的な記録を飢饉後長期間保有していたので，暴露・非暴露のコーホートにおいて成人の神経発達障害の発病率を比較することがで

きた。

　オランダ飢饉における神経発達障害の調査は，実際には単一の研究ではなく，三つの「世代」にわたる研究であった（Susser et al. 1998a）。これらの研究によって，出生前の栄養不足に起因する神経精神医学的障害に関する豊富な情報が得られた。この調査は最初，Stein と同僚（1975）によってオランダ飢饉研究で始められたが，彼らの当初の目標は出生前の飢餓を成人の知的能力と関連づけることであった。「第二世代」の研究では，この研究を出生前の飢餓と分裂病スペクトラム疾患との関連性に拡大した（Hoek et al. 1996, 1998；Susser and Lin 1992；Susser et al. 1996）。「第三世代」の研究はまだ進行中であるが，われわれは，出生前の飢餓と遺伝的脆弱性の相互関係が精神分裂病の病因に果たす役割について調査している（Hoek et al. 1994, 1998）。

　本項では，最初にこの唯一無比の自然の実験を引き起こしたオランダ冬季飢饉の歴史的状況を概観することとする。次節では，最初のオランダ飢饉研究について概略を述べるが，この研究は第二世代の精神分裂病研究，そして現在進行中の第三世代の研究といった，その後の精神分裂病研究の基盤になったものである。

1944 年―1945 年におよぶオランダ冬季飢饉

　オランダは小国であるが，羅針盤の方位にしたがって慣例的に四つの領域に分割されている。西部はこの国の商業・工業の心臓部である。北部はこの国の「穀倉地帯」であり，アイセル湖によって西部と隔てられている。大いなるライン川の河口にある南部では別の農業地帯が広がっている。最後に，東部は経済的にあまり重要でない雑多な混成地域である。

　1945 年には，オランダの人口密度は世界でもっとも高く，特に西部工業地帯はその他の地域の 2 倍であった。西部地域は国土全体の 1/5 を占めるに過ぎないが，国民の半数（約 500 万人）がそこに居住していた。西部地域の五つの都市 ―すなわち，アムステルダム・ロッテルダム・ハーグ・ユトレヒト・ハールレム― はオランダでもっとも大きな都会である。

飢饉以前のオランダ

　オランダはその高い人口密度のために，食糧供給の維持を輸入に依存していた。穀物・脂肪種子・畜牛飼料の大量の輸入は酪農場に資しており，これらによって，牛乳・バター・チーズ・食肉・鶏卵が産生され，その多くは輸出されていた（Breunis 1946 ; Dols and van Arcken 1946）。

　第二次世界大戦以前の公衆衛生基準は高かった。1939年の全般的死亡率は人口1,000人当たり8.7人と低率で，幼児死亡率や結核死亡率は世界でもっとも低かった（Banning 1946）。カロリー・蛋白質の消費で示されるように，食物は豊富にあった（Dols and van Arcken 1946）。社会福祉事業や公共医療施設は広く利用可能であった。精神疾患に対するコミュニティー・ケアはオランダが先駆となった活動であるが，その起こりは第二次世界大戦前である。

　第二次世界大戦の勃発によって，オランダ国民は自分たちの食糧供給を守る必要性に気づいた。農業生産を不測の事態に合わせて，配給システムを導入するように計画が作成された。1939年9月に戦争が突発して直ちに，動物飼料の輸入は停止されて，支給が開始された。1940年5月にはオランダはドイツに占領されて，オランダ国民に対する食糧の配給が始まった。1941年4月までには，事実上，全ての食物が給付されていた。1943年末まで，配給は成功裡に全国民に対する栄養を確保していて，釣合のとれた1日当たりの平均配給は6,380—8,400キロジュール（kJ）（1,500—2,000キロカロリー［kcal］）であった。

　しかしながら，1944年になって事態が悪化した。次第に，オランダで生産された食糧は占領軍やドイツ国民に必要な食糧を満たすために流用されていった（Bourne 1943 ; Burger et al. 1948 ; Dols and van Arcken 1946）。したがって，食糧供給は1944年10月のオランダ冬季飢饉の襲来以前に，既に限界に近づいていた。

冬季飢饉

　オランダにおける戦争の最終局面は1944年9月に始まった。連合軍が国内に侵攻したが，ライン川の2本の大きな支流によって，ドイツの主要工業中心

部への進撃が閉じ込められていた。ドイツ軍の防衛線の背後に落下傘部隊を投入するという大胆な計画では，連合軍はナイメーヘンとアルンヘムの川に架かった戦略上重要な橋頭堡を攻め落とすことを試みていた。

連合軍の落下傘部隊はアルンヘムの森林に降下したが，これは大失敗に終わった。戦闘が継続している間に，アルンヘムとナイメーヘンは激しく砲撃を受けて人々は避難した。11月中旬までに，連合軍はオランダのライン川南部を解放したが，重要な橋頭の攻略に失敗していた。工業地帯の西部を含めたオランダの大部分はドイツが占領したままであった。この方面の前線の主要な戦闘は1945年3月の終りまで続いた。

戦争の間，ロンドンに亡命していたオランダ政府は，ドイツ軍の防戦を邪魔するために鉄道総罷業の懇請を放送していた。復仇の恐れがあるにもかかわらず，オランダ人鉄道労働者は鉄道運輸を停止した。その返報として，ドイツ占領軍は食糧供給を含めた全ての輸送機関の抑留という彼らの恐れていた報復措置をとった。

西部にある都市の食糧事情は，連合軍のライン川への大攻勢が開始された9月には既に困難になっていたが，ドイツ占領軍が行った輸送禁止の報復措置によってさらに悪化した。食糧不足が深刻になるにつれて，占領軍当局は制約を少し緩和し，全面的な輸送禁止から水上輸送を解除して，北部農業地帯から西部の都市へ食糧を運搬することを許可した。しかし，1944年—1945年の冬は滅多にないほど早く訪れ，また寒気が厳しかったので，大したことをする以前に，運河は氷結して航行できなくなった。

戦争が継続している間に，その他の状況が西部の食糧不足を悪化させていた。占領軍当局によって，ますます，輸送手段が徴用され，多数の農場主が徴発された。連合軍の侵攻を遅らせるために海の堰を決壊させた結果，国家の広大な地域が冠水した。また，軍用飛行場や防御用構築物を建造するために多くの農地が転換された。全体で230,000ヘクタールにおよぶ土地が農業に役立たなくなった。徐々に，西部の食糧不足が厳しい飢饉へと進展していった。

飢饉の地域的分布

飢饉は人口の半分が在住している西部に限局していた。国土の他の地域にお

ける食糧の欠乏は期間がずっと短く，事実上，窮乏を伴う飢餓状態は持続しなかった。西部では飢饉は都市部に広くみられた現象であった（図6—1）。それに対して，田舎の人々は飢饉が絶頂の時でさえも，食物を生産して日々の糧を得た。

地域的な違いは飢饉の時期にみられた闇市場の食物の価格に反映しているだろう（De Jong 1981）。1944年のハーグでは，闇市場で取り引きされる小麦粉

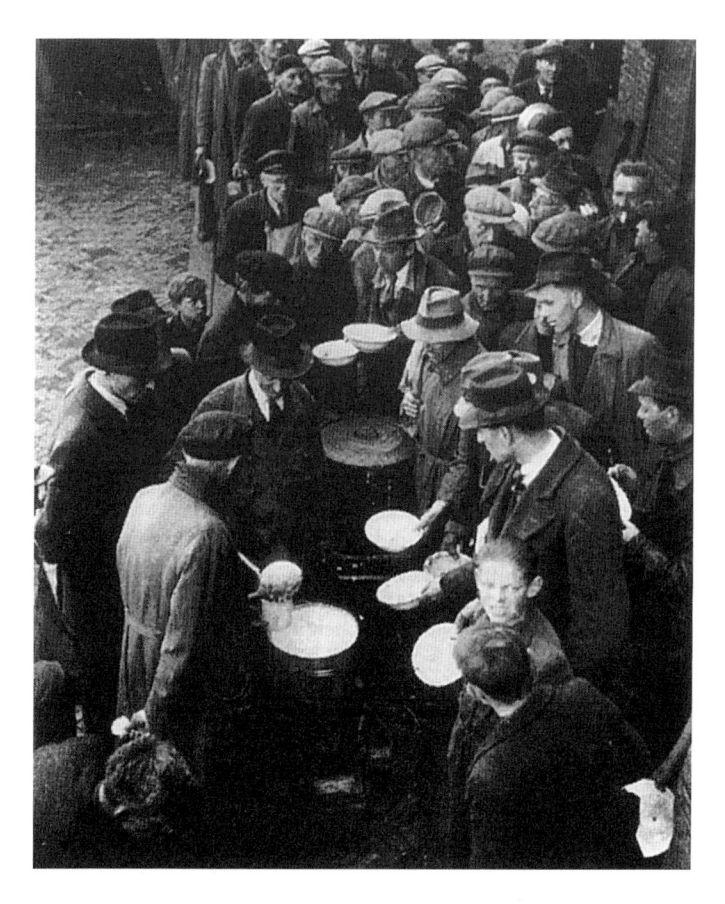

図6—1 食糧は簡易飲食店を介して配給された。
出典．国立戦争文書資料研究所，アムステルダム。

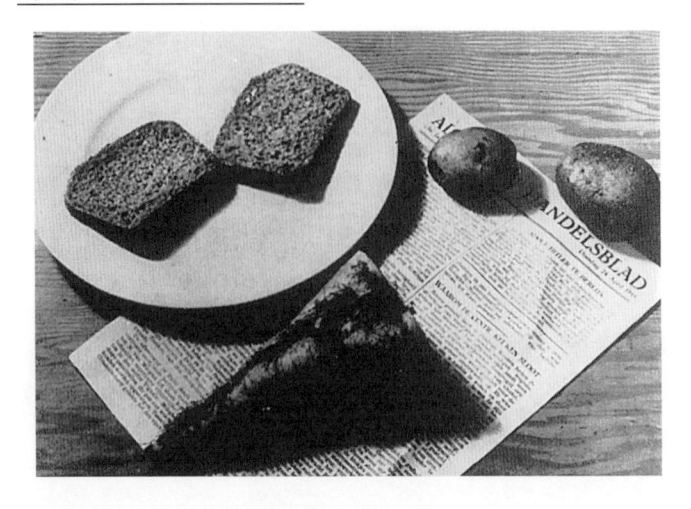

図 6—2　1 日当たり食物の平均的配給。
出典．国立戦争文書資料研究所，アムステルダム。

1 キロ当たりの値段は 7 オランダ・フロリン（正価は 0.25 フロリン）であった。1945 年 4 月までにその闇値は 50 フロリンに達した。それに比して，北部最大の都市フローニンゲンでは，1945 年 4 月の闇市場における小麦粉 1 キロ当たりの売り値はまだ 1 フロリン以下であった。

猛烈さを強める飢饉

　糧食の欠乏は西部において段々に激化していき，1945 年 2 月から 5 月の間に最低のレベルに達した。冬季飢饉の最後の数ヵ月で，公的な配給による 1 日当たりの平均摂取量は 4,200 kJ（1,000 kcal）であり，パン・ジャガイモ・テンサイが支給のほとんど全てであった（図 6—2 参照）。一般に，配給の不足はチューリップの球根のような普通食用でないもので補われた（図 6—3）。連合軍先遣部隊が西部を国内のその他の地域から完全に分断した，1945 年 5 月 7 日の実質的な解放以前の 4 週間が窮乏の絶頂であった（De Jong 1981；Slager et al. 1985；Stein et al. 1975）。飢餓状態はオランダの公式の解放日である 1945 年 5 月 5 日の数日後まで続いた（De Jong 1981；Slager et al. 1985）。

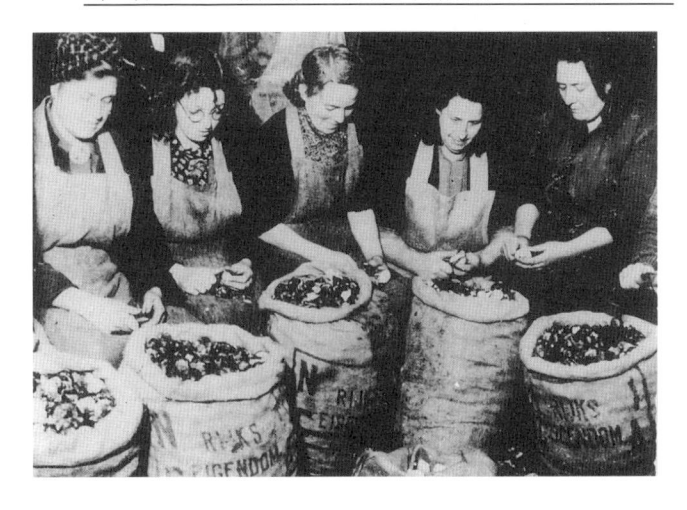

図6—3 1月には食糧が消尽したために,簡易飲食店はテンサイや球根を加工処理し始めた。栄養審議会はこれらの素材を,より食べやすくするように調理方法を提供した。
出典.国立戦争文書資料研究所,アムステルダム。

生殖能力への影響

　飢饉が生殖能力に劇的な影響を与えたことが資料によって十分に立証されている (Stein et al. 1975)。飢饉の間,ハーグの市立病院では女性従業員の60％に月経期間の障害が認められた (De Jong 1981)。多くの男性が陰萎になり,飢饉期間中の性的犯罪はほとんどなかった (De Jong 1981)。凶荒が最悪時に生殖能力が低下したことは,その9ヵ月後のオランダ西部における出生率が最低であったことに反映されていた。出生率は以前のレベルの50％以下にまで落ち込んだ。生殖能力の低下は下層階級よりも上流階級のほうが少なかった。このことは上流階級のほうが,闇市場のような出所の配給外の食物をより多く入手できたという事実に拠ることは疑問の余地がなかった。

死亡率と罹病率

　オランダ西部地域の 350万人におよぶ居住者のうち,少なくとも 22,000人

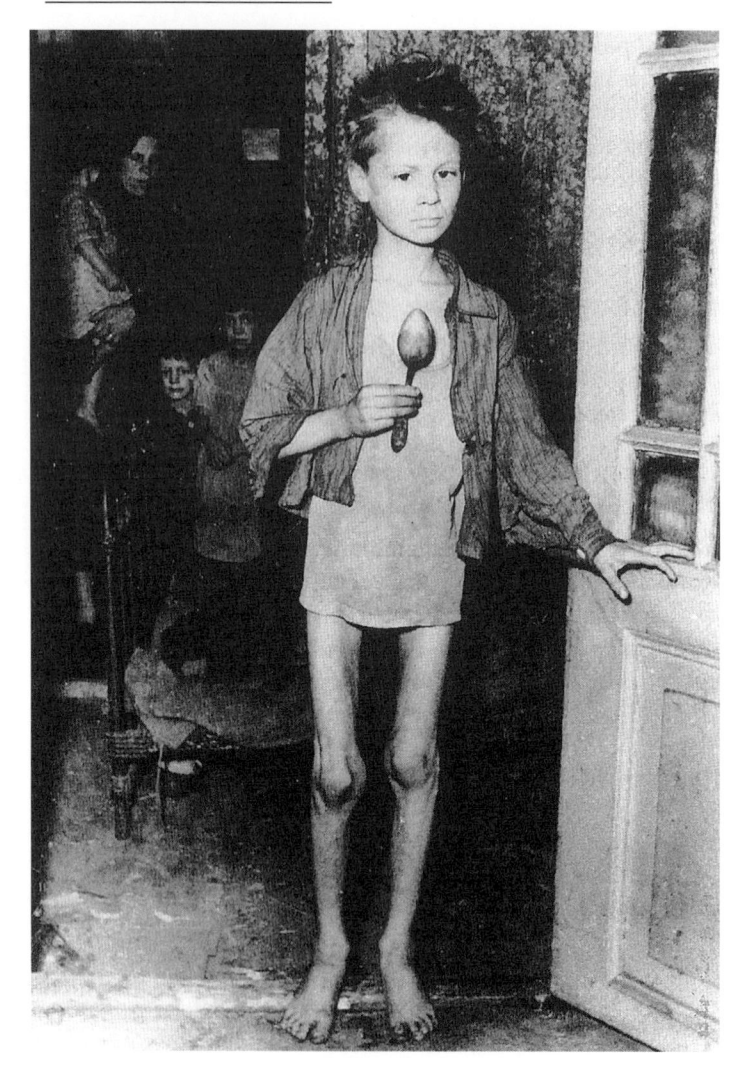

図6—4 撮影者の Martinus Meijboom は，子供のシャツ数枚と幾らかのパンと引き換えに，アムステルダム在住で，多くの子供を抱えた Hovast 一家の写真を撮る許可を得た。写真中央は最年長の子供の「Henkie」君である。その後，Henkie 君は生き延びたが，幼い2人の子供は死亡した。
出典．国立戦争文書資料研究所，アムステルダム。

(De Jong 1981) が餓死した（図6—4）。飢餓によって浮腫が発生した患者の正確な人数は不明であるが，患者は病院に溢れていた。飢饉が1945年5月に終結した時，およそ20万人の人々が，窮乏のために病気に罹ったと推定された。

当初のオランダ飢饉研究

　もともとのオランダ飢饉研究は，Steinとその同僚（1975）によって，出生前の飢饉暴露が神経発達に与える影響を，成人において追跡するように企画された。神経発達に与える重大な影響は，中程度の精神発達遅滞あるいはIQの低下であった。社会状況と成人の知的能力との間の強い相関は，既に資料によって証明されていた。この研究によって提起された主要な問題点は，出生前栄養状態が社会全般にわたって変動によって栄養と発達の関係のうちどれくらいの割合が説明されるのかということであった。検証した中で，より一層重要な意味を持つ疑問点は，いずれの妊娠期間中の母親集団にも配給された，峻烈だが偏りのない栄養物の不足によって，子供が成人した後に，識別できる程度の知的能力の影響が出現するかどうかということである。

　この疑問に答えるために研究者が採用したストラテジーは，その後の精神分裂病研究のストラテジーを予期させるものであった。そしてさらに，彼らの発見はこの研究に対して合理性を与えていた。それゆえに，ここでは当初の研究のデザインと発見について述べることにする。

デザイン

　出生前の飢餓状態が知的能力に与える影響を調べるために，著者はコーホート・デザインを使用した。そのようなデザインは，原因と仮定された要因をもつ研究集団を用いて始められて，特徴的徴候を顕在化した集団が同定された。比較のために，原因となる要因を体験していない対照集団が選択された。彼らの中でも，特徴的徴候が顕在化した集団が確認された。研究集団は，対照集団と比べて，徴候の顕在化の割合が著しく過剰であることがこの仮説を支持して

いる。

暴露および非暴露コーホート

およそ4万人の人々が，懐胎期間中のある時期に冬季飢饉に曝された。飢饉の時期や場所についての明瞭な境界は，暴露した人達を同定する鍵である。彼または彼女が，仮定された暦の期間内に飢饉の襲来に見舞われた地域で生まれた場合は，妊娠の特異的期間中に飢餓に暴露した集団に分類された。この暦の期間は，既にわかっている飢饉の時期と通常の妊娠期間から決定することができた。同様に，この時期や場所に限定した範囲外で生まれた全てのものを非暴露として分類した。

神経発達的な障害

これらコーホートの全ての暴露・非暴露の人達を追跡することは，確かに面倒な仕事であり，本当に実行不可能のようであった。したがって，著者たちは，オランダ国内の機関の中で，罹患した個人全員のライフサイクルの疫学的なチェックポイントとして役立つ，完成・保管されたデータのセットを探し求めた。データは次の二つの主要基準を満たすものとした。1）チェックポイントを通過した危険暴露コーホートの成員は，知的能力に関して，系統的に評価されていなければならない。2）各自を暴露・非暴露集団に割り振るために，各々について出生日と出生場所が記録されていなければならない。

断然優れたチェックポイントは18歳男子に関する軍隊徴兵のデータであった。調査時のオランダ軍の徴募制度では，男性と称するものはすべて18歳になると，個々のコミュニティーにある人口登録機関から軍当局へ連絡がいった。各々の年代の約3％に達する法定免除の例外を除いて，すべての男性は標準的な身体検査および心理学的検査を受けて召集された。精神障害その他の障害のために施設に収容されていた男性は，本人が出頭する必要はなかったが，彼らもまた軍用記録に採録された。居住人口をもつ各々の機関は，オランダ軍当局に必須条件年齢の男性で，病院などに収容されている者の健康や精神状態について通知するとともに，医学的見解を証拠立てる資料や診断書を提出することを要請された。

研究者達はオランダ軍当局の協力を得て軍徴兵に関するデータを使用できた。軍は1944年から1946年にかけて生まれたオランダ人男性全員について，徴兵の医学的検査の完璧な結果を，既にコード化してコンピューター・テープに移し替えていたので，求めに応じることが可能であった。これらのデータには徴募兵についての知的能力の詳細な測定およびすべての身体疾患の国際疾患分類診断（ICD）が含まれていた。

発　見

この当初の研究では，徴募兵の中で鍵となる発見が二つあったが，当時，そのどちらもが多少意外な結果として受け止められていた。第一の発見は，出生前の飢餓が，IQあるいは知的能力に関する非常に多くの検査結果に対して，明らかな影響を与えていなかったことである。著者達は，滋養物を十分に与えられた工業社会で生き残った成人の中で，出生前の急激な栄養欠乏が知的能力の社会的配分の要因とは考えられないと結論した。しかしながら，それでも慢性的な飢餓状態は，ある程度役割を果たしているのかもしれない。出生前後の母体の栄養不良は，滋養物をあまり与えられていない集団でしばしば観察される。

第二の発見は，出生前の飢饉暴露によって頻度が変化する単一の身体疾患が，中枢神経系（CNS）の先天的異常であることであった。過剰なCNSの異常は，飢饉がピークの1945年2月—4月頃に受胎した出生コーホートの中にだけ認められた。したがって，これは懐胎早期の暴露効果であり，もっともひどく暴露した出生コーホートにおいてのみ明白であった。

二番目の発見は，出生前の飢餓暴露と精神分裂病に関する第二世代の研究に合理性を与えるものであった。CNS異常が過剰にみられる出生コーホートは，出生前に暴露した結果として，脳発達に障害を被ったことが知られていた。したがって，これらコーホートについて精神分裂病を研究することは，神経発達の面からみた精神分裂病の病因探究の論理的なステップを表わしている。

精神分裂病および関連疾患の研究

　オランダ飢饉コーホートを調査した精神分裂病研究は，明白で具体的な仮説を念頭に置いてはじめられた。前述した当初の研究の発見が動機づけになって，出生前早期の飢饉暴露が，種々の先天的 CNS 異常だけでなく，精神分裂病の危険性の増大と関係しているか否か検証することを目的とした（Susser and Lin 1992；Susser et al. 1996, 1998a）。したがって，われわれの演繹的な仮説というのは，飢饉の絶頂時と想定されて，かつ過剰な先天的神経障害を呈する出生コーホートの中で，精神分裂病の危険性が増加しているというものであった。

　第二世代研究の全般的なデザインは，当初の研究デザインと密接に一致していた。しかしながら，暴露出生コーホートの定義は，一層厳密になった。最初の研究では，著者は妊娠全期間の暴露出生コーホートを探究して，詳細に記録された食糧の配給と飢饉の激しさに基づいて，出生コーホートを妊娠初期・中期・後期に飢饉に暴露した者と規定した。それと対照的に，第二世代の研究は，妊娠初期に暴露後に過剰の CNS 異常を呈していた出生コーホートに特別に焦点を当てて，妊娠初期の暴露をできるだけ細かく規定することを目的とした。

精神分裂病

　精神分裂病研究では，飢饉に見舞われた西部各都市の暴露出生コーホートを定義するために，3種類の基準が用いられた。最初の基準は妊娠第1期トリメスター期間中の少ない食糧配給量である。1945年8月―12月の出生コーホートはこの基準に合致していた。第二の基準は，一般人口の健康への有害な影響で示唆されているように，飢饉の頂点の概念である。1945年8月―12月の出生コーホートの中で，遅く生まれた人達（10月15日―12月31日に出生）はこの基準に符合していたが，早く生まれた人達（8月1日―10月14日）はそうではなかった。第三の基準は，識別できるほど過度の先天的神経障害である。この基準を適用するために，われわれは最初の研究データに戻って，所見を再び吟味した。1944年―1946年の出生コーホートは2カ月毎の期間に大別され

た。しかしながら，1945年5月―12月の期間は，5月―7月，8月1日―10月14日，10月15日―12月31日に分割された。連続した17のコーホートは各々そのように規定されたので，軍徴募兵でみられた先天的神経障害の危険性は，10月15日―12月31日の出生コーホートで明らかなピークを示した。これら出生コーホートについて，死亡率のデータを同様に分析し直したところ，CNSの異常に関連した死亡率もまた同じコーホートで最高を呈した。図6―5には1944年―1946年におよぶ連続出生コーホートについて，軍の徴募兵のデータと死亡率のデータに基づいた男性の先天的CNS異常の罹病率を提示してある。

このように分類したところ，1945年10月15日―12月31日の出生コーホートが出生前に飢饉に暴露したと規定された。飢饉に見舞われた地域の都市部において，その期間以外の1944年―1946年に生まれたコーホートは非暴露と規定された。したがって，暴露および非暴露の出生コーホートは，同じ都市で数ヵ月隔たって生まれただけだが，出生前の飢饉暴露の状況は異なっていた。

われわれは，最初のオランダ飢饉研究の著者達同様に，暴露と非暴露出生コーホートについて，経費をかけることなく，これらコーホートの個人個人を追跡して，精神分裂病の発病率を決めることができるような資料一式を探した。オランダ国立精神疾患登録簿がこの目的に適当であることが分かった。登録資料によって精神分裂病入院患者を包括的に確認することができた。登録資料は1970年―1992年について利用可能であった。この期間は1944年―1946年の出生コーホートの一人一人が24歳―48歳にあたり，精神分裂病の好発年齢の範囲によく合致していた。その登録簿には精神病院や大学病院への入院者も包含されていて，これはオランダ国内の精神科入院の90％以上におよんでいた。個々の症例のデータには，ICD 8/9の改訂版（ICD-8/ICD-9；世界保健機構1968，1978）の診断や，暴露を規定するのに必要な出生の年月日や場所が含まれていた。

われわれは，精神分裂病の研究対象を演繹的にICD-8/9の診断が妄想型・破瓜型・残遺型・緊張型の精神分裂病である症例だけに限定した。この狭義の精神分裂病は，DIS-IV（アメリカ精神医学会1994）あるいはICD-10（世界保健機構1992）のような現代の精神分裂病の診断基準に合致するものである。

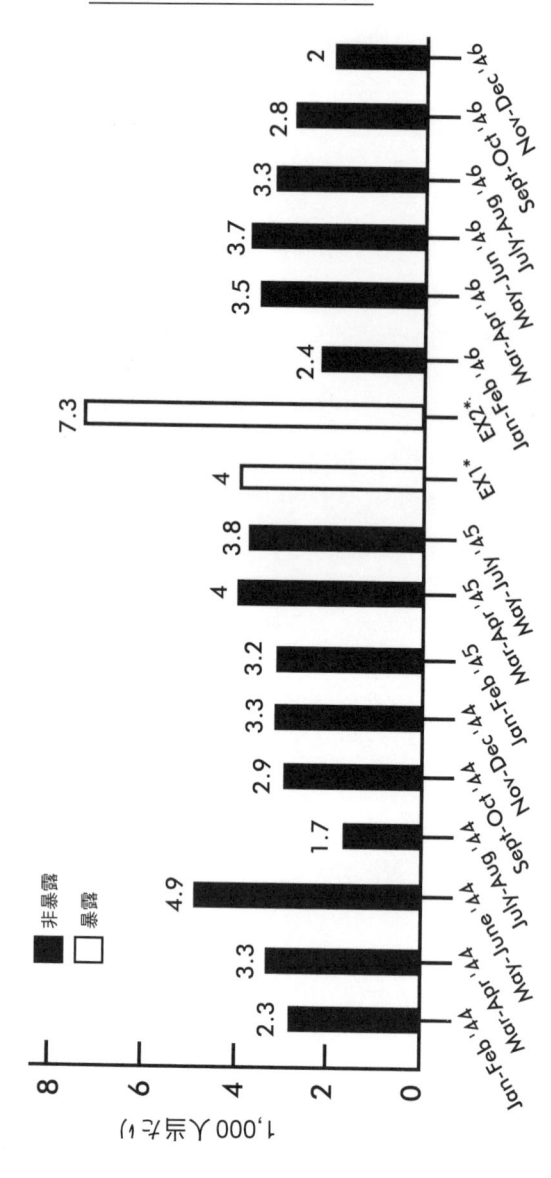

図6−5 1944年−1946年のオランダ出生コーホートの男性にみられる先天的中枢神経系 (CNS) 異常の罹病率 (死亡者に18歳までの生存者を加算)。Susser ら (1996) の報告でみられる僅かに異なる先天的 CNS 異常の定義がこの図では使用されている。CNS 異常には、軍徴募兵でみられた二分脊椎・無脳症・水頭症の症例の他に、0歳から17歳の男子における二分脊椎 (732人)・無脳症 (733人) その他の CNS 異常が原因の死亡者が含まれている。暴露コーホート EX1 は 1945年8月1日から10月14日の間に出生し、暴露コーホート EX2 は 1945年10月15日から12月31の間に生まれた。
出典. Susser ら (1996) を改変。

この診断基準は症例数を著しく限定するものであるが，これはまた分裂感情障害を精神分裂病と過って分類する危険性を最小限にとどめることにもなった。

精神分裂病の危険性は，暴露した出生コーホート（相対危険 [RR]＝2.0）；男性（RR＝1.9）；女性（RR＝2.2）において明らかに増大した。図6—6は，図6—5において先天的CNS異常の所見を描くために用いられたのと同じ1944年—1646年の連続した17の出生コーホートについて，精神分裂病の危険性を示したものである。

暴露コーホートにおいて，先天的CNS異常のピーク（図6—5）と，精神分裂病のピーク（図6—6）が同時に発生したことは，注目すべき事柄である。妊娠初期に飢饉に暴露することが，これらの疾患が過剰に発生することのもっとも納得がいく説明であり，この飢饉の暴露は，これらの疾患が絶頂を迎えたコーホートだけに発生したことが詳細に記録されている。

分裂病スペクトラム人格障害

遺伝的な研究によれば，分裂病質人格障害と分裂病型人格障害は，病因論的に精神分裂病に関連している（Hoek and Kahn 1995；Kendler and Diehl 1993；Kendler et al. 1995；本書第2項参照；Torgersen et al. 1993）。遺伝子は，ある症例では人格障害その他関連した障害として発現したり，その他の症例では精神分裂病として発現したりする脆弱な性質を与えるのであろう。同様に，出生前の脳損傷によって，脆弱性や多様な形質を発現する特徴が付与される。それ以外の暴露や遺伝的脆弱性の有無によって，ある人々は人格障害を発病し，他の人達は精神分裂病になる。

この理由のために，われわれはオランダ飢饉コーホート研究の範囲を，分裂病スペクトラム人格障害にまで拡大した。精神分裂病の危険性が増大するだけでなく，分裂病スペクトラム人格障害の危険性もまた，飢饉のピーク時に妊娠し，かつ24歳—48歳時に精神分裂病が発病する危険性が過剰である出生コーホートにおいて増大することが仮定された（Hoek et al. 1996）。

われわれは，最初のオランダ飢饉研究で利用された軍の徴募兵データに戻った。先に述べたように，これらのデータは，暴露および非暴露の出生コーホートにおける年齢18歳の男性全員について入手可能である。このデータには，

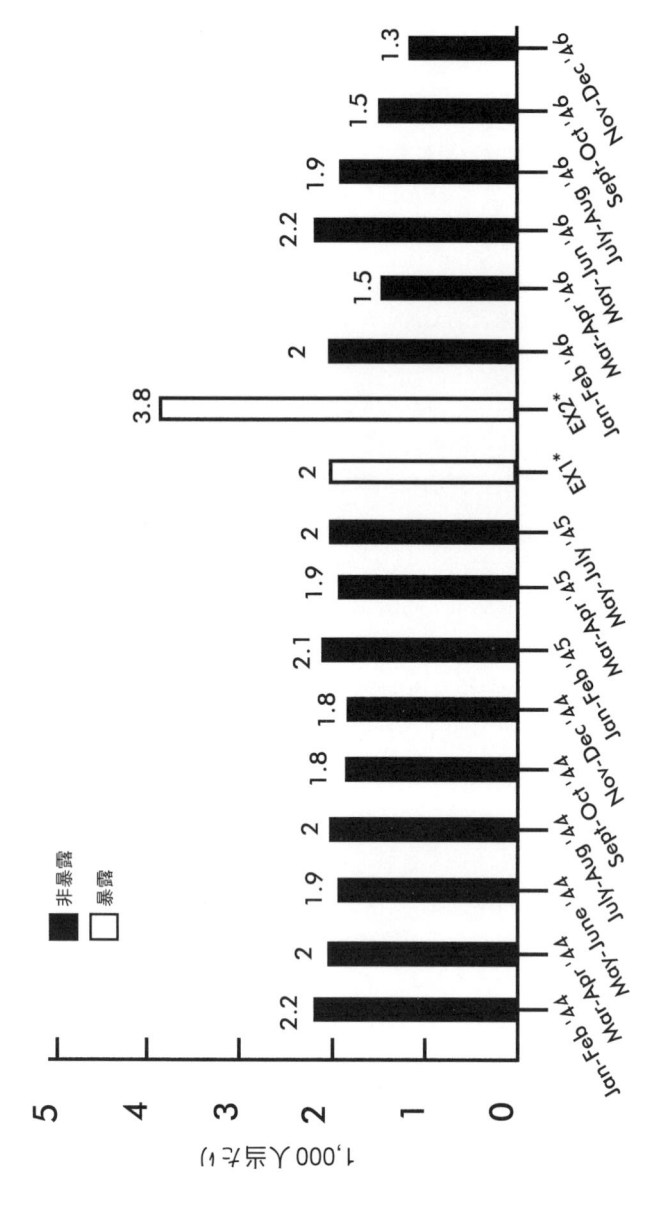

図6-6 1944年-1946年のオランダ出生コーホートの成人にみられる精神分裂病の危険性。24歳-48歳の年齢で入院していた男女の症例である。暴露コーホートEX1は1945年8月1日から10月14日の間に出生し、暴露コーホートEX2は1945年10月15日から12月31の間に生まれた。
出典. Susserら (1996) を改変。

標準的な軍徴募兵の検査に基づいた ICD の分裂病質人格障害の診断が含まれている。その当時,「分裂病型」の診断は ICD になかったので,「分裂病質人格」には ICD-10/DSM-IV で規定されている分裂病質・分裂病型両方の人格障害が包含されていた。

ICD による分裂病質の診断は ICD-8/9 のガイドラインに従って行われた (もっとも, ICD 改訂第 6 版 [ICD-6;世界保健機構 1948] のコードを用いて記録された)。それによると, 分裂病質人格は以下のように定義されている。「感情的・社会的その他の接触を回避して, 空想や内省的な抑制を好む自閉傾向を伴う人格障害。多少風変わりで, 競合的な状況を避けることを示唆する行動をとる。あからさまに冷淡で超然とした態度は, 感情表現の欠陥を覆い隠している。」(世界保健機構 1978, 38 頁)。これらの基準は当時のオランダの精神科医によって限定的に解釈されて, 彼らは精神病質人格障害の狭義の概念を用いた (Carp 1947;Rümke 1971)。

われわれは, 以前の精神分裂病研究で規定された暴露および非暴露コーホートの徴募兵における分裂病質人格障害の罹病率を比較してみた (Susser et al. 1996;Hoek et al. 1996)。暴露データとこの集団は, われわれの精神分裂病研究では同じであるけれども, 結果に関するデータは別々に収集されたことを明記しておく必要がある。さらに, 病院の登録データに基づいた精神分裂病研究とは異なり, これらのデータは, 治療の有無に拠らずに男性人口全員について入手可能であった。

暴露出生コーホートは, 非暴露コーホートに比して, 分裂病質人格障害の危険性が顕著に増大していた ($RR=2.01$;95% $[CI]=1.03-3.94$)。さらに, 先天的 CNS や精神分裂病の場合と同様, 1944 年—1946 年の出生コーホートの罹病率は, 暴露出生コーホートで明らかにピークを示していた (図6—7)。

分裂病スペクトラム障害全体

われわれは, さらなる分析として, 精神分裂病と分裂病質人格障害の男性症例を合わせて, 確認できた全ての分裂病スペクトラム障害の男性症例と出生前の飢饉との関係を調査した (Hoek et al. 1998)。この分析では, 二つの症例グループ間の重複を避けるために, 個々の症例の追跡が必要であった (さもなけ

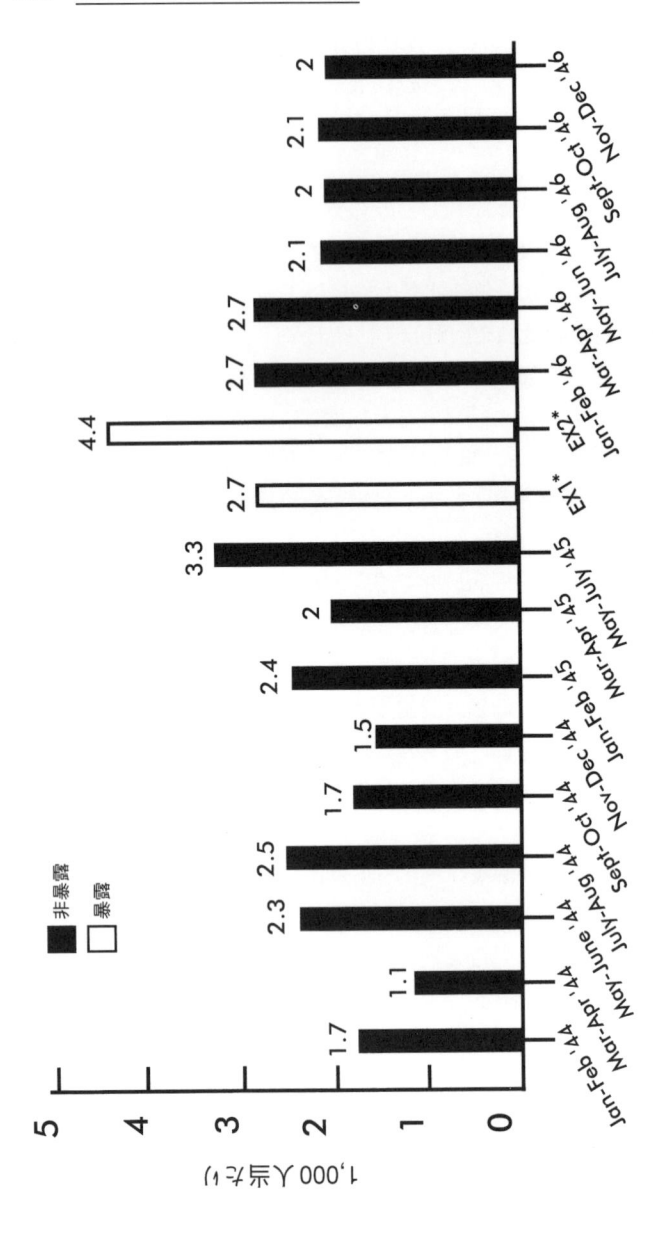

第Ⅲ部　出生前の栄養物欠乏暴露

図6-7　出生前に飢饉に暴露した後の分裂病質人格障害の罹病率。軍徴募兵18歳の男性症例である。暴露コーホートEX1は1945年8月1日から10月14日の間に出生し、暴露コーホートEX2は1945年10月15日から12月31日の間に生まれた。

出典．Hoekら（1996）を改変。

れば，症例は 18 歳時に分裂病質としてカウントされ，24—48 歳時に精神分裂病として再びカウントされる可能性があった）(Hoek et al. 1998)。

　暴露出生コーホートの症例を追跡したところ，重複のないことがわかった。つまり，二つの研究データ・セットで同一症例は一例もなかったのである。少なくともこれらの症例では，分裂病質の人格が，入院加療を要する精神分裂病の前兆ではなかった。したがって，各々のタイプの症例数を単純に加算して，分裂病スペクトラム障害の幅広い結果について複合的に分析した。

　この広範な結果を用いると，危険性のピークは，出生前の飢饉暴露より一層正確な関連性を示した (Hoek et al. 1998)。つまり，分裂病スペクトラム障害の危険性は，飢饉の被害を受けた都市に，1945 年 12 月に出生した男性でもっとも増大することがわかった (RR＝2.7；95％CI＝1.5—5.1)。一般に，1945 年 12 月に生まれた人々は，飢饉の絶頂時，つまり 1945 年 5 月はじめ，解放前の最後の 8 週間に妊娠したものである。

分裂病スペクトラム障害についての新しい研究

　出生前飢饉と分裂病スペクトラム障害との関連性は解明される可能性があるが，原因となるメカニズムについて結論には達していない。われわれのグループでは，原因経路を解明するために新しい研究プログラムに着手したところである (Hoek et al. 1998)。この研究では，飢饉に暴露した患者個々の症例を追跡して神経生物学的研究を行い，これらの暴露患者を非暴露患者や暴露した対照被験者と比較する必要がある。評価には研究診断・疾患経過・家族歴/遺伝歴・遺伝子多型性解析・神経画像・微細身体異常が含まれている。

　この研究のユニークな点は，暴露出生コーホートの患者症例について，出生前の栄養欠乏に一様に暴露していることである。ある集団における精神分裂病と環境暴露が明らかに異種性を示すことに照らして，典籍的な遺伝子連鎖と関連研究は，遺伝子—環境の相互作用を介した作動をする遺伝因子を同定するのにあまり適していない。つまり，これらは影響を招来する特別な環境要因の存在を必要としている（本書，第 3 項参照）。しかしながら，大部分が同様の出

生前危険因子を共有している患者症例標本を調べることによって，この出生前の要因と相互作用する遺伝因子を同定することが可能になった。このことはまた，神経生物学的研究とも密接な関係をもつ。同様の出生前暴露を経験した患者標本では，精神分裂病のある種の原因が数多く存在するようであり，磁気共鳴映像法やその他の評価を通して神経生物学的相関を見つけることを容易にしている。

　研究はまだ途上であるが，ここではその初期段階の概略を述べる。われわれは，オランダ精神疾患登録によって同定された暴露精神分裂病の患者27症例を用いて，研究を開始した。これらの中で，患者20名の診療記録を参照することができた。その他の7名の患者は，記録が破棄（2名）・紛失（2名）・追跡不可能（1名），あるいは登録番号が二重（2名）であったために，診療記録を利用することができなかった。診療記録が得られた20名のうちで，診断をはじめから再検討した結果，DSM-IVの精神分裂病と診断されたものが18名（90％）であり，精神分裂病に関する最初の報告で用いられた診断記録の妥当性を支持する有力な証拠となった（Susser et al. 1996）。現在，これらの患者症例や，それ以外のスペクトラムの症例，対照患者について評価が行われている。

　これらの研究結果はまだ出ていないが，一般的な三つのクラスに分類されるメカニズムの可能性について推測することができる（Hoek et al. 1998）。

　第一に，出生前の全般的栄養不良が早期の脳発達を妨害して，その結果，分裂病スペクトラム障害の脆弱性を増大させる。全般的栄養不良とは，蛋白質・カロリー・脂肪あるいはこれらの組み合わせたものの著しい欠乏を意味しているが，これは主に発展途上国において発生していて，わずかな精神分裂病の症例と関連しているだけであろう。それにも関わらず，もしこれが原因経路であると証明されれば，このことは，早期の脳障害が成人の精神分裂病に影響を与えうる証拠となる重要なモデルとなり，また，それ以外に関連する経路を発見する端緒となるであろう。

　第二に，微量栄養素が，出生前に，高度かつ特異的に欠乏することが鍵となる要因かもしれない。その他のいくつかの神経発達障害は，全般的な栄養不足よりもむしろ，特別な出生前の栄養分の欠乏と関係しているらしい。また，微

量栄養素の欠乏は，発展途上国に加えて先進国においても，よく報告されている（Brown et al. 1996)。たとえば，神経管欠損（NTD）は，妊娠初期に葉酸を不適当にダイエットすることと関係しているが（Brown et al. 1996 ; Medical Research Council Vitamin Study Research Group 1991)，精神分裂病同様に（Jablensky et al. 1992 ; Sartorius et al. 1986)，NTDは栄養不足の人々の他に，滋養物を十分に与えられた人達においても認められている（Elwood et al. 1992)。実際に，オランダ飢饉コーホートにおいて，精神分裂病の危険性がピークになる時期と，NTDを含めた先天的CNSの危険性が一番高まる時期とが驚くほど一致したことは，妊娠した時分に葉酸が不足することが，精神分裂病とも関連性があるという問題を解く手掛かりとなるかもしれない（Susser et al. 1998b)。症例によっては，NTDはホモシスチン代謝の遺伝子欠損と出生前の不適当な葉酸摂取という遺伝子―環境の相互作用に起因すると考えられている（van der Put et al. 1995 ; Whitehead et al. 1995)。われわれは，この理由のために，ホモシスチン代謝の遺伝子欠損が精神分裂病に役割を果たしているという可能性を探究してきた（Susser et al. 1998b)。

　第三に，介在要因によって，観察された関連性の説明がつくかもしれない。また，精神分裂病が増加した出生コーホートでは出生前の死亡率も増加していて，かつ周産期の合併症は精神分裂病の危険性と関連があるという証拠もある。けれども，周産期の死亡率はまた非暴露コーホートの幾らかに影響を与えているが，精神分裂病の危険性は増大していない。冬季飢饉の時期にチューリップの球根を摂取していたことが報告されているが，胎児の脳発達に毒性の作用をしている可能性があるし，また母体でコルチコステロイドが大量に分泌されたことが観察された影響を説明するかもしれない。しかしながら，代替となるこれらのメカニズムを支持するような信頼できる証拠はほとんどない。

精神病スペクトラム全般についての新しい研究

　精神医学的結末の理解を高めるために，われわれのグループはさらなる研究を始めた。このことは幾分，出生前の飢饉暴露が非感情性および感情性の精神

病に与える影響を調査することを必然的に意味している。基本的に，われわれは同様の研究デザイン・モデルを精神分裂病と分裂病質人格障害の研究に用いた。予備的な結果によれば，妄想性精神病（ICD-9 コード 297）の危険性は，妊娠期間中に飢饉のピーク時に暴露した出生コーホートで著しく増大していた。さらに，感情性の精神病（ICD-9 コード 296）の危険性が，第2期・第3期トリメスターの時期に飢饉に曝された出生コーホートで顕著に増大していることを認めた（Brown et al. 1995）。以上の発見は，出生前の飢饉暴露が精神病に与える影響の本質や重症度が，胎児発達期間の栄養欠乏のタイミングと関係しているという興味ある可能性を示唆している。

結　論

　1944年—1945年のオランダ冬季飢饉は，出生前の飢饉と精神分裂病を含めた神経発達障害との関係を調査されてきた唯一の天然の実験を創出した。30年以上2世代にわたる研究者によって行われたオランダ飢饉コーホート研究によれば，妊娠初期の飢餓状態は，先天的CNS異常・精神分裂病・分裂病スペクトラム障害（および，ここでは論じなかったその他の身体障害 [Lumey et al. 1998 ; G. P. Ravelli et al. 1976 ; A. C. J. Ravelli et al. 1998]）と，特に強く結びついていた。これらの結果は，淘汰された妊娠や暴露して生き延びた症例（Susser et al. 1998a），あるいは社会階級による混乱（Susser et al. 1997）によってうまく説明がつかないようであるが，そのことは Van Os（1997）によって指摘されていた。

　これらの関連性が，精神分裂病の病因を解明する糸口を提供すると信じて，われわれは第三世代の研究を行ってきた。この研究は，出生前の微量栄養素の欠乏が遺伝子と相互に働いて，精神分裂病の神経発達上の原因となるという仮説に立脚している。われわれは精神分裂病特有の神経発達上の病因が確立されるまで，この研究方針を続行する予定である。出生前の微量栄養素の摂取は栄養分の補給によって容易に加減されるので，そのような病因の発見は，結局，この荒廃に至る疾患の予防に明るい未来を与えるものであろう。

本研究の一部はセオドラ・ヴァダ・スタンレー基金の助成を得て行った。また, オランダのヘイグ精神医学研究所・レイデン大学（H. W. Hoek）および米国のニューヨーク州精神医学研究所とコロンビア大学（E. Susser, A. Brown）からの助成を受けた。

文　献

American Psychiatric Association: Diagnostic and Statistical Manual of Mental Disorders, 4th Edition. Washington, DC, American Psychiatric Association, 1994

Banning C: Food shortage and public health, first half of 1945. Annals of the American Academy of Political and Social Science 245:93–100, 1946

Bourne GH: Starvation in Europe. London, George Allen & Unwin, 1943

Breunis J: The food supply. Annals of the American Academy of Political and Social Science 245:87–92, 1946

Brown AS, Susser ES, Lin SP, et al: Increased risk of affective disorders in males after second trimester prenatal exposure to the Dutch Hunger Winter of 1944–45. Br J Psychiatry 166:601–606, 1995

Brown AS, Susser ES, Butler PD, et al: Neurobiological plausibility of prenatal nutritional deprivation as a risk factor for schizophrenia. J Nerv Ment Dis 184:71–85, 1996

Burger GCE, Drummond JC, Sandstead HR (eds): Malnutrition and Starvation in Western Netherlands: September 1944–July 1945. The Hague, General State Printing Office, 1948

Carp EADE: Medische Psychologie en Pathopsychologie. Amsterdam, Scheltema & Holkema, 1947

De Jong L: The Netherlands in the Second World War, Book 10, Part b: The Last Year. The Hague, Goverment Press, 1981

Dols MJL, van Arcken DJAM: Food supply and nutrition in The Netherlands during and after World War II. Milbank Memorial Fund Quarterly 24:319–355, 1946

Elwood JM, Little J, Elwood JH: Epidemiology and Control of Neural Tube Defects. New York, Oxford University Press, 1992

Hoek HW, Kahn RS: Genetic and environmental factors in the etiology of schizophrenia [Dutch: Erfelijkheid en omgevingsfactoren in de etiologie van schizofrenie]. Neth J Med 139:498–501, 1995

Hoek HW, Susser ES, Hulshof-Poll H, et al: Case–control and neuroimaging study of schizophrenia after prenatal exposure to famine. Stanley Foundation Research Award, 1994

Hoek HW, Susser E, Buck KA, et al: Schizoid personality disorder after prenatal exposure to famine. Am J Psychiatry 153:1637–1639, 1996

Hoek HW, Brown AS, Susser E: The Dutch Famine and schizophrenia spectrum disorders. Soc Psychiatry Psychiatr Epidemiol (in press)

Jablensky A, Sartorius N, Ernberg G, et al: Schizophrenia: manifestations, incidence and course in different cultures: a World Health Organization 10-country study. Psychol Med Monogr Suppl 20:1–97, 1992

Kendler KS, Diehl SR: The genetics of schizophrenia: a current, genetic-epidemiologic perspective. Schizophr Bull 19:261–285, 1993

Kendler KS, Neale MC, Walsh D: Evaluating the spectrum concept of schizophrenia in the Roscommon study. Am J Psychiatry 152:749–754, 1995

Laurence KM, James N, Miller MH, et al: Double-blind randomized controlled trial of folate treatment before conception to prevent recurrence of neural tube defects. BMJ 282:1509–1511, 1981

Lumey LH, Stein AD: Offspring birthweights after maternal intrauterine undernutrition: a comparison within sibships. Am J Epidemiol 146: 810– 819, 1997

Medical Research Council Vitamin Study Research Group: Prevention of neural tube defects: results of the Medical Research Council Vitamin Study. Lancet 338:131–137, 1991

Mills JL, McPartlin JM, Kirke PN, et al: Homocysteine metabolism in pregnancies complicated by neural-tube defects. Lancet 345:149–151, 1995

Pasamanick B, Rogers ME, Lilienfeld AM: Pregnancy experience and the development of behavior disorder in children. Am J Psychiatry 112: 613–618, 1956

Ravelli GP, Stein ZA, Susser MW: Obesity in young men after famine exposure in utero and early infancy. N Engl J Med 295:349–353, 1976

Ravelli ACJ, van der Meulen JHP, Michels RPJ, et al: Glucose tolerance in adults after prenatal exposure to famine. Lancet 351:173–177, 1998

Rümke HC: Psychiatrie. Amsterdam, Haarlem, Scheltema & Holkema NV, 1971

Sartorius N, Jablensky A, Korten G, et al: Early manifestations and first-contact incidence of schizophrenia in different cultures: a preliminary report on the initial evaluation of the WHO Collaborative Study on determinants of outcome of severe mental disorders. Psychol Med 16:909–928, 1986

Slager K, Feis N, van der Gaag P: Hunger Winter. Amsterdam, Link Publishers, 1985

Stein Z, Susser M, Saenger G, et al (eds): Famine and Human Development: The Dutch Hunger Winter of 1944–1945. New York, Oxford University Press, 1975

Susser ES, Lin SP: Schizophrenia after prenatal exposure to the Dutch Hunger Winter of 1944–45. Arch Gen Psychiatry 49:983–988, 1992

Susser ES, Neugebauer R, Hoek HW, et al: Schizophrenia after prenatal famine: further evidence. Arch Gen Psychiatry 53:25–31, 1996

Susser E, Neugebauer R, Hoek HW et al: Schizophrenia after prenatal famine (reply letter). Arch Gen Psychiatry 54:578, 1997

Susser E, Hoek HW, Brown A: Neurodevelopmental disorders after prenatal famine: the story of the Dutch Famine Study. Am J Epidemiol 147:213–216, 1998a

Susser E, Brown AS, Klonowski E, et al: Schizophrenia and impaired homocysteine metabolism: a possible association. Biol Psychiatry 44:141–143, 1998b

Torgersen S, Onstad S, Skre I, et al: "True" schizotypal personality disorder: a study of co-twins and relatives of schizophrenic probands. Am J Psychiatry 150:1661–1667, 1993

van der Put NMJ, Steegers-Theunissen RPM, Frosst P, et al: Mutated methylenetetrahydrofolate reductase as a risk factor for spina bifida. Lancet 346:1070–1071, 1995

Van Os J: Schizophrenia after prenatal famine. Arch Gen Psychiatry 54:577–578, 1997

Whitehead AS, Gallagher P, Mills JL, et al: A genetic defect in 5,10 methylenetetrahydrofolate reductase in neural tube defects. QJM 88:763–766, 1995

World Health Organization: International Classification of Diseases, Sixth Revision. Geneva, World Health Organization, 1948

World Health Organization: International Classification of Diseases,

Eighth Revision. Geneva, World Health Organization, 1968

World Health Organization: Mental Disorders: Glossary and Guide to Their Classification in Accordance With the Ninth Revision of the International Classification of Diseases. Geneva, World Health Organization, 1978

World Health Organization: Mental Disorders: Glossary and Guide to Their Classification in Accordance With the Tenth Revision of the International Classification of Diseases. Geneva, World Health Organization, 1992

第7項

初期栄養物欠乏が精神分裂病の危険因子である蓋然性

Pamela D. Butler, Ph.D., David Printz, M.D., Debbra Klugewicz, M.S., Alan S. Brown, M.D., and Ezra S. Susser, M.D., Dr.P.H.

　1950年代以降,出生前に栄養物が欠乏することが精神分裂病の危険因子であると仮定されてきた(Pasamanick et al. 1956)。Susserと共同研究者による最近の研究は,妊娠早期に飢饉に曝された後で,精神分裂病の危険性が2倍に増大していることを立証しているが,この研究はこの仮説に対する新たな関心を引き起こしている(Susser and Lin 1992 ; Susser et al. 1996)。これらの発見は興味をそそるものであるが,出生前の栄養物欠乏が精神分裂病の危険因子として神経生物学的にもっともらしいという証拠によって,この仮説はさらに支持されるだろう。

　出生前の栄養物の欠乏が脳障害の原因として影響を与えることは,動物やヒトで十分に証明されている。しかしながら,出生前の栄養物の涸渇による神経発達的影響と精神分裂病との直接的な関連性について,文献はほとんど見当たらない。

　文献的には,出生前後の蛋白や総カロリーの欠乏によって,精神分裂病で観察される脳の変化と関連した脳の機能や構造が変化することが示唆されている。早期の栄養物欠乏によって,神経伝達物質,特にセロトニン系の機能の長期的・短期的な変化;脳,特に海馬の重大な形態学的変化,および海馬を媒介とした行動の長期的な変化が結果として生じる。この領域ではまだ多くの研究が行われずに残っているけれども,精神分裂病の病態生理学におけるこれら脳領域やシステムの重要性は,早期の栄養物欠乏がこの疾患に対する危険因子とし

て妥当であることを支持している。

したがって，本項では，神経伝達物質の機能；脳の形態；実験動物の行動に対して，早期の栄養物欠乏が与える影響を概論することから始める。次に，(臨床研究と対照的に) 出生前の栄養不良が脳機能や構造に与える影響と何の類似性もない，これらの基礎的な科学研究と精神分裂病とが関連する可能性について論ずる。簡潔にするために，ここでは蛋白質と総カロリーの欠乏に限って考察する。出生前における特定の微量栄養素の欠乏，たとえば葉酸の欠乏は精神分裂病の危険因子をあらわしていると考えられているが，このことについては他の総説で論じた (Brown et al. 1996)。この概論によって，蛋白質や総カロリーの欠乏が，精神分裂病の環境危険因子の候補であるという考察が深まり，この疾患の動物モデルの可能性が示唆されることを希望する。

方法論に関する全般的総説

特定領域の研究について総説する前に，ここに提示されている研究の方法論について記しておく。蛋白質欠乏と総カロリー欠乏はもっとも広く研究されている栄養物欠乏のモデルである。蛋白質欠乏モデルでは，妊娠ラットは蛋白質摂取が制限されているが，その他の点ではコントロールの食餌と等カロリーの食餌を与えられる。蛋白質欠乏研究では，一般に8％あるいは6％のカゼイン含有の食餌が用いられる。総カロリー欠乏研究では，典型的には，妊娠始めのかなりの期間，母親のカロリー摂取が50％に制限されている。両タイプの研究における低栄養の期間は，出生前のみ，出生後のみ，あるいは出生前後の両方である。仔イヌは出生時あるいは離乳後のある時期に，栄養が回復されてさしつかえない。

神経伝達物質の機能

ここでは，早期の栄養物欠乏がセロトニン・ドパミン・ノルアドレナリンの

機能に与える影響を二通りの仕方で説明する。第一に，妊娠中あるいは発達早期における神経伝達物質の変化を検討する。というのは，神経伝達物質，特にセロトニンはニューロンの成長と成熟に影響を及ぼすからである（Huether 1990［総説］；Lauder and Bloom 1974；Olson and Seiger 1972）。第二に，早期の栄養物欠乏が神経伝達物質の機能に与える長期的影響について総説する。

発達早期の影響

　蛋白質欠乏の研究によると，一貫してセロトニン系の変化が報告されている（表7—1）。これまでの研究では，出生時に屠殺した動物の終脳・終脳下部，あるいは，授乳期間や成体の時期に屠殺した動物の全脳・終脳・間脳・中脳・橋—脊髄・小脳について調べられてきた（Miller and Resnick 1980；Resnick and Morgane 1984）。

　研究者たちは，出生前後，特に発達早期（つまり，出生時あるいは授乳期間）の蛋白質欠乏の結果として起こるセロトニン系の活性化を発見してきた。セロトニンあるいはその代謝物の5-ヒドロキシインドール酢酸（5-HIAA）の濃度が，出生時（Stern et al. 1975）および授乳期間（Miller and Resnick 1980；Miller et al. 1977；Resnick and Morgane 1984；Sobotka et al. 1974；Stern et al. 1975）に増大することが認められていて，このことはセロトニンの代謝回転の増加を示唆している。この影響は出生前後の蛋白質欠乏，および出生前のみの蛋白質欠乏においてもみられる。動物の授乳期間を調べてみると，出生前および出生後早期に蛋白質が欠乏した後，セロトニンの前駆物質であるトリプトファン濃度が増加し（Miller and Resnick 1980；Miller et al. 1977；Resnick and Morgane 1984），また，セロトニン合成の律速酵素であるトリプトファン・ヒドロキシラーゼが増加していた（Miller and Resnick 1980）。基質と合成酵素の濃度が増大することは，セロトニン濃度の増量に寄与するだろう。

　複数の研究によれば，発達早期に屠殺された動物のセロトニン濃度は，不変（Ahmad and Rahman 1975；Dickerson and Pao 1975；Ramanamurthy 1977），あるいは減少（Ramanamurthy 1977）していたこともまた，特記しておく必要があろう。しかしながら，これらの研究は脳全体を調べていたので，

表 7-1　出生前後の栄養物欠乏が神経伝達物質へ与える影響

(詳細は本文参照のこと)

影　響	蛋白質欠乏			総カロリー欠乏		
	出生前	出生後	前+後	出生前	出生後	前+後
DA						
DA 濃度	↔a↔b	↔f*↔r*	↔a↔o*			
		↓p*	↓p*			
DA 代謝回転			↑i			
DA 結合					↓t	
HVA 濃度	↔b	↔f*				
チロシン	↔b		↑c*↔o*↔p*			
チロシン水酸化酵素			↑o*↑i			
NE						
NE 濃度	↑s**↔l*	↔r*	↑s↔c*↔i		↔n*↔d*	
	↔c**↔a		↔a↓o*↓i*			
	↔b		↓l*↓p*			
NE 代謝回転			↑i↓p*		↓n	
NE 結合			↓g		↓n*	
DHPG/MHPG 濃度	↔b	↔f*				
NE 取り込み			↔p*		↑n*	
5-HT						
5-HT 濃度	↑k*↑s**	↑r*↑k*	↑k*↑m*↑s*		↑d*↔d	
	↔l*↔c**	↓h	↑j*↑s↔c*			
	↔a↔b		↔a↓l*			
5-HT 免疫反応細胞体 および繊維					↓e*↓e	
5-HT 合成					↑q	↑q
5-HT 放出	↑b					
5-HIAA 濃度	↑k*↑s**	↑r*↑k*	↑k*↑m*↑s*			
	↔b	↓h	↑j*↑s			
トリプトファン	↑k*↔b	↑k*↓o	↑k*↑m*↑j*			

注。↑＝増加；↔＝変化なし；↓＝減少。DA＝ドパミン；HVA＝ホモヴァニリン酸；NE＝ノルエピネフリン；5-HT＝5-ヒドロキシトリプタミン（セロトニン）；5-HIAA＝5-ヒドロキシインドール酢酸；DHPG＝ディヒドロキシフェニルグリコール；MHPG＝メトキシヒドロキシフェニルグリコール。
文献：a＝Ahmad and Rahman 1975；b＝Chen et al. 1992；c＝Dickerson and Pao 1975；d＝Hernandez 1976；e＝Ishimura et al. 1989；f＝Juorio 1987；g＝Keller et al. 1982；h＝Klugewicz et al. 1995；i＝Marichich et al. 1979；j＝Miller et al. 1977；k＝Miller and Resnick 1980；l＝Ramanamurthy 1977；m＝Resnick and Morgane 1984；n＝Seidler et al. 1990；o＝Shoemaker and Wurtman 1971；p＝Shoemaker and Wurtman 1973；q＝Smart et al. 1976；r＝Sobotka et al. 1974；s＝Stern et al. 1975；t＝Wiggins et al. 1984.
　*授乳期の研究
　**出生時の研究

セロトニンが豊富な脳領域を発見するのはより一層困難であったのかもしれない。かくして，セロトニン系では，少なくとも特定の脳領域を調べた時は，セロトニンの濃度と代謝回転が増加している。

発達早期の動物の研究では，蛋白質欠乏がノルエピネフリンやドパミンに与える影響は，セロトニン機能に与える影響よりも一貫していない（表7—1参照）。セロトニン濃度は出生時・授乳時ともに常に増加していたが，カテコールアミン濃度は，これとは違って，出生時に屠殺された動物では増加（Stern et al. 1975）あるいは不変（Dickerson and Pao 1975；Ramanamurthy 1977）であり，授乳期間中に調べられた動物では不変（Ahmad and Rahman 1975；Dickerson and Pao 1975；Juorio 1987；Sobotka et al. 1974）あるいは減少（Marichich et al. 1979；Ramanamurthy 1977；Shoemaker and Wurtman 1971, 1973）であった。しかしながら，蛋白質欠乏の結果としてカテコールアミン濃度が全般的に増加していないにもかかわらず，カテコールアミンの前駆物質であるチロシンの濃度が増えているので（Dickerson and Pao 1975［しかしShoemaker and Wurtman 1971, 1973参照］)，ノルアドレナリン系・ドパミン系の活性化が起きていると推定されている（Marichich et al. 1979；Wiggins et al. 1984）。チロシン水酸化酵素はカテコールアミン合成の律速酵素であるが，この酵素のレベルは，蛋白質の欠乏後，発達早期に調べられたラットで増加していた（Shoemaker and Wurtman 1971）。これらの結果はカテコールアミン代謝回転の増大を示唆しているが，この発見はまだ確定的なものではない。

長期的影響

発達早期における蛋白質の欠乏が，セロトニンの機能に与える長期的影響について調べた研究は比較的少なく（表7—1），結果は幾らか矛盾している。Sternとその同僚（1975）は，以前に論及されていた中脳や橋—脊髄を含めた別個の脳領域をすべて調べたが，セロトニンと5-HIAAの濃度が増加していることを発見しており，このことは成人期に入ってセロトニン系が活性化していることを示唆している。しかしながら，Kohsakaたち（1980）が脳幹を全体として調べたところ，セロトニンあるいは5-HIAA濃度に変化は見られな

かった。双方の研究ともに，妊娠・授乳期から成人期に至るまで蛋白質を与えないでいる。したがって，Stern ら（1975）の研究では，早期の蛋白質の欠乏だけがセロトニン機能の活性化を招来するのに十分であったかどうか判断することは難しい。総合的にみて，早期の蛋白質欠乏に続くセロトニン機能の長期的活性化の徴候はみられるが，さらなる研究が必要である。

発達早期の研究結果同様，早期の蛋白質欠乏がカテコールアミン機能へ与える長期的な影響に関する知見は一定していない（表7―1参照）。

結論として，発達早期に調べた動物では，セロトニン系が活性化することが，早期の蛋白質欠乏の結果起こるもっとも一貫した所見である。蛋白質欠乏がドパミンとノルエピネフリンに与える早期の影響はあまり確定的なものではない。セロトニン機能の増加とカテコールアミン系の活性化の可能性に関する文献報告は矛盾しているが，この領域もまたさらに探究する価値があるだろう。

早期のカロリー欠乏が神経伝達物質機能へ与える影響を調べた研究は比較的少ない（総説として表7―1参照）。

脳の形態学

これまで，栄養物の欠乏が脳の形態に与える影響に関する研究は，特に海馬に焦点が当てられてきたが（表7―2），海馬の異常は精神分裂病の画像や死後脳の研究でしばしば言及されている（Akbarian et al. 1993; Breier et al. 1992; Bogerts et al. 1990; Jakob and Beckmann 1986; Suddath et al. 1990; Waddington 1993）。出生前の栄養不良は，海馬の3シナプス回路の各部位に影響を与える（図7―1）。回路の3部位は，1）海馬の歯状顆粒細胞へ入力する穿孔経路；2）苔状繊維を媒介とした，顆粒細胞のCA3錐体細胞への入力；3）シャファー側副枝を媒介とした，CA3のCA1錐体細胞への入力，から構成されている。CA1錐体細胞の軸索は海馬白板を介して出ていく（総説として，Teyler and DiScenna 1984参照）。

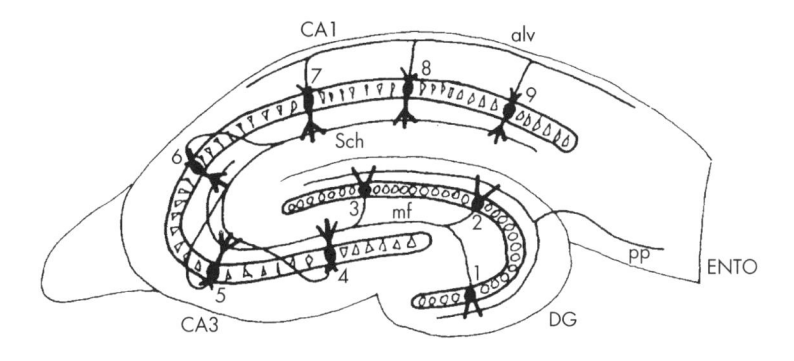

図7—1 海馬の3シナプス回路。alv＝海馬白板；DG＝歯状回；ENTO＝内側嗅領；mf＝苔状繊維；pp＝穿孔経路，Sch＝シャファー側副枝
出典．Teyler TJ, DiScenna P："The Topological Anatomy of the Hippocampus：A Clue to Its Function." Brain Research Bulletin 12：713, 1984, Elsevier Science—NL, Sara Burgerharstraat 25, 1055 KV Amsterdam, The Netherlands—の許可を得て掲載。

蛋白質欠乏

蛋白質欠乏が海馬の形態に与える影響について，これまでに数多くの研究がなされてきた（表7—2参照）。妊娠期間中および生後30日・90日・220日に屠殺するまでの蛋白質欠乏によって，分子層にある歯状顆粒細胞の樹状突起先端にある樹状突起分枝終末が減少するとともに，これらの樹状突起先端の外側2/3の樹状突起棘数が顕著に減少する（Cintra et al. 1990）。

ここで生じる重要な疑問は，これら催奇形因子の影響の時機である。ラットでは，海馬の顆粒細胞の神経は，主に，出生後最初の25日の期間に発生する。Dobbingと共同研究者（Dobbing 1981；Smart and Dobbing 1971）は，齧歯類の脳が妊娠期間中の栄養物欠乏による影響を受けないことを立証した。しかしながら，Morganeと仕事仲間（1993）は，出生前の栄養物の欠乏によって，出生後の神経の発生が変化することを報告した。彼らは，出生前の期間が，海馬の形態の長期的な変性を生む臨界期であり，したがって，この時期の蛋白質欠乏が甚大な影響を及ぼすであろうと仮定した。この主張と一致して，Diaz-Cintraとその同僚（1991）は，蛋白質欠乏を出生前の期間に限定して，出生

表7—2　出生前後の栄養物欠乏が与える形態学的影響

(詳細は本文参照のこと)

影響	蛋白質欠乏 出生前	蛋白質欠乏 出生後	蛋白質欠乏 前+後	総カロリー欠乏 出生前	総カロリー欠乏 出生後	総カロリー欠乏 前+後
海馬体						
顆粒細胞						
細胞数						↓a↓b↓c↓q
細胞サイズ	↓i					
シナプス/ニューロン比						↑a
シナプス棘数	↓i					
樹状突起棘数			↓f			
樹上突起分枝			↓f			
顆粒層厚						↓t*
顆粒細胞層体積						↔c
細胞捕捉比						↓t*
細胞周期時間						↑t*
S相の期間						↑t*
G2相の期間						↑t*
G1相の期間						↓t*
神経発生	↓h					
錐体細胞						
CA3細胞数						↓q
CA4細胞数						↓q
細胞体サイズ	↓m	↓p				
樹状突起分枝	↓m	↓p				
樹状突起直径	↓m	↓p				
全般						
厚さ						↓r
DNA					↓o*	
蛋白質					↓o*	
蛋白質/DNA比					↔o*	
皮質						
大脳						
重量					↓r	↓r
長さ					↓r	↓r
幅					↓r	↓r
厚さ						↓r
DNA含有量					↓o*	
蛋白質含有量					↓o*	
蛋白質/DNA比					↓o*	
皮質ニューロン						
細胞数						↔e
視覚皮質						
錐体ニューロンの樹状突起の複雑さの変化					l	
前脳						
脳室副上衣層						
細胞周期時間						↑s
S相の期間						↑s

G2相の期間		↔s
G1相の期間		↑s
細胞捕捉		↓s
細胞変性		↑s
前脳/重量比		↓a
細胞移動		
側脳室前方から嗅球への進度	↓g	
辺縁系		
脳弓		
細胞数		↓q
中隔		
細胞数		↓q
扁桃核複合体		
樹状領域		↓n
体領域		↓n
脳幹		
DNA含有量		↓o*
蛋白質含有量		↓o*
蛋白質/DNA比		↓o*
縫線核背側		
正常な加齢に関連した樹状 　突起密度の変化の欠如	↓j*	
小脳		
プルキンエ細胞数	↔d	↓d
DNA含有量	↓o*	
蛋白質含有量	↓o*	
蛋白質/DNA比	↔o*	
重量		↓u
シナプス/ニューロン比		↓u
脳全体		
DNA含有量		↓o*
蛋白質含有量		↓o*
蛋白質/DNA比		↓o*
重量		↓n

注。↑＝増加；↔＝変化なし；↓＝減少。DA＝ドパミン；HVA＝ホモヴァニリン酸；NE＝ノルエピネフリン；5-HT＝5-ヒドロキシトリプタミン（セロトニン）；5-HIAA＝5-ヒドロキシインドール酢酸；DHPG＝ディヒドロキシフェニルグリコール；MHPG＝メトキシヒドロキシフェニルグリコール。
文献：a＝Ahmed et al. 1987；b＝Bedi 1991a；c＝Bedi 1991b；d＝Bedi 1994；e＝Bedi et al. 1992；f＝Cintra et al. 1990；g＝Debassio and Kemper 1985；h＝Debassio et al. 1994；i＝Diaz-Cintra et al. 1981；j＝Diaz-Cintra et al. 1984；k＝Diaz-Cintra et al. 1990；l＝Diaz-Cintra et al. 1991；m＝Diaz-Cintra et al. 1994；n＝Escobar and Salas 1993；o＝Fish and Winick 1969；p＝Garcia-Ruiz et al. 1993；q＝Jordan et al. 1982；r＝Katz et al. 1982；s＝Lewis et al. 1977；t＝Lewis et al. 1979.；u＝Warren MA, Bedi 1990.
＊授乳期の研究

時に食餌療法を行った場合，成熟ラット脳内の海馬にある顆粒細胞先端樹状突起が変化していることを発見した。

同様の形態的変化は海馬の CA3 錐体細胞で起きているが，ここは苔状繊維を介して顆粒細胞から入力を受けている。ラットを，妊娠期間および生後 30 日・90 日・220 日に屠殺するまで蛋白質欠乏状態にすると，生後 220 日では CA3 錐体細胞の体サイズが収縮し，生後 30 日および 90 日では樹状突起先端の直径が萎縮し，生後 220 日では樹状突起先端の外側 3 分の 1 の分枝が減少する (Garcia-Ruiz et al. 1993)。同様の変化は，蛋白質欠乏が出生前の期間に限定されても認められた (Diaz-Cintra et al. 1994)。

したがって，海馬発達の見地からすると，出生前の期間だけの蛋白質欠乏によって，長期的な発達が変化するのに十分であるが，この時期はおよそヒトの妊娠前半に相当する。

その他の脳領域もまた，蛋白質欠乏の影響を受ける。例を挙げると，妊娠から成体まで蛋白質を与えられなかったラットでは，対照ラットに対比して，視覚皮質にある錐体ニューロンの樹状突起複合体に，加齢に関連した変化がみられた (Diaz-Cintra et al. 1990)。脳幹のセロトニン系・ノルアドレナリン系の領域もまた影響を受けている（表 7-2）。動物に，妊娠中から生後 30 日・90 日・220 日に屠殺するまで蛋白質を与えなかった場合，中枢神経系 (CNS) のセロトニン細胞体の大多数を含む脳幹縫線核背側のニューロン，および CNS の主要なノルエピネフリン含有核の青斑核では，発達早期から成体期に通常観察される樹状突起棘の増加が認められない (Diaz-Cintra et al. 1981, 1984)。

いくつかの研究では，蛋白質を与えられなかったラットで形態が変化する理由を調べ始めている。たとえば，DeBassio と Kemper (1985) によると，妊娠から離乳後すぐに屠殺するまで蛋白質を与えられなかったラットでは，側頭葉前方から嗅球までのニューロンの移動が遅かった。成熟は通常，ニューロンが CNS の適当な場所に時宜を得て連続して到着することに依存しているので，発達早期にみられるニューロン移動の遅延は，もっと後の細胞分化の異常に関係しているのかもしれない。DeBassio とその同僚 (1994) が行ったより最近の研究では，ラットに出生前に蛋白質を与えないと，出生前における顆粒細胞の神経発生が減少していたが，錐体細胞はそうではなかった。顆粒細胞の発生

の減少は，成体でみられる顆粒細胞の形態変化に寄与している可能性があるので，この発見は興味深い。

われわれは最近，出生前に蛋白質を与えなかった動物を成体期に調べたところ，コルチコステロンの基底濃度が増加しているという予備的な徴候を発見した（Butler et al. 1995）。コルチコステロンは顆粒細胞の神経発生と細胞死に影響があるので（Gould et al. 1991a, 1991b），早期の蛋白質欠乏に続いた，生命の最初の数週間においてコルチコステロン濃度が増大するかどうかを確定することは重要であろう。

総カロリー欠乏

総カロリーの欠乏が海馬の形態へ与える影響について，多数の基礎的な科学研究が行われてきた（表7—2参照）。妊娠・授乳期間中の総カロリー欠乏によって，成体ラットの歯状回における顆粒細胞数が首尾一貫して減少していた（Ahmed et al. 1987；Bedi 1991a, 1991b；Jordan et al. 1982）。これらの減少は，穿孔経路から入来する情報を顆粒細胞が適当に制御する能力を損なうものである。また，CA3およびCA1の錐体細胞数も減少しているが（Jordan et al. 1982），このことによって，海馬内の情報の流れや海馬白板を介した情報の流出が各々変化しうるだろう。変化はまた，大脳皮質・辺縁系・脳幹・小脳・前脳でも同様にみられる（表7—2）。

行動上の変化

海馬の損傷を立証している形態学的研究およびセロトニン系・カテコールアミン系の機能の変化を証明している生化学的研究によれば，早期の栄養物の欠乏は，行動，特に神経伝達物質や海馬の機能に関連した行動の側面に影響を与えているのかもしれない。

これまでのところ，早期に栄養物を十分与えられなかったラットについて，セロトニンあるいはカテコールアミンを介した行動を調べた研究は少ないのに対して，蛋白質あるいは総カロリーが欠乏した動物について，海馬を介した行

動が数多く研究されている。ラットでは，海馬は，空間的位置をモニターする能力（Olton and Samuelson 1976），作業記憶（Kitajima et al. 1992; Olton et al. 1979）を含めた学習と記憶（Randt and Derby 1973）に関係している。実際，神経系の損傷早期にみられる学習と記憶の障害の根底には，海馬のダメージがあるようである（Randt and Derby 1973）。

蛋白質欠乏

　Tonkiss と共同研究者は，ラットに，出生前には蛋白質を与えないが，その後成体期まで栄養的に回復させた研究をした。この動物は海馬を媒介とした行動に多数の障害を示した（表7—3）。これらの障害には，視覚識別課題に関して，クライテリアに達するほど多くの誤りがあり，所要時間が長くかかること（Tonkiss et al. 1991b）；監禁反応を必要とする課題を学習する能力が後退すること（Tonkiss et al. 1990）；高架T字迷路を用いた食物報酬交替課題に関して，消去に対する抵抗が増加すること（Tonkiss and Galler 1990）が含まれる。しかしながら，海馬に関連した行動のすべてが影響を受けた訳ではない。出生前に蛋白質を与えられなかった動物は，遅延変化を用いた作業記憶課題について障害を示さなかったが，この課題には，海馬（Tonkiss and Galler 1990），あるいは部分的強化消去効果（Tonkiss et al. 1991a）が関係している。

　Lipska と共同研究者（Lipska and Weinberger 1993; Lipska et al. 1993）が行った一連の研究によれば，新生児の腹側海馬を傷つけることによって，ドパミンを介した運動や常同症の増大が生じる。出生前の蛋白質欠乏は海馬の形態をも変性させるが（前述の「脳の形態」参照），われわれは，この欠乏がドパミンを介した行動を変化させるかもしれないと仮定した（Butler et al. 1994）。われわれは，この問題を調べる手始めとして，最近，出生前に蛋白質が欠乏していた成体ラットを調べたところ，カタレプシーは変化がなかったけれども，ドパミンを介した常同症や運動が増加していることを発見した（Klugewicz et al. 1995）。

　したがって，ラットでは，出生前の蛋白質の欠乏によって，海馬を介した数多くの行動やドパミンを介したある種の行動の障害が発生する。

第7項 初期栄養物欠乏が精神分裂病の危険因子である蓋然性 177

表7—3　出生前後の栄養物欠乏が行動へ与える影響

(詳細は本文参照のこと)

影　響	蛋白質欠乏			総カロリー欠乏		
	出生前	出生後	前＋後	出生前	出生後	前＋後
空間学習と記憶	↔o↔o*		↓e↔e	↓g	↓d*↓c ↓d↔j↔d ↔b	↓a*↓h↓i ↔f↔a
視覚学習と記憶	↓n				↔j	
作業記憶	↔k				↓d	
その他のタイプの 　学習と記憶	↓l					
消去	↔m↓k					

注。↔＝変化なし，↓＝減少。DA＝ドパミン；HVA＝ホモヴァニリン酸；NE＝ノルエピネフリン；5-HT＝5-ヒドロキシトリプタミン（セロトニン）；5-HIAA＝5-ヒドロキシインドール酢酸；DHPG＝ディヒドロキシフェニルグリコール；MHPG＝メトキシヒドロキシフェニルグリコール。

文献：a＝Bedi 1992；b＝Campbell and Bedi 1989；c＝Castro and Rudy 1987；d＝Castro et al. 1989；e＝Goodlett et al. 1986；f＝Hall 1983；g＝Jaiswal and Bhattacharya 1993；h＝Jordan et al. 1981；i＝Jordan et al. 1982；j＝Slob et al. 1973；k＝Tonkiss and Galler 1990；l＝Tonkiss et al. 1990；m＝Tonkiss et al. 1991a；n＝Tonkiss et al. 1991b；o＝Tonkiss et al. 1994.
＊授乳期の研究

総カロリー欠乏

　総カロリーの欠乏に関する研究もまた，海馬が介在する行動に焦点を当ててきた。これらの研究では，蛋白質欠乏の研究と違って，栄養物の欠乏期間は妊娠期，妊娠期および授乳期，授乳期を含めている。これらの発見によれば，出生前に栄養物が欠乏していたとき，行動障害は成体期のみに発生する傾向がある。例を挙げれば，妊娠期間に50％の総カロリーしか与えられなかった動物では，視覚識別課題において迷路のアームを正確に選択する能力が減退していた（Jaiswal and Bhattacharya 1993）。妊娠期間および授乳期間に50％の総カロリーを与えられた動物では，空間学習能力が変化していて，迷路の選択に要する時間が増大して，新奇の環境を探査することが減少し（Jordan et al.

1981)，自発的に二者択一することを失敗した（Jordan et al. 1982)。特に興味深いことは，自発的二者択一の失敗が，海馬の細胞数の減少と相関があるという発見である（Jordan et al. 1982)。

栄養物の欠乏を授乳期に限定しているときは，空間記憶（Slob et al. 1973)や水中迷路での捕捉回避（Campbell and Bedi 1989；Castro et al. 1989）を含めた，成体期での海馬を介した行動に何の障害も認められなかった。

検討に値する最後の事項は，行動障害に関連して，栄養物の補給時期である。二つの研究では，栄養物の補給初期の方が，補給後長期間経た後に比べて，障害がより一層発生しやすそうであると報告している。授乳期の終りに栄養物を補った直後にテストを施行したところ，水中迷路での捕捉回避は後退していたが，成体期まで栄養物を与えた後のテストでは，迷路学習の障害はみられなかった（Bedi 1992；Castro et al. 1989)。したがって，これらの課題で必要とされる経路の機能は著しく回復するのかもしれない。

基礎科学研究と精神分裂病との関連性

基礎科学研究によれば，早期における蛋白質と総カロリーの欠乏は，常にCNS，特に神経伝達物質の機能，海馬の形態，海馬やドパミンを介した行動に影響を与える。これらの発見は，精神分裂病においても伝達物質機能の障害や海馬の異常が繰り返し報告されているので（Bogerts et al. 1990；Davis et al. 1991；Liddle et al. 1992；Meltzer 1989；Musalek et al. 1989；Suddath et al. 1990)，基礎科学研究の発見と精神分裂病の所見とは関連性がある。

神経伝達物質の異常

出生前に蛋白質が欠乏していたラットではセロトニンとカテコールアミンの活動性が成体期に増加するという発見と類似して，精神分裂病患者でもまたこれらの神経伝達物質系の異常が立証されており，各々過剰な活動性が仮定されている。精神分裂病では，ドパミンやセロトニンについての発見がもっとも強力なようであるが（Devis et al. 1991；Joyce 1993；Kahn and Davis 1995；

Meltzer 1989 ; Roth and Meltzer 1995)，ノルアドレナリン系の障害もまた観察されている (van Kammen et al. 1989)。「ドパミン仮説」の始めより続けられた研究によると，精神分裂病においてドパミン系機能の柔軟な適応性の障害が示唆されている (Friedhoff 1986, 1988 ; Grace 1991)。精神分裂病におけるセロトニンの役割もまた興味深い。というのは，クロザピンやリスペリドンのような臨床的に有効な新しい非定型抗精神病薬は，セロトニン 2A 受容体の阻害作用を有しているからである (Meltzer 1995)。

これらの発見はまた，神経発達仮説の観点からみた精神分裂病とも関連性があるだろう。精神分裂病の原因病理論において，脳の発達の障害を支持する文献が増大しているが (Murray and Lewis 1987 ; Waddington 1993 ; Weinberger 1987)，この所見はニューロン移動の混乱を示唆している (Akbarian et al. 1993 ; Kovelman and Scheibel 1984)。セロトニン・ドパミン・ノルエピネフリン各々によってニューロンの移動が変化することが証明されている。例を挙げると，セロトニンは，高濃度では細胞移動を抑制する影響があり，受容体や細胞外基質成分に結合することによって細胞移動を調整するのかもしれない (総説として Lauder 1993 参照)。カテコールアミンを涸渇させる 6-ヒドロキシドパミンを新生児に投与すると，小脳の顆粒細胞の移動や数の減少；小脳にあるプルキンエの樹状突起枝の異常な葉状構造・分裂状態・配列異常（総説として Lauder and Krebs 1984 参照）；大脳皮質の細胞移動の異常 (Lidov and Molliver 1979) が生じるので，カテコールアミンもまた細胞移動に重要かもしれない。したがって，出生前における蛋白質とカロリーの栄養不良によって，二つのメカニズム ──一つは出生前の発達上の障害に影響を与えるメカニズム，他の一つは成人期における神経伝達物質の機能不全の病態生理学的影響に関係するメカニズム── が作用して，精神分裂病を惹起するのかもしれない。

脳の形態学的異常

出生前の蛋白質やカロリーの欠乏に引き続いて観察された脳の形態学的変化と，精神分裂病で発見された構造学的異常との間には，いくつかの類似点がある。以前に論議したように，出生前の蛋白質と総カロリーの欠乏によって，海馬の顆粒細胞と錐体細胞の集団の異常が観察されるが，この異常は精神分裂病

患者でも同様に立証されてきた。精神分裂病患者の画像研究で観察された海馬サイズの萎縮に加えて（Bogerts et al. 1993 ; Breier et al. 1992），死後脳研究では，歯状回の厚さが薄くなり（McLardy 1974），海馬の体積や細胞数が減少していた（Falkai and Bogerts 1986 ; Falkai et al. 1988）。他の死後脳研究では，Goldsmith と Joyce（1995）が苔状繊維密度の減損を発見したが，これは CA3 錐体細胞を神経支配する顆粒細胞の軸索である。辺縁系及び皮質領域もまた栄養物が十分に与えられなかった動物で変性しているが，この所見は，皮質や辺縁系を含めた種々の領域で細胞密度・パターン・体積の異常が発見されている精神分裂病の死後脳研究と潜在的な関連性を有しているだろう（Akbarian et al. 1993 ; Bogerts et al. 1990 ; Jakob and Beckmann 1986 ; Suddath et al. 1990）。

精神分裂病患者の脳について調べられた，多数の脳領域における細胞密度や体積の減少は，人生早期おそらく胎生期や新生児期の発達期間中の増殖/移動の失敗，あるいはニューロンの過剰な脱落を反映していると仮定されてきた（Akbarian et al. 1993 ; Bogerts et al. 1990 ; Cannon and Mednick 1991）。このことは，出生前後の栄養物の欠乏が，精神分裂病の神経発達モデルと関連した構造異常の危険因子である可能性を示唆している。

行動上の異常

精神分裂病患者において，記憶障害（特に作業記憶に対する）を含めた認知障害，および，入来してくる不適切な刺激を「調製して聞こえなくする」（ゲートで制御する）能力が欠如していることが繰り返し報告されてきた（Gur et al. 1994 ; 総説には Venables 1992 参照）点を考慮すれば，動物で見られる，早期に栄養物が欠乏することに続いて起こる学習と記憶に関連する海馬を介した行動の障害は，精神分裂病と直接的な関連性がある。さらに，既に述べたように，多数の脳画像および死後脳の研究によれば，精神分裂病患者において海馬の損傷が認められている。

結 論

　本項では，発達早期における蛋白質とカロリーの欠乏が，形態・神経伝達物質・行動の変化の原因となることを具体的に説明してきた．興味深いことに，これらの変化は精神分裂病でみられる神経病理学的・神経認知学的な所見と類似していた．

　Hoek とその同僚が第6項で概説したように，疫学的研究によって，出生前の栄養物の欠乏が精神分裂病の潜在的危険因子であることが指摘されている．したがって，本項で概論した所見は，われわれが発見した，出生前に蛋白質が欠乏していたラットでみられる成体期のドパミンを介した行動の増加やカテコールアミン濃度の上昇（Butler et al. 1995 ; Klugewicz et al. 1995）を含めて，精神分裂病の神経病理学的側面と共通性があり，精神分裂病と直接的に関連する動物モデルを将来開発する際に応用できるだろう．ヒトの疫学的研究と並んで，われわれの研究室では，出生前の蛋白質欠乏によって，一生の最初の数週間における顆粒細胞の神経発生が影響を受けるかどうかを研究している．早期の栄養物の欠乏が神経発生・移動・細胞死に与える影響を探究することは，精神分裂病と正常な成人両方における脳の形態や機能の変化を誘導する発達上の一連の現象をよりよく理解する手助けとなるだろう．われわれはまた，生命早期に形態学的シグナルとして作用するコルチコステロンが，一生の始めにおける栄養物の欠乏によって，最初の数週間に増加するために，脳の形態学的変化に寄与する可能性を調べているところである．セロトニンも生命早期に形態学的シグナルとして作用して，早期の栄養物の欠乏によって変化することが知られているが，このセロトニンが脳の形態異常に果たす役割を究明することも必ずや興味深いものになるだろう．

　その上，研究者は，この動物モデルを利用することによって，精神分裂病の危険因子として示唆されていた，特別な栄養物の欠乏が与える神経病理学的・神経化学的・行動学的な影響を探究できる見込みがある．たとえば，このパラダイムによって，葉酸のような微量栄養素の出生前欠乏が神経発達に与える影響を検討することが可能である．さらに，このタイプの研究には，これらの栄

養物の欠乏が脳の発達障害の原因となる病的メカニズムを解明するという甚大な目算がある。最後に，神経管欠損のような神経発達障害の遺伝的モデルが既に存在しているので，遺伝子と出生前の栄養の相互作用に関する前臨床研究（本書，第2項参照）は，この領域におけるわれわれの疫学的研究を補完する可能性がある。われわれは，基礎と臨床の科学のダイナミックでユニークな相互作用を通して，精神分裂病の病因に関する問題への解決に近づくことを期待するものである。

文　献

Ahmad G, Rahman MA: Effects of undernutrition and protein malnutrition on brain chemistry of rats. J Nutr 105:1090–1103, 1975

Ahmed MGE, Bedi KS, Warren MA, et al: Effects of a lengthy period of undernutrition from birth and subsequent nutritional rehabilitation on the synapse: granule cell neuron ratio in the rat dentate gyrus. J Comp Neurol 263:146–158, 1987

Akbarian S, Vinuela A, Kim JJ, et al: Distorted distribution of nicotinamide-adenine dinucleotide phosphate-diaphorase neurons in temporal lobe of schizophrenics implies anomalous cortical development. Arch Gen Psychiatry 50:178–187, 1993

Bedi KS: Effects of undernutrition during early life on granule cell numbers in the rat dentate gyrus. J Comp Neurol 311:425–433, 1991a

Bedi KS: Early life undernutrition causes deficits in rat dentate gyrus granule cell number. Experientia 47:1073–1074, 1991b

Bedi KS: Spatial learning ability of rats undernourished during early postnatal life. Physiol Behav 51:1001–1007, 1992

Bedi KS: Undernutrition of rats during early life does not affect the total number of cortical neurons. J Comp Neurol 342:596–602, 1994

Bedi KS, Campbell LF, Mayhew TM: A fractionator study of the effects of undernutrition during early life on rat Purkinje cell numbers (with a caveat on the use of nucleoli as counting units). J Anat 181:199–208, 1992

Bogerts B, Ashtari M, Degreef G, et al: Reduced temporal limbic structure volumes on magnetic resonance images in first-episode schizophrenia. Psychiatry Res 35:1–13, 1990

Bogerts B, Lieberman JA, Ashtari M, et al: Hippocampus-amygdala vol-

umes and psychopathology in chronic schizophrenia. Biol Psychiatry 33:236–246, 1993
Breier A, Buchanan RW, Elkashef A, et al: Brain morphology and schizophrenia: a magnetic resonance imaging study of limbic, prefrontal cortex, and caudate structures. Arch Gen Psychiatry 49:921–926, 1992
Brown AS, Susser ES, Butler PD, et al: Neurobiological plausibility of prenatal nutritional deprivation as a risk factor for schizophrenia. J Nerv Ment Dis 184:71–85, 1996
Butler PD, Susser ES, Brown AS, et al: Prenatal nutritional deprivation as a risk factor in schizophrenia: preclinical evidence. Neuropsychopharmacology 11:227–235, 1994
Butler PD, Klugewicz DA, Ciplet D, et al: Effects of prenatal protein deprivation on corticosterone levels in adult rats. Society for Neuroscience Abstracts 21:2015, 1995
Campbell LF, Bedi KS: The effects of undernutrition during early life on spatial learning. Physiol Behav 45:883–890, 1989
Cannon TD, Mednick SA: Fetal neural development and adult schizophrenia: an elaboration of the paradigm, in Fetal Neural Development and Adult Schizophrenia. Edited by Mednick SA, Cannon TD, Barr CE, et al. New York, Cambridge University Press, 1991, pp 227–237
Castro CA, Rudy JR: Early-life malnutrition selectively retards the development of distal but not proximal-cue navigation. Dev Psychobiol 20:521–537, 1987
Castro CA, Tracy M, Rudy JR: Early life undernutrition impairs the development of learning and short-term memory processes mediating performance in a conditional-spatial discrimination task. Behav Brain Res 32:255–264, 1989
Chen JC, Tonkiss J, Galler JR, et al: Prenatal protein malnutrition in rats enhances serotonin release from hippocampus. J Nutr 122:2138–2143, 1992
Cintra L, Diaz-Cintra S, Galvan A, et al: Effects of protein undernutrition on the dentate gyrus in rats of three age groups. Brain Res 532:271–277, 1990
Davis KL, Kahn RS, Ko G, et al: Dopamine in schizophrenia: a review and reconceptualization. Am J Psychiatry 148:1474–1486, 1991

Debassio WA, Kemper TL: The effects of protein deprivation on neuronal migration in rats. Developmental Brain Research 20:191-196, 1985

Debassio WA, Kemper TL, Galler JR, et al: Prenatal malnutrition effect on pyramidal and granule cell generation in the hippocampal formation. Brain Res Bull 35:57-61, 1994

Diaz-Cintra S, Cintra L, Kemper T, et al: The effects of protein deprivation on the nucleus raphe dorsalis: a morphometric Golgi study in rats of three age groups. Brain Res 221:243-255, 1981

Diaz-Cintra S, Cintra L, Kemper T, et al: The effects of protein deprivation on the nucleus locus coeruleus: a morphometric Golgi study in rats of three age groups. Brain Res 304:243-253, 1984

Diaz-Cintra S, Cintra L, Ortega A, et al: Effects of protein deprivation on pyramidal cells of the visual cortex in rats of three age groups. J Comp Neurol 292:117-126, 1990

Diaz-Cintra S, Cintra L, Galvan A, et al: Effects of prenatal protein deprivation on postnatal development of granule cells in the fascia dentata. J Comp Neurol 310:356-364, 1991

Diaz-Cintra S, Garcia-Ruiz M, Corkidi G, et al: Effects of prenatal malnutrition and postnatal nutritional rehabilitation on CA3 hippocampal pyramidal cells in rats of four ages. Brain Res 662:117-126, 1994

Dickerson JWT, Pao SK: Effect of pre- and post-natal maternal protein deficiency on free amino acids and amines of rat brain. Biol Neonate 25: 114-124, 1975

Dobbing J: The later development of the brain and its vulnerability, in Scientific Foundations of Pediatrics. Edited by Davis JA, Dobbing J. London, Heinemann Medical Books, 1981, pp 744-757

Escobar C, Salas M: Neonatal undernutrition and amygdaloid nuclear complex development: an experimental study in the rat. Exp Neurol 122:311-318, 1993

Falkai P, Bogerts B: Cell loss in the hippocampus of schizophrenics. European Archives of Psychiatry and Neurological Sciences 236:154-161, 1986

Falkai P, Bogerts B, Rozumek M: Limbic pathology in schizophrenia: the entorhinal region—a morphogenetic study. Biol Psychiatry 24:515-521, 1988

Fish I, Winick M: Effect of malnutrition on regional growth of the developing rat brain. Exp Neurol 25:534–540, 1969

Friedhoff AJ: A dopamine-dependent restitutive system for the maintenance of mental normalcy. Ann N Y Acad Sci 463:47–52, 1986

Friedhoff AJ: Adaptation of the dopaminergic system in the pathophysiology and treatment of schizophrenia. Psychopharmacol Bull 24: 335–337, 1988

Garcia-Ruiz M, Diaz-Cintra S, Cintra L, et al: Effect of protein malnutrition on CA3 hippocampal pyramidal cells in rats of three ages. Brain Res 625:203–212, 1993

Goldsmith SK, Joyce JN: Alterations in hippocampal mossy fiber pathway in schizophrenia and Alzheimer's disease. Biol Psychiatry 37:122–126, 1995

Goodlett CR, Valentino ML, Morgane PJ, et al: Spatial cue utilization in chronically malnourished rats: task specific learning deficits. Dev Psychobiol 19:1–15, 1986

Gould E, Woolley CS, Cameron HA, et al: Adrenal steroids regulate postnatal development of the rat dentate gyrus, II: effects of glucocorticoids and mineralocorticoids on cell birth. J Comp Neurol 313: 486–493, 1991a

Gould E, Woolley CS, McEwen BS: Adrenal steroids regulate postnatal development of the rat dentate gyrus, I: effects of glucocorticoids on cell death. J Comp Neurol 313:479–485, 1991b

Grace AA: Phasic versus tonic dopamine release and the modulation of dopamine system responsivity: a hypothesis for the etiology of schizophrenia. Neuroscience 41:1–24, 1991

Gur RE, Jaggi JL, Shtasel DL, et al: Cerebral blood flow in schizophrenia: effects of memory processing on regional activation. Biol Psychiatry 35:3–15, 1994

Hall R: Is hippocampal function in the adult rat impaired by early protein or protein-calorie deficiencies? Dev Psychobiol 16:395–411, 1983

Hernandez RJ: Effects of malnutrition and 6-hydroxydopamine on the early postnatal development of noradrenaline and serotonin content in the rat brain. Biol Neonate 30:181–186, 1976

Huether G: Malnutrition and developing synaptic transmitter systems: lasting effects, functional implications, in (Mal)nutrition and the Infant Brain. Edited by Van Gelder NM, Butterworth RF, Drujan BD.

New York, Wiley-Liss, 1990, pp 141-156
Ishimura K, Takeuchi Y, Fujiwara K, et al: Effects of undernutrition on the serotonin neuron system in the developing brain: an immunohistochemical study. Dev Brain Res 50:225-231, 1989
Jaiswal AK, Bhattacharya SK: Effect of gestational undernutrition, stress and diazepam treatment on spatial discrimination learning and retention in young rats. Indian J Exp Biol 31:353-359, 1993
Jakob H, Beckmann H: Prenatal developmental disturbances in the limbic allocortex in schizophrenics. J Neural Transm 65:303-326, 1986
Jordan TC, Cane SE, Howells KF: Deficits in spatial memory performance induced by early undernutrition. Dev Psychobiol 14:317-325, 1981
Jordan TC, Howells KF, McNaughton N, et al: Effects of early undernutrition on hippocampal development and function. Res Exp Med (Berl) 180:201-207, 1982
Joyce JN: The dopamine hypothesis of schizophrenia: limbic interactions with serotonin and norepinephrine. Psychopharmacology 112:S16-S34, 1993
Juorio AV: Interactions between nutritional states and some brain biogenic amines. Current Topics in Nutrition and Disease, Basic and Clinical Aspects of Nutrition and Brain Development 16:305-313, 1987
Kahn RS, Davis KL: New developments in dopamine and schizophrenia, in Psychopharmacology: The Fourth Generation of Progress. Edited by Bloom FE, Kupfer DJ. New York, Raven, 1995, pp 1193-1203
Katz HB, Davies CA, Dobbing J: Effects of undernutrition at different ages early in life and later environmental complexity on parameters of the cerebrum and hippocampus in rats. J Nutr 112:1362-1368, 1982
Keller EA, Munaro NI, Orsingher OA: Perinatal undernutrition reduces alpha and beta adrenergic receptor binding in adult rat brain. Science 215:1269-1270, 1982
Kitajima I, Yamamoto T, Ohno M, et al: Working and reference memory in rats in the three-panel runway task following dorsal hippocampal lesions. Jpn J Pharmacol 58:175-183, 1992
Klugewicz DA, Butler PD, Ciplet D, et al: Behavioral effects of prenatal protein deprivation in preweanling and adult rats. Society for Neuroscience Abstracts 21:2016, 1995

Kohsaka S, Takamatsu K, Tsukada Y: Effect of food restriction on serotonin metabolism in rat brain. Neurochem Res 5:69–79, 1980
Kovelman JA, Scheibel AB: A neurohistological correlate of schizophrenia. Biol Psychiatry 19:1601–1621, 1984
Lauder JM: Neurotransmitters as growth regulatory signals: role of receptors and second messengers. Trends Neurosci 16:233–240, 1993
Lauder JM, Bloom FE: Ontogeny of monoamine neurons in the locus coeruleus, raphe nuclei and substantia nigra of the rat. J Comp Neurol 155:469–482, 1974
Lauder JM, Krebs H: Humoral influences on brain development, in Advances in Cellular Neurobiology. New York, Academic Press, 1984, pp 3–51
Lewis PD, Patel AJ, Balazs R: Effect of undernutrition on cell generation in the adult rat brain. Brain Res 138:511–519, 1977
Lewis PD, Patel AJ, Balazs R: Effects of undernutrition on cell generation in the rat hippocampus. Brain Res 168:186–189, 1979
Liddle PF, Friston KJ, Frith CD, et al: Patterns of cerebral blood flow in schizophrenia. Br J Psychiatry 160:179–186, 1992
Lidov HGW, Molliver ME: Neocortical development after prenatal lesions of noradrenergic projections. Society for Neuroscience Abstracts 5:341, 1979
Lipska BK, Weinberger DR: Delayed effects of neonatal hippocampal damage on haloperidol-induced catalepsy and apomorphine-induced stereotypic behaviors in the rat. Developmental Brain Research 75: 213–222, 1993
Lipska BK, Jaskiw GE, Weinberger DR: Postpubertal emergence of hyperresponsiveness to stress and to amphetamine after neonatal excitotoxic hippocampal damage: a potential animal model of schizophrenia. Neuropsychopharmacology 9:67–775, 1993
Marichich ES, Molina VA, Orsingher OA: Persistent change in central catecholaminergic system after recovery of perinatally undernourished rats. J Nutr 109:1045–1050, 1979
McLardy T: Hippocampal zinc and structural deficit in brains from chronic alcoholics and some schizophrenics. Journal of Orthomolecular Psychiatry 4:32–36, 1974
Meltzer HY: Clinical studies on the mechanism of action of clozapine: the

dopamine-serotonin hypothesis of schizophrenia. Psychopharmacology 99 (suppl):S18–S27, 1989

Meltzer HY: The role of serotonin in schizophrenia and the place of serotonin-dopamine antagonist antipsychotics. J Clin Psychopharmacol 15 (suppl):2S–3S, 1995

Miller M, Resnick O: Tryptophan availability: the importance of prepartum and postpartum dietary protein on brain indoleamine metabolism in rats. Exp Neurol 67:298–314, 1980

Miller M, Leahy JP, Stern WC, et al: Tryptophan availability: relation to elevated brain serotonin in developmentally protein-malnourished rats. Exp Neurol 57:142–157, 1977

Morgane PJ, Austin-LaFrance R, Bronzino J, et al: Prenatal malnutrition and development of the brain. Neurosci Biobehav Rev 17:91–128, 1993

Murray RM, Lewis SW: Is schizophrenia a neurodevelopmental disorder? BMJ 295:681–682, 1987

Musalek M, Podreka I, Walter H, et al: Regional brain function in hallucinations: a study of regional cerebral blood flow with 99m-Tc-HMPAO-SPECT in patients with auditory hallucinations, tactile hallucinations, and normal controls. Compr Psychiatry 30:99–108, 1989

Olson L, Seiger A: Early prenatal ontogeny of central monoamine neurons in the rat: fluorescence histochemical observations. Zeitschrift fur Anatomie und Entwicklungsgeschichte 137:301–316, 1972

Olton DS, Samuelson RJ: Remembrance of places passed: spatial memory in rats. J Exp Psychol Anim Behav Process 2:97–116, 1976

Olton DS, Becker JT, Handelmann GE: Hippocampus, space and memory. Behav Brain Sci 2:315–365, 1979

Pasamanick B, Rogers ME, Lilienfeld AM: Pregnancy experience and the development of behavior disorder in children. Am J Psychiatry 112:613–618, 1956

Ramanamurthy PSV: Maternal and early postnatal malnutrition and transmitter amines in rat brain. J Neurochem 28:253–254, 1977

Randt CT, Derby BM: Behavioral and brain correlations in early life nutritional deprivation. Arch Neurol 28:167–172, 1973

Resnick O, Morgane PJ: Ontogeny of the levels of serotonin in various parts of the brain in severely protein malnourished rats. Brain Res

303:163-170, 1984
Roth BL, Meltzer HY: The role of serotonin in schizophrenia, in Psychopharmacology: The Fourth Generation of Progress. Edited by Bloom FE, Kupfer DJ. New York, Raven, 1995, pp 1215-1227
Seidler FJ, Bell JM, Slotkin TA: Undernutrition and overnutrition in the neonatal rat: long-term effects on noradrenergic pathways in brain regions. Pediatr Res 27:191-197, 1990
Shoemaker WJ, Wurtman RJ: Perinatal undernutrition: accumulation of catecholamines in rat brain. Science 171:1017-1019, 1971
Shoemaker WJ, Wurtman RJ: Effect of perinatal undernutrition on the metabolism of catecholamines in the rat brain. J Nutr 103:1537-1547, 1973
Slob AK, Snow CE, Natris-Mathot E: Absence of behavioral deficits following neonatal undernutrition in the rat. Dev Psychobiol 6:177-186, 1973
Smart JL, Dobbing J: Vulnerability of developing brain, VI: relative effects of foetal and early postnatal undernutrition on reflex ontogeny and development of behavior in the rat. Brain Res 33:303-314, 1971
Smart JL, Tricklebank MD, Adlard BPF, et al: Nutritionally small-for-dates rats: their subsequent growth, regional brain 5-hydroxytryptamine turnover, and behavior. Pediatr Res 10:807-811, 1976
Sobotka TJ, Cook MP, Brodie RE: Neonatal malnutrition: neurochemical, hormonal, and behavioral manifestations. Brain Res 65:443-457, 1974
Stern WC, Miller M, Forbes WB, et al: Ontogeny of the levels of biogenic amines in various parts of the brain and in peripheral tissues in normal and protein malnourished rats. Exp Neurol 49:314-326, 1975
Suddath RL, Christison GW, Torrey EF, et al: Anatomical abnormalities in the brains of monozygotic twins discordant for schizophrenia. N Engl J Med 322:789-794, 1990
Susser ES, Lin SP: Schizophrenia after prenatal exposure to the Dutch Hunger Winter of 1944-45. Arch Gen Psychiatry 49:983-988, 1992
Susser ES, Neugebauer R, Hoek HW, et al: Schizophrenia after prenatal famine: further evidence. Arch Gen Psychiatry 53:25-31, 1996
Teyler TJ, DiScenna P: The topological anatomy of the hippocampus: a clue to its function. Brain Res Bull 12:711-719, 1984
Tonkiss J, Galler JR: Prenatal protein malnutrition and working memory

performance in adult rats. Behav Brain Res 40:95–107, 1990
Tonkiss J, Galler JR, Formica RN, et al: Fetal protein malnutrition impairs acquisition of a DRL task in adult rats. Physiol Behav 48:73–77, 1990
Tonkiss J, Foster GA, Galler JR: Prenatal protein malnutrition and hippocampal function: partial reinforcement extinction effect. Brain Res Bull 27:809–813, 1991a
Tonkiss J, Galler JR, Shukitt-Hale B, et al: Prenatal protein malnutrition impairs visual discrimination learning in adult rats. Psychobiology 19:247–250, 1991b
Tonkiss J, Schulz P, Galler JR: An analysis of spatial navigation in prenatally protein malnourished rats. Physiol Behav 55:217–224, 1994
van Kammen DP, Peters JL, van Kammen WB, et al: CSF norepinephrine in schizophrenia is elevated prior to relapse after haloperidol withdrawal. Biol Psychiatry 26:176–188, 1989
Venables PH: Hippocampal function and schizophrenia: experimental psychological evidence. Ann N Y Acad Sci 658:111–127, 1992
Waddington JL: Schizophrenia: developmental neuroscience and pathobiology. Lancet 341:531–536, 1993
Warren MA, Bedi KS: Synapse-to-neuron ratios in rat cerebellar cortex following lengthy periods of undernutrition. J Anat 170:173–182, 1990
Weinberger DR: Implications of normal brain development for the pathogenesis of schizophrenia. Arch Gen Psychiatry 44:660–669, 1987
Wiggins RC, Fuller G, Enna SJ: Undernutrition and the development of brain neurotransmitter systems. Life Sci 35:2085–2094, 1984

第IV部

出生前の免疫性暴露

第 8 項

Rhesus 式血液型不適合と精神分裂病

J. Megginson Hollister, Ph.D., and Alan S. Brown, M.D.

　本項では，rhesus（Rh）式血液型不適合と新生児の Rh 式溶血性疾患（RhHDN）が，精神分裂病の病因となる可能性を論議する。本書の他の箇所で議論されているように，精神分裂病の症例の少なくとも一部は，神経発達に有害な影響を及ぼす幅広い潜在的要因に起因しているのかもしれない。Rh 式血液型不適合と RhHDN は胎児の脳発達の異常に関係しているので，これらは，精神分裂病の神経発達に関するもっともらしい危険因子として考慮されるべきである。

　Rhesus 式血液型不適合は，Rh 陰性の母親が Rh 陽性の胎児を有するという特徴がある。この状態によって，RhHDN，つまり，貧血や肝腫大といった溶血性反応と行動・知能・運動の機能不全などの神経精神医学的に重大な障害に陥る可能性がある。RhHDN に起因する神経発達の障害は，精神分裂病を発病する個人で認められる臨床的・神経病理学的所見とある種の興味深い類似性をもっている。したがって，Rh 式血液型不適合に関する研究一般，特に RhHDN の研究は，精神分裂病の原因病理論に関する仮説を探究するのに有用なモデルを提供する。

　われわれは，最初に Rh 式血液型不適合と RhHDN について概説し，精神分裂病の危険因子としての両者の可能性について論議する。その後，Rh 式血液型不適合と精神分裂病との関連を示唆した，観察によって立証できる出生コーホートの資料を提示する。最後に，この領域における将来の研究の方向性について述べる。

Rhesus 式血液型不適合と新生児の rhesus 溶血性疾患

Rhesus D 抗原

1939 年，Levine と Stetson は，死産児を産んだ女性が，主人の血液を輸血された時に重篤な溶血性反応を示す原因となる，後に D 抗原として知られるものを正確に同定した（Levine and Stetson 1939）。1 年後，アカゲザル（rhesus monkey）由来の赤血球で感作されたウサギが，ヒト赤血球に反応する抗体を産生することが，Landsteiner と Wiener によって証明された研究に倣って，rhesus という用語が血液集団系に適用された（Landsteiner and Wiener 1940）。今日では，Rh 式血液集団系に属する，ヒト赤血球表面にある 40 種類以上の異なった抗原が発見されているが，そのうちの 5 種類が広く知られている（Tippett 1987）。

Rh 式血液集団にある赤血球表面の主要抗原のうち，D 抗原が最も免疫原性があるので，臨床的に一番重要である（Mourant et al. 1976）。D 抗原がヘテロ接合体（Dd）あるいはホモ接合体（DD）である個人は Rh 陽性とみなされるのに対して，D 抗原を持たないものは Rh 陰性（dd）と考えられている。

Rh 陰性の表現型の割合は，世界的に多様である。D 抗原の母集団研究によると，Rh 陰性の表現型は，インド亜大陸におけるタイ人母集団の 0 ％（Singh and Phookan 1990）からピレネー山脈地方に住むバスク人の 20―40 ％（Mourant et al. 1976）までの範囲にわたる。Rh 陰性の普及率は，合衆国におけるコーカサス人・アフリカ系アメリカ人・アジア人で，各々，約 15 ％・8 ％・0 ％―1 ％である（Duerbeck and Seeds 1993）。

Rhesus 式血液型不適合と抗 D 抗体の産生

Rhesus 式血液型不適合は，前述のように，Rh D 抗原を持つ父親と，Rh D 抗原を持たない Rh 陰性の母親との間で，子供を儲けることからはじまる。Rh D 抗原は常染色体劣性の形質で遺伝するので，ホモ接合体の Rh 陽性（DD）の父親と Rh 陰性（dd）の母親から産まれる全ての子供は Rh 陽性

(Dd) になるのに対して，ヘテロ接合体の Rh 陽性 (Dd) の父親と Rh 陰性 (dd) の母親から産まれる子供の 50 ％ だけが Rh 陽性になるだろう。したがって，Rh 式血液型不適合の可能性は，Rh 陰性の女性が，ホモ接合体の Rh 陽性の男性との間に子供を儲けるときに最も高くなる。

　Rh 陰性の母親が，Rh 陽性の胎児を分娩する時，あるいはそれより一般的ではないが，Rh 陽性の胎児を流産や妊娠中絶する際に，Rh 陽性の血液が母体血液中に流入することによって，Rh D 抗原に対する抗体（抗 D）が母親に産生される。その抗体が胎児の血液中に入る状態が，母親の同種免疫作用として知られている。Rh 陰性の女性は，最初に Rh 陽性の胎児を分娩する以前には，1 ％—2 ％ しか抗 D 抗体を有していないが，D 陽性で ABO 式血液型が適合する子供を分娩した後では，Rh 陰性の女性の 5 ％—10 ％ にこの抗体が生じる (Foerster 1993)。Mollison (1983) によれば，胎児の赤血球が比較的少量（＜30 ml）流入することによって生じる抗 D 免疫化の全般的危険性は，合併症を伴わない数多くの分娩と同様，50 ％ 以下である。それ以外の，母親が同種免疫になる機会に影響を与える要因には，胎児の性別；ABO 式血液型不適合（例，母親が O 型で子供が A 型・B 型・AB 型である場合）；経胎盤性出血；帝王切開などがある。男の胎児の方が D 抗原に対する母親の同種免疫が容易に起こるようである (Renkonen and Seppala 1962；Renkonen and Timonen 1967；Scott 1976)。ABO 式血液型と Rh 式血液型とが不適合である妊娠では，Rh 式 D 抗原に対して母親が免疫化される危険性が低い。その理由は多分，D 抗原に対する母親の感作が起きる前に，胎児の赤血球が母親の抗 A・抗 B によって破壊されるからだろう (Foerster 1993)。最後に，経胎盤性の大量出血と帝王切開は，胎児の赤血球が大量に母親と接触することによって母親の同種免疫の可能性が増大することと関連している。

新生児の rhesus 式溶血性疾患

　Rh 陰性の女性が D 抗原に対して同種免疫された場合，Rh HDN を有する Rh 陽性の子供を分娩する可能性がある。溶血性疾患では，最初に出生する Rh 陽性の胎児に影響が出ることはほとんどない（母親の同種免疫の可能性を参照）。HDN の頻度や重症度は（死産の割合に関して），2 番目以降に感作さ

れた新生児の場合，最初に感作された新生児よりも約 5 倍高いことが知られている（Mollison 1993）。溶血性疾患は，経胎盤的に獲得された母親の赤血球の同種抗体（抗 D）によって，胎児赤血球が溶解する結果として生じる。赤血球の溶解は，最初に胎児の肝臓，次いで胎児や新生児の脾臓で発生し，ヘモグロビンの過大な分解が生じ，高ビリルビン血症になる。

HDN の臨床的徴候は多種多様である。この中には妊娠に占める割合は不明であるが，初期の自然流産や死産が含まれる。生児出生のなかで，胎児水腫―これはしばしば致死的で重篤な水腫性の状態である―がおよそ 20 ％に，肝腫大と中等度の貧血は約 30 ％ に発症する。残りの 50 ％ は中等度以下の貧血を経験するが，自然に回復する（Duerbeck and Seeds 1993）。

さらに，溶血性疾患を持つ新生児では，仮死や肺水腫のような呼吸困難が高い割合で観察される（Halitsky 1990）。肝腫大と中等度の貧血を呈する新生児では，分娩後に高ビリルビン血症を発症する危険性がある。未治療のまま放置すると，高ビリルビン血症は生後数日以内に核黄疸になり，神経毒性ビリルビンが脳の特定組織に蓄積するようになる（後述の小項目「神経病理の型と時期」を参照）。核黄疸から助かった幼児は，舞踏病アテトーシス・知覚神経性聴覚障害・精神遅滞のような臨床的後遺症を続発する可能性がある（Watchko and Oski 1992）。

HDN を持って生まれた幼児の予後は，罹患した新生児に交換輸血を定期的に行うようになった 1950 年代から改善し始めた。罹患胎児に対する子宮内輸血が 1963 年に導入されて以降，予後はさらに良くなった。幸いにも，抗 D 予防が 1968 年に開始されて（たとえば，Rh 陰性の母親を Rh D 免疫グロブリンや「ロガム」で受動的に免疫化する），母親の同種免疫はあまり一般的でなくなり，HDN の頻度は 5―10 倍までに減退した（Mollison 1993）。

Rh 式血液型不適合が精神分裂病の危険因子である可能性

Rh HDN と精神分裂病は，精神分裂病の少なくとも一部の病因が Rh 式血液型不適合である可能性を支持するいくつかの重要な特徴を共有している（表

表8—1　Rhesus（Rh）式血液型不適合と精神分裂病との類似性

	Rh 式血液型不適合 Rh HDN	精神分裂病
神経病理	基底核 海馬 その他の領域	基底核 海馬 その他の領域
損傷時期	第2期・第3期トリメスター（限定）	第2期トリメスター（？）
産科的合併症	周産期	出生前および周産期
幼少期の病歴	神経運動の異常 不安，情動不安定 IQ 低下（？）	神経運動の異常 不安，情動不安定 IQ 低下（？）
母親の免疫	明確	可能性有り
遺伝	常染色体劣性 （Rh 式血液型不適合） 多因性 （Rh HDN）	多因性の見当
疫学	減少（明確）	減少（？）

注．Rh HDN＝新生児の Rhesus 式溶血性疾患。

8—1）。これらの特徴には，1) 神経病理学の型と時機；2) 産科的合併症との関連；3) Rh HDN の生存者と精神分裂病を発病する運命にある個人の臨床像が含まれる。

神経病理学のタイプと時機

　Rh HDN では，母親の抗 D は第2期トリメスターまでに胎盤経由で移動しているが（Adinolphi　1985），この間に胎児で HDN の発現が認められる（Mollison 1993）。D 型の同種抗体は，少なくとも2種類の異なるメカニズムによって，胎児の神経発達を混乱させる。第一に，胎児は溶血現象によって，

多数の脳領域に影響を及ぼす可能性のある慢性の低酸素状態になる。海馬は低酸素症に特に脆弱な脳領域の一つである（Ben Ari 1992; Rorke 1992）。第二に，既に論議したように，高ビリルビン血症によって核黄疸になり，基底核・海馬・視床・小脳歯状核，その他の脳領域に恒久的な障害が惹起される（Laroche 1984; Rorke 1992）。

これらほとんどの脳領域の異常は，精神分裂病の神経画像および死後脳の研究において証明されている（Bogerts and Falkai 1991）。神経移動が阻害されること（Akbarian et al. 1993; Kovelman and Scheibel 1984）と，出生前のインフルエンザ感染がこの疾患と関係があるという疫学的所見（Mednick et al. 1988; O'Callaghan et al. 1991）を基礎として，第2期トリメスターの損傷が提唱されている。

産科的合併症

前述のように，ある種の産科的合併症は Rh 式血液型不適合後，二次的に発生する。特に，低酸素症や無酸素症の特徴を示す合併症は溶血性の新生児に観察される。同様に，精神分裂病と産科的合併症数の増大との関連性が報告されている（M. H. Jones et al. 1998; McNeil 1988）。特定の産科的合併症は精神分裂病の重要な危険要因として何ら正確に指摘されていないが，McNeil（1988）は数多くの合併症に共通の特徴は低酸素症であると提唱している。この主張は，産科的合併症による無酸素症が選択的に海馬に損傷を与え，未だ同定されていない遺伝要因と相互作用して，精神分裂病の危険性が高い個人に精神障害を後に引き起こさせるという Mednick（1970）の提案と矛盾がない。

HDN の生存者と精神分裂病を続発する個人の臨床像

ある種の心理学的・知的・神経運動の異常が HDN の生存者に観察される。HDN 生存者に関する追跡研究の大多数は幼年期と小児期早期の間に評価が行われていて，対象者を 10―14 歳まで追跡した研究は少数である。心理学的異常には情動不安定・恐怖心・興奮性・不安・未熟性が含まれる（Gerrard 1952; Rosta et al. 1971; Stewart et al. 1970; Turner et al. 1975; W. Walker et al. 1974）。HDN 生存者に関するそれ以外の研究は心理学的結果を

検証していなかった (Ellis 1980; M. H. Jones et al. 1954; Knobbe et al. 1979; Van Praagh 1961; White et al. 1978)。

　HDN 生存者はまた，舞踏病アテトーシスなどの神経学的異常の割合が高い。これは多分，出生時の仮死や分娩後の高ビリルビン血症によって基底核が損傷された結果であろう (Bock and Winkel 1976; Ellis 1980; Richings 1973; Rosta et al. 1971; Van Praagh 1961; W. Walker et al. 1974)。さらに，IQ が平均より低いこと (Rosta et al. 1971; Turner et al. 1975)；新しい語彙の習得や言語の学習が困難であること (Phibbs et al. 1971; W. Walker et al. 1974)；視覚・知覚・運動の統合が困難であること (Stewart et al. 1970) などの知的異常が報告されている。

　これらの研究には多くの制約がある。ほとんどの研究では (HDN 治療のために) 子宮内で交換輸血を経験している者に限定されている。したがって，対象者は HDN の影響を受けた者全員を象徴するのではないだろう。さらに，多くの研究では標本数が少なく，方法論が不十分で曖昧であり，対照に問題があったり，対照がなかったりする。最後に，HDN を成人まで追跡した研究がないので，HDN と精神病との関連を説明する証拠が欠如している。

　それにも関わらず，報告されている所見では，将来，精神分裂病を発病する運命にある青少年に観察される心理社会的・知的・神経運動的な異常が共通して認められる (表 8—1)。情動不安定 (Janes et al. 1983; John et al. 1982; Olin et al. 1955; Schwartzman et al. 1985; Watt 1972, 1978; Watt and Lubensky 1976; Watt et al. 1982)・感情調整不良 (Parnas and Jorgensen 1989; Parnas et al. 1982)・社会的不安・引きこもり・超然とした態度・支離滅裂 (P. Jones et al. 1995)・意欲低下・言語的否定 (Janes et al. 1983; Watt et al. 1982) は，精神分裂病の危険性が高い子供および後に精神分裂病を発病する子供の両方に報告されてきた。知的機能の後退は疾患の発病前後両方で報告されている (Fenton et al. 1994; P. Jones et al. 1995)。舞踏病アテトーシス，および不十分な運動技能や手の異常なポーズなどのその他の神経運動障害は，成人期に精神分裂病を発病した幼児や小児に観察されていた (Mednick and Silverton 1988; E. F. Walker et al. 1994)。これらの異常は基底核の構造的欠陥と関連していたが (E. F. Walker 1994)，基底核は HDN によって影響

を受けている脳領域である(上記参照)。

精神分裂病の危険要因として Rh 式血液型不適合を支持する証拠

以上の事柄を念頭において、われわれは、デンマーク人の周産期コーホートを用いて、Rh 式血液型不適合が精神分裂病の危険要因であるかどうかを調査する研究を行った (Hollister et al. 1996)。さらに、疑問を追及するより個人的な理由は、筆頭著者の妹が長年、精神分裂病を患っているが、彼女は母親と Rh 式血液型が不適合であり、出生時に黄疸が認められていたためである。

研究デザイン

デンマーク人の周産期コーホートは、1959 年から 1961 年にかけてデンマークのコペンハーゲンにある大学病院で、9,006 人の女性から生まれた 9,182 人の幼児から構成される。血清学的資料は標本中の子供の 1/3 以上と大多数の母親について記録されていた。血液データのある子供の 40% 近くは Rh 陰性の母親から生まれていたが、この値は一般のデンマーク人口で観察される値 (17%) よりもかなり高い割合であった。このことは、Rh 式血液型不適合や早産などの危険性があるという理由で、血清学的試験を正当化するので、血液の標本抽出に選択的な偏りがあることを示唆している。

コーホートの女性構成員のうち比較的少数しか精神分裂病を発病しなかったので、男性のみが研究に供された。母親と子供の血液型を後方視的調査で評価することにより、被験者はその母親と Rh 式が不適合であるかどうかに従って二つのグループに分類された。Rh 式血液型が不適合である男性 535 名と適合する男性 1,332 名が確認された。デンマークの精神病院登録には、デンマーク人口全体に関する全ての精神病院収容についての資料がある。これらの資料には診断・入院期間・入院時年齢が含まれている。

研究の発見

Rh 式不適合集団の中で 11 人 (2.1%) と Rh 式適合集団の中で 10 人 (0.8

%)が1993年までに精神分裂病を発病した（相対危険率［RR］＝2.78, 95％信頼区間［CI］＝1.2―6.6）。Rh HDN が初産の Rh 式不適合者に影響を及ぼすことはほとんどないという事実は，2番目以降に出生する者で精神分裂病の割合がより高くみられるというわれわれの仮説にみがきをかける機会を与えてくれた。したがって，われわれは出生順序によって被験者を分類して，最初に出生した者の中でみられた精神分裂病の割合を，2番目以降に生まれた者の精神分裂病の割合と比較した。推測した通り，精神分裂病の割合は初産の場合，Rh 式不適合者と Rh 式適合者との間で有意差は無かった（1.1％ vs. 0.7％）。しかしながら，2番目以降に生まれた者では，Rh 式不適合集団の方が Rh 式適合集団よりも，精神分裂病の割合が著しく高かった（2.6％ vs. 0.8％；RR＝3.32, 95％ CI＝1.0―10.6）（Hollister et al. 1996）。

この研究の限界は，標本のサイズが比較的小さいために偶然の発見の可能性が高まることと，女性の標本が欠損していることである。われわれの標本の中で精神分裂病と診断される女性数が少なかったことは，資料の有意義な解析を妨害するものであった。女性が欠如しているのは女性の発病年齢がより遅いためであろう。これらの制限にも関わらず，この仮説は，遺伝学的・免疫学的な要因が精神分裂病において重要な役割を果たしているという証拠の蓄積と一致するので，われわれは，Rh 式血液型不適合が精神分裂病の危険要因に相違ないと確信している。したがって，精神分裂病の原因と推定されるこれらの事項に関する最新の知見に沿って，Rh 式血液型不適合の遺伝学と免疫学について論ずることにする。

遺伝学

精神分裂病の病因論において遺伝要因を示唆する数多くの証拠があるが，ほとんどの症例では，エピスタシスや遺伝―環境の相互作用のような複雑な遺伝モデルによってのみ，遺伝様式が説明されると思われる（本書，第2項参照）。Rh 式血液型不適合は，精神分裂病の危険要因として提唱されているそれ以外のものとは異なって，確実に遺伝疾患である。Rh D 抗原の遺伝様式は単純なメンデルの法則に従うにも関わらず（すなわち，常染色体劣性），Rh HDN は明らかにこの様式で伝播していない。実際，2番目以降に出生したRh式血液

型不適合の大多数の症例では（予防法制定以前），その幼児は罹患していなかった。抗D抗体の生成と Rh HDN の発生の理由はほとんどわかっていないが，いくつかの例を提示する（「将来の研究の方向性」の節参照）。

免疫学

自己免疫が精神分裂病の病因である可能性を指摘するデータが報告されてきている（本書，第9項参照）。したがって，Rh HDN が，母親の抗体による出生前の有害な影響に付随した神経学的症状をもつ疾患を例証していることは，特に興味深い。今後，われわれの発見が追試されれば，Rh HDN は，精神分裂病の免疫学的仮説を検証し，この疾患の自己免疫性病原メカニズムを解明するモデルとなるだろう。

将来の研究の方向性

将来，われわれは，Rh 式血液型不適合と精神分裂病の危険性との関連性を調べるために，反復研究；遺伝と環境の相互作用；疫学的研究；関連した現象の探究の四つの主要領域に焦点を当てる予定である。

反復研究

現在，Rh 式血液型不適合と精神分裂病の危険性とが関連するというわれわれの発見を再現するために，1959年から1969年の間にフィンランド・ヘルシンキに出生した，より大規模のコーホートを用いた研究を開始している。われわれのグループは，HDN の危険性が高い Rh 式血液型が不適合の分娩 2,000 例の子供と，Rh 式血液型が適合している分娩 4,000 例の子供について，精神分裂病の危険性を比較する予定である。標本数が多いことに加えて，このコーホートによるその他の有利な点は，Rh HDN に関連した出生前・周産期の可変性に関する包括的データ（例：母親の抗体力価，ヘモグロビンとビリルビンの値，交換輸血の回数，産科的合併症）が提供されたこと；女性被験者が算入されたこと；後日さらに研究するために被験者と第1等親族を探し当てること

ができることである。より多くの標本数によって，臨床的・人口統計学的にどのような相違が両者の間に存在しているのか調査することが可能になり，HDN の重症度と精神分裂病の危険性を解析することが可能になるだろう。

遺伝と環境の相互作用

エピスタシスや遺伝―環境の相互作用が Rh HDN の分娩の素因をつくっているのかもしれない。ABO 式血液型の不適合（例：母親が O 型で，子供が A 型か B 型あるいは AB 型）もまた遺伝的に規定されているが，この場合は，Rh の感作が起きる前に，自然発生した抗 A 抗体や抗 B 抗体が，母親の血液循環の中で胎児の赤血球を破壊するために，Rh D 抗原に対する母親の免疫の危険性が低下する（Foerster 1993）。したがって，Rh 式血液型不適合と精神分裂病に関する今後の研究は，ABO 式血液型も加味するべきである。これらの研究は，精神分裂病におけるエピスタシスの相互作用の可能性を解明する蓋然性が高い。

遺伝―環境の相互作用は，経胎盤性の大出血や帝王切開がそのよい例となるだろうが，これらは Rh 式血液型が不適合の妊娠において，同種免疫作用の可能性を高めるのだろう。したがって，Rh HDN（その表現型）は特異的な環境要因の存在下でのみ発現するのかもしれない。興味深いことに，多くの研究者が精神分裂病について同様のモデルを提唱してきている。これらの要因は，われわれが計画している反復研究に基づいた，周産期合併症に関する広範な資料を用いることによって，検討することができるだろう。

疫学的研究

二つの疾患について場所と時間の変動性が一致することは，両者が同一の病因を共有している可能性を示唆する重要な端緒を開くかもしれない。交換輸血と子宮内輸血がそれぞれ 1940 年代後半，1960 年代前半に導入され，また，Rh 式血液型が不適合の妊娠に対してロガムが 1968 年―1970 年に取り入れられて以来，Rh HDN の罹患率や死亡率は著しく減少してきた（Mollison 1993）。合衆国における Rh HDN の年間割合は，1970 年から 1975 年の間に，（生産・死産あわせて）総出産数 10,000 件当たり 45.1 から 20.6 に減少したが

(Wysowski et al. 1979), 1979年以来 10,000 件当たりおよそ 10—15 件の出産数で安定している (Chavez et al. 1991)。

Rh HDN を媒介とした Rh 式血液型不適合が精神分裂病の病因にとって重要であるならば, HDN の発生率の顕著な低下後 20 年で, 精神分裂病は減少すると予想できるかもしれない。つまり, 精神分裂病に先立って認められる神経発達上の異常が, 交換輸血と子宮内輸血によって劇的に低下しない限り, この現象が精神分裂病の割合に与える影響は, たぶん, 少なくとも今後数年間は目立たないであろう。他方, 胎児や新生児に対するケアの改善の結果, 赤芽球症の生存率が上昇し, このような障害をもつ子供が新生児期に生き残るために, 逆説的に精神分裂病が増加する原因となるかもしれない。したがって, 抗 D に対する予防法 (Rh HDN 予防法) が精神分裂病の割合に与えるどのような改善効果も, HDN を発病するが, 医学的技術の進歩のおかげで生存する可能性が増したこのような胎児や新生児において精神分裂病が増加するために, 相殺されるかもしれない。

既に論議したように, 人口研究によると, Rh 陰性の割合は, 地域・民族・時期の違いによって大幅に異なる。すなわち, Rh 陰性と精神分裂病について, 地理的・民族的・時間的な分布を比較することもまた, 有用であろう。

最後に, 疫学的研究によれば, 母親の高齢化が子供の精神分裂病の危険因子を表わしているかもしれない (Hare and Moran 1979)。この発見は, 第 1 子以外の Rh 式血液型不適合の子供で HDN の危険性が増加するという事実によって説明がつくかもしれない。

関連した現象の探究

ABO 式血液型不適合は, Rh 式血液型不適合と同様に, 黄疸の原因となるかもしれないが, 黄疸は血液型が不適合の妊娠で発生する症状である。このことは, ABO 式血液型不適合もまた, 潜在的な精神分裂病の危険因子として研究されるべきであることを示唆している。

結　論

　Rh HDN は早期の脳発達に影響を与える状態であり，遺伝的・免疫学的な決定子を有していて，それ自体，本質的に異なる精神分裂病の所見の説明となる。われわれは，出生コーホート研究から，Rh 式血液型不適合が精神分裂病の危険因子であるという示唆に富んだ予備的な証拠を発見した。今後の追試が必要であるが，この線に沿った研究により，精神分裂病の予防可能な原因 —最近までは到達できそうになかった可能性であるが— を同定することが約束されるであろう。

文　献

Adinolphi M: The development of the human blood–CSF–brain barrier. Dev Med Child Neurol 27:532–537, 1985

Akbarian S, Vinuela A, Kim JJ, et al: Distorted distribution of nicotinamide-adenine dinucleotide phosphate-diaphorase neurons in temporal lobe of schizophrenics implies anomalous cortical development. Arch Gen Psychiatry 50:178–187, 1993

Ben Ari Y: Effect of anoxia and aglycemia on the adult and immature hippocampus. Biol Neonate 62:225–230, 1992

Bock JE, Winkel S: A follow-up study on infants who received intra-uterine transfusions because of severe rhesus haemolytic disease. Acta Obstet Gynecol Scand Suppl 53:37–40, 1976

Bogerts B, Falkai P: Clinical and neurodevelopmental aspects of brain pathology in schizophrenia, in Developmental Neuropathology of Schizophrenia. Edited by Mednick SA, Cannon TD, Barr CE, et al. New York, Plenum, 1991, pp 93–120

Chavez GF, Mulinare J, Edmonds LD: Epidemiology of Rh hemolytic disease of the newborn in the United States. JAMA 265:3270–3274, 1991

Duerbeck NB, Seeds JW: Rhesus immunization in pregnancy: a review. Obstet Gynecol Surv 48:801–810, 1993

Ellis MI: Follow-up study of survivors after intra-uterine transfusion. Dev Med Child Neurol 22:48–54, 1980

Fenton WS, Wyatt RJ, McGlashan TH: Risk factors for spontaneous dyskinesia in schizophrenia. Arch Gen Psychiatry 51:643–650, 1994
Foerster J: Alloimmune hemolytic anemias, in Wintrobe's Clinical Hematology, 9th Edition. Edited by Lee GR, Birthell TC, Foerster J, et al. Philadelphia, PA, Lea & Febiger, 1993, pp 1146–1169
Gerrard J: Kernicterus. Brain 75:527–571, 1952
Halitsky V: Sequelae in children who survived in utero fetal transfusion: a comparison with those who underwent postpartum exchange transfusion, in Obstetrical Events and Developmental Sequelae. Edited by Tegami N. Boca Raton, FL, CRC, 1990, pp 111–126
Hare EH, Moran PAP: Raised parental age in psychiatric patients: evidence for the constitutional hypothesis. Br J Psychiatry 134:169–177, 1979
Hollister JM, Laing P, Mednick SA: Rhesus incompatibility as a risk factor for schizophrenia in male adults. Arch Gen Psychiatry 53:19–24, 1996
Janes CL, Weeks DG, Worland J: School behavior in adolescent children of parents with mental disorder. J Nerv Ment Dis 171:234–240, 1983
John RS, Mednick SA, Schulsinger F: Teacher reports as a predictor of schizophrenia and borderline schizophrenia: a Bayesian decision analysis. J Abnorm Psychol 91:399–413, 1982
Jones MH, Sauds R, Hyman CB, et al: Longitudinal study of the incidence of central nervous system damage following erythroblastosis fetalis. Pediatr 14:346–350, 1954
Jones P, Murray R, Rodgers B: Childhood risk factors for adult schizophrenia in a general birth cohort at age 43 years, in Neural Development in Schizophrenia: Theory and Research. Edited by Mednick SA, Hollister JM. New York, Plenum, 1995, pp 151–176
Jones PB, Rantakallio P, Hartikainen AL, et al: Schizophrenia as a long-term outcome of pregnancy, delivery, and perinatal complications: a 28-year follow-up of the 1966 north Finland general population birth cohort. Am J Psychiatry 155:355–364, 1998,1,8
Knobbe T, Meier P, Wenar C, et al:Psychological development of children who received intrauterine transfusions. Am J Obstet Gynecol 133: 877–879, 1979
Kovelman JA, Scheibel AB: A neurohistological correlate of schizophrenia. Biol Psychiatry 19:1601–1621, 1984

Landsteiner K, Wiener AS: An agglutinable factor in human blood recognized by immune sera for rhesus blood (letter). Proc Soc Exp Biol Med 43:223, 1940

Larroche JC: Perinatal brain damage, in Greenfield's Neuropathology. Edited by Adams JH, Corsellis JAN, Duchen LW. New York, John Wiley & Sons, 1984, pp 458–480

Levine P, Stetson RE: An unusual case of intra-group agglutination. JAMA 113:126–127, 1939

McNeil TF: Obstetric factors and perinatal injuries, in Handbook of Schizophrenia. Edited by Tsuang MT, Simpson JC. Amsterdam, Elsevier, 1988, pp 319–344

Mednick SA: Breakdown in individuals at high risk for schizophrenia: possible predispositional perinatal factors. Mental Hygiene 54:50–61, 1970

Mednick SA, Silverton L: High-risk studies of the etiology of schizophrenia, in Handbook of Schizophrenia, Vol 3: Nosology, Epidemiology, and Genetics. Edited by Tsuang M. Amsterdam, Elsevier Science, 1988, pp 543–562

Mednick SA, Machon RA, Huttunen MO, et al: Adult schizophrenia following prenatal exposure to an influenza epidemic. Arch Gen Psychiatry 45:189–192, 1988

Mollison PL: Blood Transfusion in Clinical Medicine, 7th Edition. Oxford, England, Blackwell Scientific, 1983

Mollison PL: Haemolytic disease of the fetus and newborn, in Blood Transfusion in Clinical Medicine. Edited by Mollison PL, Engelfriet CP, Contreras M. Oxford, England, Blackwell Scientific, 1993, pp 543–591

Mourant AE, Kopec AC, Domaniewska-Sobczak K: The Rhesus blood groups, in The Distribution of the Human Blood Groups and Other Biochemical Polymorphisms. Edited by Mourant AE, Kopec AC, Domaniewska-Sobczak K. Oxford, England, Oxford University Press, 1976, pp 11–13

O'Callaghan E, Sham PC, Takei N, et al: Schizophrenia after prenatal exposure to 1957 A2 influenza epidemic. Lancet 337:1248–1250, 1991

Olin SS, John RS, Mednick SA: Assessing the predictive value of teacher reports in a high risk sample for schizophrenia: an ROC analysis.

Schizophr Res 16:53–66, 1995
Parnas J, Jorgensen A: Premorbid psychopathology in schizophrenia spectrum. Br J Psychiatry 155:623–627, 1989
Parnas J, Schulsinger F, Schulsinger H, et al: Behavioral precursors of schizophrenia spectrum: a prospective study. Arch Gen Psychiatry 47:1023–1028, 1982
Phibbs RH, Harvin D, Jones G, et al: Development of children who had received intra-uterine transfusions. Pediatrics 47:689–697, 1971
Renkonen KO, Seppala M: The sex of the sensitizing Rh-positive child. Annales Medicinae Experimentalis et Biologiae Fenniae 40:108–110, 1962
Renkonen KO, Timonen S: Factors influencing the immunization of Rh-negative mothers. J Med Genet 4:166–168, 1967
Richings J: Later progress of infants who received transfusions in utero for severe rhesus hemolytic disease. Lancet 1220–1223, 1973
Rorke LB: Perinatal brain damage, in Greenfield's Neuropathology, 5th Edition. Edited by Adams JH, Duchen LW. New York, Oxford University Press, 1992, pp 639–708
Rosta J, Makoi Z, Bekefi D, et al: Neonatal pathologic jaundice: seven to nine years follow-up. Acta Paediatrica Academiae Scientiarum Hungaricae 12:317–321, 1971
Schwartzman AE, Ledingham JE, Serbin LA: Identification of children at risk for adult schizophrenia: a longitudinal study. International review of Applied Psychology 34:363–380, 1985
Scott JR: Immunologic risks to fetuses from maternal to fetal transfer of erythrocytes. Proceedings of the Symposium on Rh Antibody–Mediated Immunosuppression, Raritan, NJ, Ortho Research Institute, 1976
Singh TS, Phookan MN: A note on the frequency of ABO and rhesus blood groups in four Thai populations of Assam (India) and their position among Mongoloids of this region. Anthropologischer Anzeiger 48:29–35, 1990
Stewart RR, Walker W, Savage RD: A developmental study of cognitive and personality characteristics associated with haemolytic disease of the newborn. Dev Med Child Neurol 12:16–26, 1970
Tippett P: Rh blood group system: the D antigen and high- and low-frequency Rh antigens, in Blood Group Systems. Edited by Vengelen-

Tyler V, Pierce SR. Arlington, VA, American Association of Blood Banks, 1987, pp 120–155

Turner JH, Hutchinson DL, Hayashi TT, et al: Fetal and maternal risks associated with intrauterine transfusion procedures. Am J Obstet Gynecol 123:251–256, 1975

Van Praagh R: Diagnosis of kernicterus in the neonatal period. Pediatrics 27:870–876, 1961

Walker EF: Developmentally moderated expressions of the neuropathology underlying schizophrenia. Schizophr Bull 20:453–480, 1994

Walker EF, Savoie T, Davis D: Neuromotor precursors of schizophrenia. Schizophr Bull 20:441–451, 1994

Walker W, Ellis MI, Ellis E, et al: A follow-up study of survivors of Rh-haemolytic disease. Dev Med Child Neurol 16:592–611, 1974

Watchko JF, Oski FA: Kernicterus in preterm newborns: past, present, and future. Pediatrics 90:707–715, 1992

Watt NF: Longitudinal changes in the social behavior of children hospitalized for schizophrenia as adults. J Nerv Ment Dis 155:42–54, 1972

Watt NF: Patterns of childhood social development in adult schizophrenics. Arch Gen Psychiatry 35:160–165, 1978

Watt NF, Lubensky AW: Childhood roots of schizophrenia. J Consult Clin Psychol 44:363–375, 1976

Watt NF, Grubb TW, Erlenmeyer-Kimling L: Social, emotional and intellectual behavior at school among children at high risk for schizophrenia. J Consult Clin Psychol 50:171–181, 1982

White CA, Goplerud CP, Kisker CT, et al: Intrauterine fetal transfusion, 1965–1976, with an assessment of the surviving children. Am J Obstet Gynecol 130:933–940, 1978

Wysowski DK, Flynt JW, Goldberg MF, et al: Rh hemolytic disease: epidemiologic surveillance in the United States 1968–1975. JAMA 242:1376–1379, 1979

第9項

精神分裂病における
熱ショック蛋白質と自己免疫メカニズム

David H. Strauss, M.D.

　免疫と自己免疫のメカニズムは，中枢神経系（CNS）に影響を与えるものを含めて，多くの疾病状態に関係している。免疫メカニズムの異常が精神分裂病の病因や病態生理に役割を果たしているという理論を支持する臨床と研究の場からの証拠が蓄積されてきている。第8項で提示された発見によれば，出生前の免疫反応の異常 ―胎児組織に対する Rhesus D 抗原（RhD）抗体― が，精神分裂病の脆弱性を増加させる。本項では，精神分裂病と自己免疫の病理との連関を示唆する更なる証拠を提供する。ここで考慮すべき課題の中心は，精神分裂病で観察される自己免疫の異常が，疾患の原因や経過と関連した病的な免疫メカニズムの証拠を意味するのか，あるいは間接的・二次的に関連した徴候を示唆するだけなのかということである。

　出生前の期間に限定する必要はないが，提示する発見は，本書の他項で述べられている資料の解明に役立ったり，情報を提供したりするかもしれない。例をあげると，Wright とその同僚が第4項で提唱したように，出生前の感染によって精神分裂病が惹起されるメカニズムの一つとして，胎児脳を攻撃する自己抗体の誘導を介する機序が想定される。さらに，免疫反応に遺伝子の役割が重要であると仮定すると，Malaspina らが第2項で述べ遺伝―環境の相互作用モデルを利用することによって，このシナリオはよりよく理解されるであろう。したがって，著者は，精神分裂病の原因病理論において，遺伝的素因のある自己免疫と感染性暴露とを結びつける原因となる経路について，多くの論議

を割り当てた。

精神分裂病と関連性のある典籍的な自己免疫疾患の特徴

多発硬化症・インスリン依存性糖尿病（IDDM）・慢性関節リウマチなどの自己免疫疾患は，広く知られた臨床的疾患である（Sinha et al. 1990）。多くの自己免疫疾患と精神分裂病との間で認められる発症・経過・性の影響のような臨床的類似性は，興味深いものがあり，しばしば引証される。精神分裂病と慢性関節リウマチとの関連を否定する疫学的証拠は，遺伝的脆弱性を共有する理論を支持するものとして用いられてきた。たとえば，Knight（1985）は，精神分裂病と慢性関節リウマチは同じ遺伝子上にある相互排除的な対立遺伝子によってコードされていると仮定している。IDDMでは，精神分裂病との関連に肯定的なものと否定的なものの両方が報告されている（本書，第4項参照）。精神分裂病の自己免疫理論と関連性のある自己免疫疾患のその他の特徴は，病因論的考察や病態生理学的過程，ヒト自己免疫疾患モデルを汎論することによって明らかになるであろう。

病因論的考察：遺伝的素因/環境上の誘因

遺伝要因は，自己免疫疾患と精神分裂病の両方の発病に影響を与えていると考えられている。自己免疫疾患では，精神分裂病と同様に，複合的な遺伝子の相互作用が推定されている。遺伝―環境の相互作用は自己免疫疾患と精神分裂病の両方に重要であり，一卵性双生児が，精神分裂病（一致率：30％―50％）・IDDM（同：30％）・多発硬化症（同：5％―30％）で部分的に一致することはこの概念を支持するものである。多くの自己免疫疾患が先行した感染症と関連のあることは，自己免疫疾患において，ウイルスその他の病原体が環境上重要な影響を与えていることを示唆しているのかもしれない（表9―1）。このことは，WrightとMurray（1993）およびWrightとその同僚（本書，第4項参照）が最近提唱したような精神分裂病の病因モデルと一致する考え方である。Wrightらは，自己免疫のメカニズムによって，精神分裂病とインフ

表9—1　分子的模倣を介した，感染性病原体と連鎖した自己免疫疾患

疾患	推定される感染性病原体
リウマチ性心疾患	A群連鎖球菌
慢性関節リウマチ	ヒト型結核菌
シデナム舞踏病	A群連鎖球菌
多発硬化症	エプスタイン-バーウイルス・B型肝炎ウイルス
精神分裂病	?

ルエンザ感染との間で観察された疫学的関連が解明される可能性があると提唱してきた。ウイルス暴露の証拠（Crow 1983），および子宮内でのインフルエンザ暴露によってその後に精神分裂病の発病の危険性が増大するという疫学的証拠（Mednick et al. 1988）は，精神分裂病が感染性であるという論旨に矛盾しない。近年の研究によれば，組織適合性の主要座位の範囲内にある染色体6番上の遺伝子と精神分裂病との連鎖が報告されているが，このことは，間接的ではあるが，精神分裂病・遺伝子・免疫性の間の関連性を暗示するものである（Wang et al. 1995）。最後に，精神分裂病患者において60キロダルトン（kD）の熱ショック蛋白質（hsp60）に対する血清自己抗体が存在するというわれわれのデータもまた，精神分裂病・感染症・自己免疫を結びつけるものである。これらの発見は本項で後に提示する。

病態生理学的経過：精神分裂病と関連性のあるCNS自己免疫疾患のメカニズム

非炎症性のメカニズム

　精神分裂病の死後脳研究において，グリオーシスやそれ以外の陳旧性・活動性の炎症を示す顕著な特徴が欠如していることは首尾一貫して認められる所見であり，免疫病原体理論に反駁するために用いられてきた。しかしながら，自己抗体は，細胞や組織に対して多種多様で持続的に作用することが知られている。したがって，自己抗体は，機能的に重要な細胞成分に結合することによって，炎症性の損傷や病理学的に顕著な変化を引き起こすことなく，機能不全を含めたCNS疾患の原因となるのかもしれない。さらに，免疫反応と関係のあ

る大多数のサイトカイン・メッセンジャーは，成長・発達・シナプス伝達に関連する神経系の機能に影響を及ぼすことが知られている。これらのサイトカインは，精神分裂病を含めたCNS疾患の病態生理学において，重要な介在性の役割を果たしているのかもしれない（Strauss and Printz 1996）。

　自己免疫過程において，自己抗体は天然のリガンドを模倣することが可能であり，その中には，受容体のアロステリックな変化を誘導したり，細胞表面と細胞質内構成要素と相互作用したりすることが含まれる（表9—1）。たとえば，グレーヴス病（＝バセドウ病）においては，自己抗体は甲状腺刺激ホルモン（TSH）受容体に結合して，甲状腺の活動を活発にし，甲状腺機能亢進症の病像を誘発する（Smith et al. 1988）。重症筋無力症は進行性の脱力や易疲労性の特徴をもつ神経筋疾患である。重症筋無力症では，自己抗体が炎症性のメカニズムを通じてシナプス後膜の障害を惹起し，アセチルコリン受容体のアンタゴニストの性状を持つ自己抗体が多数同定されてきている（Richman et al. 1990）。ランバート-イートン症候群は神経筋接合部に関係する疾患であるが，この症候群では，自己抗体が，シナプス前部の電位依存性カルシウム・チャンネルを標的にして，アセチルコリンの放出と神経筋接合部の伝達を減少させている（Newsome-Davis 1988）。スティフマン症候群は筋の固縮と痛みを伴う痙攣が特徴の疾患である。この疾患でシナプス部位のガンマ-アミノ酪酸（GABA）の伝達が減少することは，GABA合成の律速段階に触媒作用を及ぼすグルタミン酸脱炭酸酵素（GDA）に対する自己抗体が存在することと連関していた（Solimena et al. 1990）。現在のところ，ループス・エリテマトーデス患者の神経精神症状と自己抗体—抗原反応との関連性については十分にわかっていない。少数の症例では，抗ニューロン抗体の血清レベルが精神病の重症度と相関していた（Bonfa et al. 1987）。最後の例は腫瘍随伴性の変性症候群である。この症候群では，抗グルタミン酸サブユニット抗体によって，グルタミン酸に対する受容体の感受性が増加して，この疾患に典型的なニューロンの変性が促進されることがわかった（Gahring et al. 1995）。Knight（1985）は，ドパミン系伝達の調節に対する抗体介在性の障害が精神分裂病の病因になるという学説を立てたが，今日までのところ，この学説を直接支持する所見はない。

神経系における自己認容の低下

通常の環境のもとでは，免疫系は，耐性と呼ばれている十分にはわかっていないメカニズムを通して，それ自身と外部との蛋白質や細胞を識別している。このメカニズムが作用しなくなって，自己認容（個体の免疫系が自己の成分を攻撃・破壊する能力を失ったときに体内に存在する生理的な状態）が減損すると，免疫系はそれ自身の組織をあたかも外来のものであるかのように標的として攻撃して，自己免疫疾患の原因となるのかもしれない。免疫系の貯蔵は大きく，かつ多様である。細胞・抗体・サイトカインのカスケード反応は，外部からの有機体の監視・同定・除去に動員される。これらの免疫反応要素は自己免疫疾患の一因である。

感染性の病原体やトキシンあるいは外傷性の暴露のような環境上のストレッサーによって，自己認容の低下が惹起され，自己免疫性が獲得されると考えられている。自己抗体産生の説明に役立つモデルの一つは「分子的模倣」と呼ばれているが，このモデルは，免疫反応を惹起する外来蛋白質と自己蛋白質との構造的類似性に依存する過程である（Cohen 1990）。外来蛋白質（例，ウイルス抗原）に対して産生された抗体は，自己蛋白質もまた認識して，自己免疫反応を引き起こす。代案となるモデルでは，たとえば，細胞性蛋白質がウイルス粒子内に組み込まれるというように，感染後に産生される自己抗体は，細胞性蛋白質とウイルス性蛋白質の物質的な結合の結果として生じる（Zinkernagel et al. 1990）。結合細胞性蛋白質とウイルス性抗原がともに免疫系に存在するとき，自己抗原に対する免疫反応が惹起されて，その抗原に対する耐性が消失する。最後に，血液—脳関門が，以前には隔離されていた抗原決定基に暴露して破壊されることによって，免疫を介した病状が進行する。トキシン・感染・外傷は各々，精神分裂病の原因病理論と関連している。これらの要因が，自己免疫系の基礎となる自己認容を崩壊させることによって，長期にわたって持続的に精神分裂病の発病に影響する可能性がある。

精神分裂病のモデルとしてのシデナム舞踏病とラスムッセン脳炎

シデナム舞踏病とラスムッセン脳炎は，環境要因が引き金になって発生した自己免疫性によって，神経伝達への影響を介した神経精神性症候群が引き起

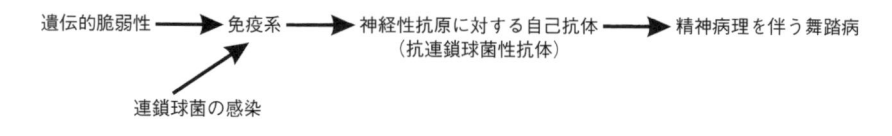

遺伝的脆弱性 ──→ 免疫系 ──→ 神経性抗原に対する自己抗体 ──→ 精神病理を伴う舞踏病
　　　　　　　　　↑　　　　　（抗連鎖球菌性抗体）
　　　　　連鎖球菌の感染

図9—1　シデナム舞踏病における分子的模倣

れる CNS 疾患である。シデナム舞踏病とラスムッセン脳炎の両方は精神分裂病では見られない炎症性変化が認められる点で，これらの疾患モデルは，比較対照が限定されているけれども，これらの疾患モデルは，精神分裂病の自己免疫性モデルの発展にとって有用である。

シデナム舞踏病

　シデナム舞踏病は，感染性抗原によって惹起される交差反応性の抗体と連結すると推定されている神経精神疾患の例証である（図9—1）。シデナム舞踏病は，A 群連鎖球菌感染症に続発するリウマチ熱の古典的な病像を呈する。この疾患に罹った患者は付随して，舞踏病運動やその他の運動障害，精神症状を呈する。シデナム舞踏病は通常，幼小児期あるいは思春期早期に発病し，女性優位である。また，病気に冒された患者の家族成員では，この疾患の割合が増加している。

　シデナム舞踏病の患者では重篤な精神病理所見が報告されているが，それらの多くは明らかな強迫症状を示す（Swedo et al. 1993）。Wilcox と Nasrallah (1986) が，入院している精神疾患患者 969 名の病歴を後方視的に調査したところ，精神疾患の患者は，精神疾患以外の患者に比べて，リウマチ性舞踏病の既往を持つ者の割合が高かった。同じ研究者が行った，シデナム舞踏病の患者 29 名と性年齢を一致させた外科の対照患者を 10 年間追跡した前方視的研究によると，舞踏病患者は精神症状をより多く呈するようであった（Wilcox and Nasrallah 1988）。

　シデナム舞踏病は中枢の前シナプス性のドパミン機能不全やそれ以外のドパミン性の変化と関連している（Naidu and Narasimhachari 1980；Nausieda et al. 1983)。さらに，死後脳の研究では，基底核の病理学的変化が認められている。Husby とその同僚（1976）は，尾状核や視床下核の細胞質組織に対する抗体がシデナム舞踏病患者の 47％ に存在することを証明した。自己抗体の力価は疾患の重症度と相関していた。今日までのところ，特異的な CNS 抗原は同定されていないけれども，Kiessling と共同研究者（1993）は，抗体が D2 ドパミン受容体に結合することを示唆している。

　これらの発見は精神分裂病で見られる神経系の機能障害と関連があるのかもしれない。薬物の影響を除外した後で舞踏病に類似した運動が精神分裂病で実証されてきたこと，構造的異常が広く論及されていること，およびドパミン受容体の変化が報告されていることは留意すべき事柄である（Wong et al. 1986）。

ラスムッセン脳炎

　近年，ラスムッセン脳炎は，自己認容の機能低下と関連がある自己免疫性の病因を持つことが明らかにされた症候群であるが，自己免疫性は精神分裂病においても重要である。ラスムッセン脳炎は小児期に発病する稀な進行性神経疾患である。この疾患には難治性痙攣・片側不全麻痺・痴呆の特徴がある。Rogers とその同僚（1994）が行った最近の研究によると，ラスムッセン脳炎の病理は，グルタミン酸受容体が直接自己抗体を刺激することと関連している。この受容体と微生物のアミノ酸結合蛋白質に相同性があることは，この疾患の自己免疫反応がこれら二つの抗原の交差反応に起因する可能性があることを示唆している。痙攣や頭部外傷後，血液―脳関門が局所的に破壊される結果，CNS のグルタミン酸受容体と接触するようになるという循環性自己抗体仮説が立てられている。痙攣や頭部外傷はラスムッセン脳炎に先行する出来事であることが知られている。続いて起こる免疫を介したグルタミン酸受容体の刺激によって，さらに，痙攣と血液―脳関門の破壊が生ずる。最近まで，ラスムッセン脳炎の治療は大脳半球切除術だけであった。この疾患の本質は自己免疫であるという仮説をもとに，抗体を除去するためのプラスマフェレーシス（血漿交換療法）が行われてきていて，実績を挙げている。

　興味深いことは，本書の他の箇所で論議されているように（本書，第1項参照），精神分裂病では頭部外傷と産科的合併症が増えていることが観察されて

いる。ラスムッセン脳炎において，頭部外傷と産科的合併症は自己免疫性病理を惹起すると推定されるが，これらは，理論的に精神分裂病において免疫を介した疾患の引き金となり得る。

精神分裂病における自己抗体研究

　自己免疫疾患であることが既知の，あるいは推定されている疾患と精神分裂病とが数多くの点で類似しているので，われわれは，精神分裂病患者の神経性抗原に対する自己抗体に関する研究を行ってきた。精神分裂病の自己抗体研究の歴史を総説することによって，重要な基礎知識が得られるであろう。

　精神分裂病の血清中の抗脳抗体に関する研究は，興味深いものだが異論の多い結果をもたらしていて（Knight et al. 1987），再現性に乏しい（Ehrnst et al. 1982）。Heath と Krupp（1967）が，免疫蛍光検査法の技術を用いて，よく知られている一連の研究を行ったところ，「タラキセイン」と呼ばれる循環因子が中隔核領域の抗原に結合することがわかった。この因子の存在のさらなる証拠は，健常対照被験者と精神分裂病患者の血清をサルに注入することによって得られた。患者の血清を注入すると，対照被験者の血清を注入後には見られなかったような変化が行動および脳波上に現われた。しかしながら，Heath と Krupp の報告には方法論の点で問題が多い（Whittingham et al. 1968）。Baron とその同僚（1977）は，放射性固定法のアッセイを用いることによって，ヒト脳切片に固定可能な血清性自己抗体レベルが，精神分裂病患者は対照被験者よりも高いことを発見した。Pandey と共同研究者（1981）が赤血球凝集素アッセイを利用したところ，血清あるいは脳脊髄液（CSF）中の自己抗体が精神分裂病患者の半数近いサンプルで認められたが，対照グループではなかった。DeLisi（1986）によれば，精神疾患患者の血清サンプルの 18％ に自己抗体が存在していた。しかしながら，この所見は精神分裂病患者に特異的なものではなかった。Shima とその同僚（1991）は，間接的免疫蛍光法を用いて，神経細胞染色と一致して CNS 組織に結合する抗体のパターンが，精神分裂病患者では 27.3％ で認められたのに対して，うつ病患者では 1.9％，健常

対照被験者では0％であったことを実証した。その上，非常に多くの近年の研究は，精神分裂病患者のニューロン以外の組織で自己抗体レベルが上昇していることを証明している。このような発見は，精神分裂病患者の自己免疫能が非特異的に活性化していることの証拠として引用されている。しかしながら，この研究では，特異的な抗原は同定されていない。

　このような発見は解釈が困難である。健常者（Bird 1988）および無菌動物において自己抗体が発見されるという事実は，自己抗体が自然に発生するかもしれないことを示唆している。ヒト抗原に交差反応する自己抗体はまた，ウイルスやバクテリアの抗原の進入に反応して生じるかもしれないが，損傷や疾患の原因となることはない。たとえば，Stefanssonとその同僚（1985）は，免疫ブロット法および免疫組織化学法を駆使して，神経細繊維蛋白質に対する免疫グロブリンM（IgM）と免疫グロブリンG（IgG）の抗体が，神経学的に健常な者の90％に存在することを報告した。神経疾患を持つ患者200名中45名は神経細繊維以外のCNS蛋白質に対する抗体を持っていたが，健常対照被験者で抗体を持つものは200名中10名であった。

　換位的に，抗体を発見できないことが必ずしも，抗体を介した自己免疫に反駁する証拠ではない。全般性の重篤な脱力を伴う重症筋無力症の10％以上では，抗アセチルコリン受容体抗体の存在が確認されなかった（Drachman 1990）。Knight（1985）によれば，一般に用いる方法は，抗体と抗原の機能的な相互作用に感受性がないのかもしれない。死後脳の組織を使用しても，自己抗体と細胞表面の構成要素との微妙なアロステリック相互作用を確認するのに限界がある。

コロンビア大学とニューヨーク州精神医学研究所の研究

　われわれは，神経細胞に対する抗体の特異性を調べるために，身体的に健康な精神分裂病と分裂感情障害の入院患者および医学的・神経学的に健常な対照被験者について，ニューロン蛋白質に対する血清抗体の有無を検討した。精神分裂病患者32名中14名（44％）で血清IgG抗体が発見された。このIgG抗

表 9—2　多様な疾患カテゴリーの被験者において，連続希釈した hsp60 抗体を持つものの割合

診断	N	%(n) 陰性	1：1,000	1：4,000	1：10,000
精神分裂病	40	42.5(17)	57.5(23)	42.5(17)	32.5(13)
分裂感情障害	12	50(6)	50(6)	25(3)	25(3)
その他の精神病性疾患	6	66(4)	33(2)	17(1)	17(1)
その他の非精神病性疾患	48	46(22)	44(26)	10(5)	0 (0)
神経疾患	33	88(29)	12(4)	3 (1)	0 (0)
リウマチ性疾患	20	60(12)	40(8)	30(6)	20(4)
結核	10	50(5)	50(5)	30(3)	20(2)
健常	16	87(14)	13(2)	0 (0)	0 (0)

注：hsp60＝60-kD 熱ショック蛋白質。

体は，ウェスタンブロット法で 60 kD の分子量を示すヒト神経芽腫細胞蛋白質に結合した（Kilidireas et al. 1992）。この抗原の一部の塩基配列を解析したところ，60-kD の熱ショック蛋白質（hsp60）であることがわかった。hsp60 に対する抗体は対照被験者 100 名中 8 名にしか発見されなかった。その後の研究でも，抗 hsp60 抗体と精神分裂病との関係が支持されてきている。

hsp60 の発現および精製

　前述の予備的な初期研究では，hsp60 は神経芽腫の細胞培養から得られて，ドデシル硫酸ナトリウム―ポリアクリルアミドゲル電気泳動による分離を反復することによって精製された。この方法は時間がかかり，得られる蛋白質量もあまり多くなく，さらに一緒に移動する蛋白質が適確に除去されない危険性がある。これらの限界に照らして，われわれの研究室では，親和精製法による組換え体 hsp60（rhsp60）を作成し，その後の研究に使用している。抗 hsp60 の反応性は，rhsp60 を抗原として用いると，はっきりと感知できるほど容易であり，正確であった。

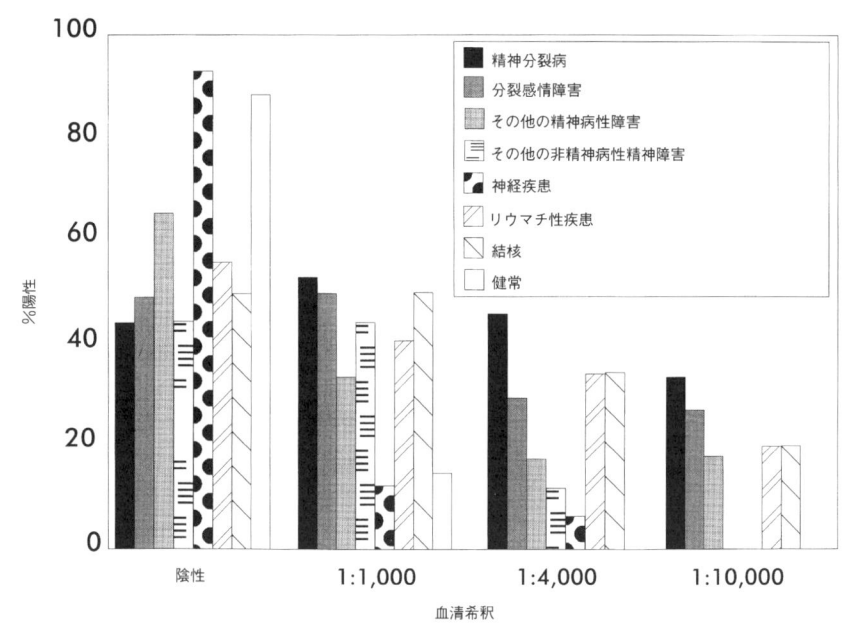

図9—2　組替え60-kD熱ショック蛋白質(hsp60)に対する抗体

抗hsp60抗体と精神分裂病との関連性の確認

われわれは，神経芽腫の細胞抽出液を用いて得られた予備的研究を確認するために，ウェスタンブロット法を利用して，1:1,000，1:4,000，1:10,000に希釈したrhsp60 5μgに対する，患者と対照者の血清反応を調べた。精神分裂病患者を身体疾患・精神疾患・健常対照の被験者と比較した結果は，われわれの以前の結果を追認するものであった。1:10,000に希釈した血清では，抗hsp60抗体は精神分裂病患者40名中13名（32.5％），リウマチ性疾患・感染性疾患（結核）の患者30名中6名（20％）に存在したが，何の疾患にも罹っていない対照被験者，精神病性以外の精神疾患あるいは神経疾患の患者97名中では抗体はみられなかった（表9—2・図9—2）。

双生児ペアにおける hsp60

rhsp60 に対する反応性はまた，精神分裂病が一致/不一致して発病した一卵性双生児の組の血清について測定された（血清は，聖エリザベス病院にある国立精神保健研究所［NIMH］神経科学センターが所有している E. Fuller Torrey 博士のサンプルから提供された）（表9—3）。精神分裂病の発病が一致する双生児の3組では，抗 hsp60 抗体は存在しなかった。不一致の双生児サンプルでは，調査した双生児8組中5組で，罹患している双生児に hsp60 抗体が認められた（健常な相方では認めなかった）。全体では，罹患している双生児16名中6名（37.5％）で hsp60 抗体が陽性であったが，罹患していない相方では16名中2名（12.5％）が陽性であった。これらの頻度は，表9—2に提示された集団で観察されたものと類似している。双生児標本の発見の重要性については，本項で後述する。

hsp60・感染症・自己免疫性と精神分裂病の病態生理学

われわれの知る限りでは，精神分裂病患者において hsp60 に対する抗体反応が発見されたことは，この疾患における推定上の自己抗原をはじめて確認したことを意味している。hsp60 に対する自己抗体の重要性を考究するために，正常および病的な状態における hsp60 の役割，感染症や自己免疫過程との一般的な関連性を理解しておく必要がある。

表9—3 精神分裂病不一致例の一卵性双生児のペアにおける hsp60 抗体の存在[a]

	双生児のペア							
	1	2	3	4	5	6	7	8
罹患双生児	＋	＋	＋	＋	＋	＋	－	－
健常双生児	－	－	－	－	－	＋	＋	－

注：hsp60＝60—kD 熱ショック蛋白質。＋＝hsp60 抗体陽性；－＝hsp60 抗体陰性。[a]精神分裂病一致例の一卵性双生児の6ペアは全て hsp60 抗体が陰性であった。

熱ショック蛋白質・感染症・自己免疫性

　熱ショック蛋白質は，感染性の有機体を含めた，広範で多様な種に由来する熱ショック蛋白質の間で，塩基配列にかなり相同性があるために，免疫学者の関心を引いてきた。外来性熱ショック蛋白質に対する抗体は，生得性熱ショック蛋白質に対する自己免疫反応を生み，分子的模倣を介した疾患や機能不全になるのかもしれない。結核や自己免疫疾患の一部の患者で観察された hsp60 に対する反応性は，ヒト hsp60 とバクテリア hsp60 類似体両方の抗体によって認識される構造的特徴（エピトープ：抗原決定基）の結果として生じるのかもしれない。hsp60 は 65-kD のミコバクテリウム熱ショック蛋白質（hsp65）とおよそ 50％の相同性がある（Jindal et al. 1989）。hsp65 と交差反応性のあるヒトの抗原は，ラットでみられるアジュヴァント誘導性関節炎，ヒトやマウスにおける自己免疫性糖尿病の病因と関係している（Elias et al. 1990；Van Eden et al. 1987）。アジュヴァント誘導性関節炎では，プロテオグリカン結合蛋白質が抗 hsp65 抗体と交差反応する抗原と推定されている（Van Eden et al. 1985）。

熱ショック蛋白質の生物学的役割

　熱ショック蛋白質は全ての細胞で比較的安定して産生されるシャペロニンであり，蛋白質の組成や輸送に作用している。この蛋白質は，感染症・毒素・サイトカインの活性化といった，ストレスフルで多様な刺激に反応して誘導される。細胞性のストレス条件下では，熱ショック蛋白質は細胞の完全な常態を維持するように機能する（Lindquist 1986；Morimoto et al. 1994）。例を挙げると，ヒトにおいて，熱ショック蛋白質は心筋梗塞・外科治療・脳卒中からの回復を促進するのかもしれない（Black and Luchesi 1993；Mestrill and Dillmann 1995）。実験的に誘導された熱ショック蛋白質は，環境の傷害に曝された器官や組織を保護することが証明されている。たとえば，Tytell とその同僚（1993）は，強い光照射によって損傷を受けたアルビノラットの網膜細胞では，70-kD の熱ショック蛋白質（hsp70）が保護的な働きをすることをつきとめた。長期の光暴露による光受容体細胞の損傷は，精製した hsp70 を注射す

ることにより，軽減された。同じ様な保護的作用は，類似の熱ショック蛋白質を誘導する中等度の熱ストレスの結果として生じる。

hsp60 抗体と精神分裂病の病態生理学

熱ショック蛋白質に対する高力価の抗体は健常人では発生しないが，リウマチ疾患や結核のような感染性疾患の少数例で発見される（Jarjour et al. 1991）。しかしながら，われわれの研究では，臨床的にも検査的にも医学的疾患の徴候がない精神分裂病患者において，抗 hsp60 抗体の反応性が最も高率に認められた。

遺伝的影響を受けやすい精神分裂病患者において，hsp60 に対する抗体は，hsp60 と相同性の抗原をもつ有機体が分子的模倣を介して感染する結果として発生しているのかもしれない。あるいは，出芽中のウイルスに hps60 が組み込まれた結果，ウイルスが感染して，蛋白質を免疫原にするのかもしれない。最後に，突然変異・代謝性変化・感染に派生する構造的変化や翻訳後修飾のために，hsp60 は免疫原になるのかもしれない（Shattner and Rager-Zisman 1990）。

正常あるいは異常に産生された hsp60 と hsp60 抗体がニューロン細胞内で相互作用するのならば，この抗体が精神分裂病と関係している可能性がある。（遺伝性あるいはウイルス性の病因をもつ）hsp60 やその亜型に対する抗体は，ニューロンのストレス反応を直接，妨害するのかもしれない。その結果，ある一定の割合のニューロンは，発熱・感染・頭部外傷・酸化的ストレスに対して，脆弱なまま放置されるかもしれない。あるいは，突然変異やウイルス性の修飾によって産生された異常な hsp60 によって，環境ストレスに反応するある種のニューロンの能力が同様に後退するのかもしれない（図 9—3 A 参照）。発達期あるいはそれ以降の細胞の損傷や機能不全は，精神分裂病に発展する構造的・機能的異常のもとになるのかもしれない。最後に，hsp60 に対する抗体はニューロン損傷の原因というよりも，そのような損傷のマーカーである可能性がある。この場合，細胞損傷および血液—脳関門あるいはそのいずれかの障害によって hsp60 が免疫監視メカニズムに暴露されて，自己免疫反応が開始するのかもしれない（図 9—3 B 参照）。あるいは，疾患過程には，生理学的に重

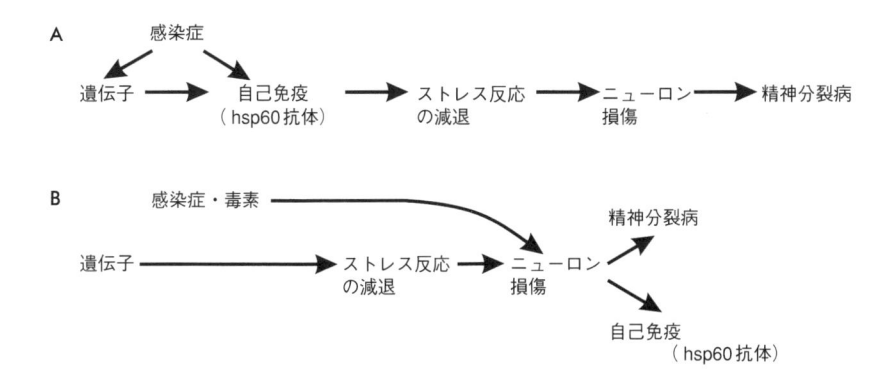

```
A       感染症
        ↙    ↘
   遺伝子 ──→ 自己免疫 ──→ ストレス反応 ──→ ニューロン ──→ 精神分裂病
            （hsp60抗体）      の減退          損傷


B       感染症・毒素 ─────────────────┐
                                    ↓      精神分裂病
                                           ↗
   遺伝子 ──────────→ ストレス反応 ──→ ニューロン
                      の減退          損傷
                                           ↘
                                            自己免疫
                                          （hsp60抗体）
```

図9-3 精神分裂病および自己免疫疾患における，60-kD熱ショック蛋白質(hsp60)を誘導する遺伝性/感染性のメカニズムの仮説

要だがいまだに同定されていないhsp60と，単に交差反応するだけのニューロン性抗原が関係しているのかもしれない．

サイトカイン・自己免疫・精神分裂病

サイトカインは，自己免疫と感染症，精神分裂病で認められるような，免疫系の活発化に関連する他の系統の証拠を提供する可能性がある．サイトカインは免疫系において恒常性と調節性の機能をもつ溶解性のポリペプチドホルモンであり，機能的に多様な集団である．インターロイキン-1（IL1）・インターロイキン-2（IL2）・インターロイキン-6（IL6）のようなサイトカインの過剰発現はヒトの自己免疫疾患でみられる（Capra et al. 1990; Greenberg et al. 1988; Halper 1991; Linker-Israeli et al. 1991; Nakanishi et al. 1990; Wood et al. 1988）．精神分裂病患者においても，IL1・IL2・IL6の血清やCSFの濃度が同様に上昇し，異所性のマイトジェン誘発性IL2生産物が証明された．これらの発見はこの疾患の自己免疫理論を支持するものである（Ganguli et al. 1994; Katila et al. 1994; Licinio et al. 1989; Maes et al. 1994; Rappaport et al. 1989; Shintani et al. 1991; Villemain et al. 1987, 1989; Wei et al. 1992; Xu et al. 1994）．

IL1 や IL6 を含めたサイトカインはまた，*in vivo* と *in vitro* において，ニューロン集団に対する広範で直接的な影響を長期にわたって持続的に行使することが証明されており，神経毒性および神経保護的な影響の両方が観察された。いくつかの発見は精神分裂病と特に関連性があった。例を挙げると，Denicoff とその同僚（1987）が，IL2 で治療した癌患者の行動学的・心理学的後遺症を研究したところ，IL2 によって，しばしば精神病その他の顕著な神経行動学的変化が惹起された。サイトカインはまた血液―脳関門の破壊を招来し，その結果，CNS が循環性の免疫因子の活動に暴露されることを間接的に増強している。最後に，海馬は解剖学的にも機能的にも精神分裂病の臨床病理と関係が深いと考えられているが，その海馬がサイトカインの細胞障害性の影響に特に脆弱であることは注目すべきである。これらの観察は，免疫性・自己免疫性活動の継続により，精神分裂病においてサイトカインが過剰発現している可能性を示唆しているが，そのような過剰発現は細胞傷害の徴候を意味するか，あるいはそれ自身がニューロン性の損傷や機能不全の原因であることを示唆しているのかもしれない。

将来の方向性

　精神分裂病は病因論的に異種性の症候群であり，そのような異種性がこの疾患の神経生物学的研究に複雑さを加え，混乱を増強させているのだろう。免疫あるいは免疫に関連した疾患の異常なメカニズムを探索したところ，少数の患者だけが直接に関連性のある免疫学的病態生理の徴候を示した。したがって，われわれは現在，より一層規定された患者のサブグループ ―たとえば，hsp60 自己抗体を示すもの― を探究しているが，これらの患者群では，病態生理（例，サイトカインの研究）あるいは環境上の暴露（例，頭部外傷歴・ウイルス性暴露・産科的合併症）について，さらなる研究を行う予定である。柔軟性のある症状セットを用いて臨床データを収集したり，広範な精神病理の領域に一致した所見を評価したりすることによって，免疫学的異常が疾患の原因や経過の一因となる臨床的サブタイプを定義する可能性が高まるだろう（Carpenter and Buchanan 1989 ; Nurnberger et al. 1994)。最後に，古典的な自己免疫疾患の家系において精神分裂病患者の免疫機能を研究することは，微細な免疫学的変化が同定される自己免疫性サブグループの患者を特徴づけることに役立つかもしれない。

「自己免疫性のサブタイプ」が推定される精神分裂病において，遺伝的脆弱性と環境上の傷害に関係した影響を調べることによって，将来の研究に関する重要な方向性が示されるだろう。たとえば，われわれが，少数の一卵性双生児ペアを調べたところ，精神分裂病不一致例の双生児ペアでは，免疫反応（例，ウイルスに対する）が疾患の進展に主要な影響を与える精神分裂病の一形態を共有していることが推測された。対照的に，精神分裂病一致例の一卵性双生児のペアでは，遺伝的影響のみで疾患が十分に発病するであろう。自己抗体産生について家族性遺伝研究を行うことや，同定された自己免疫病変を持つ患者に関する環境暴露を研究することは，この関係を明らかにするのに役立つであろう。

免疫測定値の異常を縦断的に研究することによって，ステート（状態）およびトレイト（形質）の関与に対する理解が深まるであろう。例を挙げると，精神分裂病においてhsp60抗体力価と精神病理学的な急性変化とが相関関係にあることは，抗体が疾患過程の活動性を反映していて，発達期間中に発生するような，関係の薄い外傷マーカーの単なる構成要素ではないことを暗示しているのだろう。

今日までのわれわれの研究結果が，標本の大きさや選択，あるいは利用した「対照」の適切さの限界によって混乱しているのならば，より規模が大きく，独立した標本をもつ免疫学的研究が必要である。たとえば，入院中の精神分裂病患者は，神経疾患・健常・非精神病性精神疾患の対照被験者と比べて，疾患と無関係な抗体を産生する原因となり得る環境に暴露（薬物療法を含めて）する程度が異なる可能性がある。

実験室レベルでは，エピトープ・マッピングを用いた研究によって，対照被験者由来の抗体認識部位とは異なる，精神分裂病患者由来の抗体によって認識されるhsp60抗体結合部位が明らかにされ，特徴付けられるだろう。ウイルスその他の感染性の病原体から交差反応性のエピトープを同定する試みは，以

前の感染に対する抗 hsp60 抗体の関連を解明するのに役立ち，精神分裂病の病理における，そのような病原体の役割の研究を刺激するかもしれない。エピトープ・マッピング解析を行うことで，疾患過程に関連の可能性がある機能的に重要な交差反応蛋白質が新たに同定されるかもしれない。精神分裂病患者の脳で hsp60 が異所性に発現・変化・分布しているという仮説は，免疫組織化学的な技術を用いて死後脳の組織を調べることによって検証可能である。患者と対照被験者における hsp60 自己抗体とサイトカイン産生の関係を調査するために，臨床的・実験的な研究に着手する予定である。

結　論

現在では，免疫系が，健全あるいは病的な CNS に多様な影響を長期にわたって持続的に与えることが知られている。自己免疫メカニズムは広範な疾患状態の中で同定されてきた。病因論的影響や病態生理学的過程と推定される状態，そしてこれらの症候群の臨床像は精神分裂病と重要な特徴を共有している。

われわれのグループでは，CNS ストレス蛋白質である，hsp60 に対する異常な自己抗体が精神分裂病患者のサブグループで存在することを証明してきた。この発見には追試が必要であるが，異常に産生・修飾された hsp60，あるいは hsp60 に対する抗体が，感染・発熱・毒素・外傷その他のメカニズムのストレッサーに対するニューロンの反応を減損させることによって，疾患の病態生理に関与しているという推測は関心を引くものである。あるいは，そのような自己抗体は二次的なもので，他に原因があるニューロン損傷のマーカーであるのかもしれない。また，サイトカインはストレスに対するニューロン反応を調整すると想定されているが，このサイトカインが精神分裂病で過剰に発現していることが観察されているので，サイトカイン自身が直接あるいは間接的にニューロン損傷の原因になって，ニューロンの機能を後退させたり，あるいはそのような変化のマーカーになるのかもしれない（図9—4）。

hsp60 抗体とサイトカインの異常が原因となって精神分裂病の病理と関係しているのか，あるいはニューロン損傷に対する二次的な反応をあらわしている

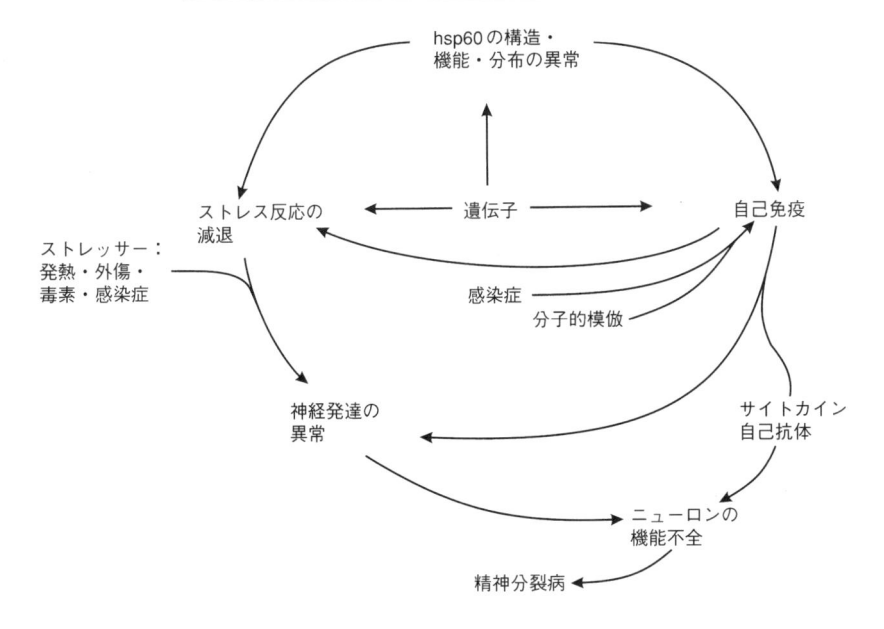

図9—4 自己免疫・遺伝子・ニューロン機能・精神分裂病の相互関係の概要。hsp60＝60-kDの熱ショック蛋白質

のかどうかは，さらなる探究を要する根本的な問題である。精神分裂病において免疫を介した特異的メカニズムを同定する試みによって，間違いなく，抗体の干渉とサイトカインの活動あるいは損傷に対する細胞の脆弱性を修飾することに照準を合わせた，新しい治療ストラテジーが開拓されるだろう。

文　献

Baron M, Stern M, Anavi R, et al: Tissue binding factor in schizophrenic sera: a clinical and genetic study. Biol Psychiatry 12:199–219, 1977

Bird G: Autoantibodies—a perspective, in B Lymphocytes in Human Disease. Edited by Bird G, Calvert JA. London, Oxford University Press, 1978, pp 409–424

Black SC, Lucchesi BR: Heat shock, proteins and the ischemic heart: an endogenous protective mechanism. Circulation 87:1048–1051, 1993

Bonfa E, Golombek SJ, Kaufman LD, et al: Association between lupus psychosis and anti-ribosomal P protein antibodies. N Engl J Med 317: 265–271, 1987

Capra R, Mattioli F, Marciano N, et al: Significantly higher levels of soluble interleukin-2 in patients with relapsing-remitting multiple sclerosis compared with healthy subjects (letter). Arch Neurol 47:254, 1990

Carpenter WT Jr, Buchanan RW: Domains of psychopathology relevant to the study of etiology and treatment in schizophrenia, in Schizophrenia: Scientific Progress. Edited by Schulz SC. New York, Oxford University Press, 1989, pp 13–22

Cohen IR: A heat shock protein, molecular mimicry and autoimmunity. Isr J Med Sci 26:673–676, 1990

Crow TJ: Is schizophrenia an infectious disease? Lancet 1:173–175, 1983

DeLisi LE: Neuroimmunology: clinical studies of schizophrenia and other psychiatric disorders, in Handbook of Schizophrenia, Vol 1: The Neurology of Schizophrenia. Edited by Nasrallah HA, Weinberger DR. New York, Elsevier, 1986, pp 377–396

Denicoff KD, Rubinow DR, Papa MZ, et al: The neuropsychiatric effects of treatment with interleukin-2 and lymphokine-activated killer cells. Ann Intern Med 107:293–300, 1987

Drachman DB: How to recognize an antibody mediated autoimmune disease criteria, in Immunologic Mechanisms in Neurologic and Psychiatric Disease. Edited by Waksman BH. New York, Raven, 1990, pp 183–186

Ehrnst A, Wiesel FK, Bjerkenstedt L, et al: Failure to detect immunologic stigmata in schizophrenia. Neuropsychobiology 8:169–171, 1982

Elias D, Markovits D, Reshef T, et al: Induction and therapy of autoimmune diabetes in the non-obese diabetic (NOD/Lt) mouse by a k5kDa heat shock protein. Proc Natl Acad Sci U S A 87:1576–1580, 1990

Gahring LC, Twyman RE, Greenlee JE, et al: Autoantibodies to neuronal glutamate receptors in patients with paraneoplastic neurodegenerative syndrome enhance receptor activation. Mol Med 1:245–253, 1995

Ganguli R, Yang A, Shurin G, et al: Serum interleukin-6 concentration in schizophrenia: elevation associated with duration of illness. Psychiatry Res 51:1–10, 1994

Greenberg SJ, Marcon L, Hurwitz BJ, et al: Elevated levels of soluble interleukin-2 receptors in multiple sclerosis. N Engl J Med 319:1019–1020, 1988

Halper J: Immunocyte receptors and second messengers in psychoneuroimmunology, in Psychoimmunology Update. Edited by Gorman JG, Kertzner RM. Washington, DC, American Psychiatric Press, 1991, pp 113–151

Heath RG, Krupp IM: Schizophrenia as an immunologic disorder I, II, III. Arch Gen Psychiatry 16:1–33, 1967

Husby G, van de Rijn I, Zabriskie JB, et al: Antibodies reacting with cytoplasm of subthalamic and caudate nuclei neurons in chorea and acute rheumatic fever. J Exp Med 144:1094–1110, 1976

Jarjour WN, Jeffried BD, Davies JS, et al: Autoantibodies to human stress proteins. Arthritis Rheum 34:1133–1138, 1991

Jindal S, Dudani AK, Singh B, et al: Primary structure of a human mitochondrial protein homologous to the bacterial and plant chaperonins and to the 65 kD mycobacterial antigen. Molecular Cell Biology 9:2279–2283, 1989

Katila H, Hurme M, Wahlbeck K, et al: Plasma and cerebrospinal fluid interleukin-1 and interleukin-6 in hospitalized schizophrenic patients. Neuropsychobiology 30:20–23, 1994

Kiessling LS, Marcotte AC, Culpepper L: Antineuronal antibodies in movement disorders. Pediatrics 92:39–43, 1993

Kilidireas K, Latov N, Strauss DH, et al: Antibodies to the human 60 kDa heat-shock protein in patients with schizophrenia. Lancet 340:569–572, 1992

Knight JG: Possible autoimmune mechanisms in schizophrenia. Integrative Psychiatry 3:134–143, 1985

Knight JG, Knight A, Pert CB: Is schizophrenia really a virally triggered antireceptor autoimmune disease? in Biological Perspectives on Schizophrenia. Edited by Helmchen HJ, Henn FA. New York, Wiley, 1987, pp 107–124

Licinio J, Krystal JH, Seibyl JP, et al: Elevated central levels of interleukin-2 in drug free schizophrenia patients (abstract). Schizophr Res 4:372, 1991

Lindquist S: The heat shock proteins. Annu Rev Biochem 55:1151–1191,

1986
Linker-Israeli M, Deans RJ, Wallace DJ, et al: Elevated levels of endogenous IL6 in systemic lupus erythematosus: a putative role in pathogenesis. J Immunol 147:117–123, 1991

Maes M, Meltzer HY, Bosmans E: Immune-inflammatory markers in schizophrenia: comparison to normal controls and effects of clozapine. Acta Psychiatr Scand 89:346–351, 1994

Mednick SA, Machon RA, Huttunen MO, et al: Adult schizophrenia following prenatal exposure to an influenza epidemic. Arch Gen Psychiatry 45:189–192, 1988

Mestrill R, Dillmann WH: Heat shock proteins and protection against myocardial ischemia. J Mol Cell Cardiol 27:45–52, 1995

Morimoto RI, Tissieres A, Georgopoulos C: The Biology of Heat Shock Proteins and Molecular Chaperones. Cold Spring Harbor, NY, Cold Spring Harbor Laboratory Press, 1994

Naidu S, Narasimhachari N: Sydenham's chorea: a possible presynaptic dopaminergic dysfunction initially. Ann Neurol 8:445–446, 1980

Nakanishi K, Malek TR, Smith KA, et al: Both interleukin-2 and a second T cell derived factor in EL4 supernatants have activity as differentiation factors in IgM synthesis. J Exp Med 160:1605–1621, 1990

Nausieda PA, Bieliauskas LA, Bacon LD, et al: Chronic dopaminergic sensitivity after Sydenham's chorea. Neurology 33:750–754, 1983

Newsome-Davis J: Lambert Eaton myasthenic syndrome. Monogr Allergy 25:116–124, 1988

Nurnberger JI Jr, Blehar MC, Kaufmann CA, et al: Diagnostic interview for genetic studies: rationale, unique features and training. Arch Gen Psychiatry 51:849–859, 1994

Pandey RS, Gutpa AK, Chaturvedi VC: Autoimmune model of schizophrenia with special reference to antibrain antibodies. Biol Psychiatry 16:1123–1136, 1981

Rappaport MH, McAllister CG, Pickar D, et al: Elevated levels of interleukin-2 receptors in schizophrenia. Arch Gen Psychiatry 46:291–292, 1989

Richman DP, Fairclough RH, Xu Q, et al: Noninflammatory immune mechanisms in disease of the nervous system, in Immunologic Mechanisms in Neurologic and Psychiatric Disease. Edited by Waksman

BH. New York, Raven, 1990, pp 55–65
Rogers SW, Andrews PI, Gahring LC, et al: Autoantibodies to glutamate receptor GluR3 in Rasmussen's encephalitis. Science 265:648–651, 1994
Shattner A, Rager-Zisman B: Virus-induced autoimmunity. Reviews of Infectious Diseases 12:204–222, 1990
Shima S, Yano K, Sugiura M, et al: Anticerebral antibodies in functional psychoses. Biol Psychiatry 29:322–328, 1991
Shintani F, Kanba S, Maruo N, et al: Serum interleukin-6 in schizophrenic patients. Life Sci 49:661–664, 1991
Sinha AA, Lopez MR, McDevitt HO: Autoimmune diseases: the failure of self-tolerance. Science 248:1380–1388, 1990
Smith BR, McLachlin SM, Furmaniak J: Autoantibodies to the thyrotropin receptor. Endocr Rev 9:106–121, 1988
Solimena M, Folli F, Aparisi R, et al: Autoantibodies to GABA-ergic neurons and pancreatic beta cells in stiff-man syndrome. N Engl J Med 322:1555–1560, 1990
Stefansson K, Marton LS, Dieperink ME: Circulating antibodies to the 200 kD protein of neurofilaments in the serum of healthy individuals. Science 228:1117–1119, 1985
Strauss DH, Printz DJ: Autoimmune phenomena, neuronal stress, and schizophrenia, in Schizophrenia: New Directions for Clinical Research and Treatment. Edited by Kaufmann CA, Gorman JM. New York, Mary Ann Liebert, 1996, pp 137–152
Swedo SE, Leonard HL, Schapiro MB, et al: Sydenham's chorea: physical and psychological symptoms of St Vitus dance. Pediatrics 91:706–713, 1993
Tytell M, Barbe MF, Brown IR: Stress (heat shock) protein accumulation in the central nervous system: its relationship to cell stress and damage. Adv Neurol 59:293–303, 1993
Van Eden W, Holoshitz J, Nevo Z, et al: Arthritis induced by a T-lymphocyte clone that responds to mycobacteria tuberculosis and to cartilage proteoglycan. Proc Natl Acad Sci U S A 82:5117–5120, 1985
Van Eden W, Holoshitz J, Cohen IR: Antigen mimicry between mycobacterial and cartilage proteoglycans: the model of adjuvant arthritis. Concepts Immunopathol 4:144–170, 1987

Villemain F, Chatenoud L, Guillibert E, et al: Decreased production of interleukin-2 in schizophrenia. Ann N Y Acad Sci 496:669–675, 1987

Villemain F, Chatenoud L, Galinowsky A, et al: Aberrant T cell–mediated immunity in untreated schizophrenic patients: deficient interleukin-2 production. Am J Psychiatry 146:609–616, 1989

Wang S, Sun CE, Walczak CA, et al: Evidence for a susceptibility locus for schizophrenia on chromosome 6pter–p22. Nat Genet 10:41–46, 1995

Wei J, Xu H, Davies JL, et al: Increase of plasma IL-6 concentration with age in health subjects. Life Sci 51:1953–1956, 1992

Wilcox JA, Nasrallah HA: Sydenham's chorea and psychosis. Neuropsychobiology 15:13–14, 1986

Wilcox JA, Nasrallah HA: Sydenham's chorea and psychopathology. Neuropsychobiology 19:6–8, 1988

Whittingham S, Mackay IR, Jones IH, et al: Absence of brain antibodies in patients with schizophrenia (abstract). BMJ 1:347, 1968

Wong DF, Wagner HN Jr, Tune LE, et al: Positron emission tomography reveals elevated D_2 receptors in drug-naive schizophrenics. Science 234:1558–1563, 1986

Wood NC, Symons JA, Duff GW: Serum interleukin-2 receptor in rheumatoid arthritis: a prognostic indicator of disease activity? J Autoimmun 1:353–361, 1988

Wright P, Murray RM: Schizophrenia: prenatal influenza and autoimmunity. Ann Med 25:497–502, 1993

Xu HM, Wei J, Hemmings GP: Changes of plasma concentrations of interleukin-1a and interleukin-6 with neuroleptic treatment for schizophrenia. Br J Psychiatry 164:251–253, 1994

Zinkernagel RM, Cooper S, Chambers J, et al: Virus-induced autoantibody response to a transgenic viral antigen. Nature 345:68–71, 1990

結　論

精神分裂病 ── 遺伝・疫学・予防の間隙を埋める試み

Richard Jed Wyatt, M.D.

　精神分裂病における遺伝的・疫学的研究の主目標は疾患の予防である。予防には伝統的に一次・二次・三次の三つのタイプがある (Jamison 1993)。精神分裂病については，一次予防は，危険要因を低減させることにより，あるいはその発病の機先を制する手段を講じることによって，疾患頻度を減少させることを目標としている。二次予防は，精神分裂病の期間や重症度を軽減したり，逆方向の結果に導く生理的・心理社会的な危険要因を少なくしたりすることを目標としている。二次予防はまた，治療法の可能性を包含していて，これは，定義によれば，いったん発病した時のみに生じる。三次予防は，以前のあるいは進行中の疾患によって失われた機能を，完全あるいは部分的に回復することを目的としたリハビリテーションである。また，三次予防には，治療やリハビリテーションが不可能なときに，痛みや苦しみを和らげる緩和的手段が含まれる。以上の方法を予防法の原理原則に基づいて三つのカテゴリーに分割することは，概念的に面倒であり，もはや有用でなくなったかもしれない (Marzek and Haggerty 1994)。それにも関わらず，三つの側面は，本書で取り上げられているトピックスを考究する際に，単純な枠組みを提供してくれる。

　合衆国における精神分裂病の一次予防の試みは，1950年代から1960年代にかけて，地域の精神保健活動にリードされていた。これらの予防活動は基本的に心理学的・教育的なものであったが，残念なことに，これらは機能しなかった。その上，それらが達成したかもしれない，いかなる成功も評価することはできなかった。というのは，発病率の変化を実証するシステムが何もなかった

からである。さらに，地域の精神保健活動には，実行可能な介入をデザインする知識に欠けていたのである（Wyatt 1985）。もう一つの重大な活動の失敗は，そのサービスが通常，物質的にも理論的にも，精神分裂病者が居住している状況や，もっとも発病しやすい環境から乖離している点である。精神分裂病は，社会経済的に低階層で，スラム化・ゲットー化していることが多い中心市街地において最もよく認められるが（Dohrenwend et al. 1992；Kohn 1976；Wyatt et al. 1988），一般に，地域の精神保健活動はそのような場所に及ばなかった。

精神科医が時々，不十分な，精神分裂病の一次予防の技能を用いたにもかかわらず，過去に精神分裂病と誤診されていたその他多数の疾患の発病率を減少させることに成功してきた。梅毒に対する早期治療が導入されて，精神障害者の全身不全麻痺は珍しくなった。ナイアシンが豊富な，胚芽や皮などを取り除いていない全粒を用いた穀物産物を摂取することによって，ペラグラに関連した痴呆が完全に防止された。ヨウ素添加食卓塩を利用することによって，事実上，特定の地方に限られていた甲状腺腫の粘液水腫性精神錯乱が消滅した。生まれつきフェニルアラニン水酸化酵素が不活性の人は，かつて，極度の精神病状態を招来する危険性があった。現在では，これらの人たちは出生前にDNA解析をすることによって，（出生後の生化学的検査同様に）診断が可能であり，低フェニルアラニン食事療法で治療できる。

しばしば，精神分裂病と誤診された疾患に対するこの成功裡の治療法は，一次予防の形態であったし，これからもそうあり続けるであろう。しかしながら，われわれが現在最も標的としている精神分裂病に対する介入は，二次予防あるいは三次予防である。対照的に，本書では数多くの新しい発見を探究していて，その多くは，この疾患への主たる介入に対するわれわれの最近の概念に，非常な影響を与えている。この結論の項では，これらの興味をそそる研究のいくつかにハイライトを当てて，結果として，これらの発見が精神分裂病に対する予防措置を講ずるのに，どのように利用される可能性があるのかを論じてみたい。

結論 精神分裂病——遺伝・疫学・予防の間隙を埋める試み *237*

精神分裂病と母親／胎児の免疫学的不適合との関連

　Hollister と Brown は，本書の第8項において，精神分裂病を引き起こすことが以前に想定されていなかった状態 —rhesus（Rh）式血液型不適合— について論議している。Rh 式血液型不適合は新生児の溶血性疾患（HDN）と関連しているが，著者らはこのことがもっともありそうな病因ファクターであると考えている。Rh システムの5種類の主要抗原の中で，D 抗原は最も免疫原性があり，HDN の最も一般的な原因である。Rh HDN は，貧血・肝腫大・低酸素症・高ビリルビン血症その他多くの症候群と関連した疾患であるが，これらの症状は中枢神経系（CNS）に影響を与えている。Rh 陽性の胎児の赤血球が，以前に感作した Rh 陰性の母親由来の免疫グロブリンG（IgG）抗体に暴露するときに，Rh HDN が発生する。重篤な神経学的障害を経験することなく HDN を生き抜いた胎児は，明らかに，精神分裂病を発病する危険性がある。Rh 式血液型不適合と精神分裂病との関連が確認されれば，このことは HDN 予防を確実にする一層の根拠となるであろう。合衆国では，全てではないがほとんどの場合，次回以降の出生時に HDN を防ぐために，Rh 式血液型不適合妊娠の女性は分娩後直ちに RhD 免疫グロブリン（抗 D ガンマグロブリン予防「ロガム」）の治療を受ける。

　HDN は，Malaspina・Sohler・Susser が本書の第2項で規定しているように，多因子疾患である。Rh 遺伝子（群）によって産生された特異的抗原（あるいは，Rh 陰性の個人に対する抗原の欠如）が，以前に感作された女性とその胎児において，妊娠期間中に同時に存在することによって，HDN は発生する。白人の場合，Rh 陽性と Rh 陰性のどちらであるのかということは比較的よくある問題であり，Rh 陽性の人数は Rh 陰性の人数のおおよそ6倍である。さらに，Rh HDN では，罹患している胎児は Rh 陽性である。精神分裂病が実際に，最もありふれた変異体（Rh 陽性）と関連しているならば，このことは，責任遺伝子群が比較的少数の人口割合においてのみ発生するという最も古典的な遺伝性疾患とは異なるものである。全ゲノム地図が完成目前であり，その知識より多大な恩恵をこうむることを期待すると同時に，多くの精神疾患で

は，疾患の病因として発見されるものは，多分，遺伝子あるいは遺伝子群と環境の相互作用である点を強調しておくことは大切である。多因子疾患では，分子遺伝学単独から得られるものを超越した理解が求められる（Prescott and Gottesman 1993; Strohman 1994; Wyatt 1996）。

Rh HDN と精神分裂病の発病との関係が明らかになるにつれて，その他の母親―胎児の免疫学的不適合，特に ABO 式血液型不適合に対する関心が煽られた。ABO 式血液型不適合はおおよそ妊娠の 20％に発生し，それに伴って生じる黄疸は，Rh 式不適合に付随する黄疸よりも程度が軽く，それほど多くない。ABO 式血液型不適合は，血液型が O 型の女性が A 型あるいは B 型の血液型の胎児を妊娠する場合に起きる。O 型の人の赤血球には A 型と B 型の抗原がないので，輸血の際，万能給血者である。しかしながら，彼女らは，胃腸系の正常な微生物叢を含めたその他多くの種に存在する A 型と B 型の抗原に暴露される可能性があり，これらの抗原に感作される（直ちに抗体を作る）かもしれない。血液型が A 型あるいは B 型の人は相反する抗原に対して抗体を産生するが（A に対する B，B に対する A），これらは免疫グロブリン M（IgM）抗体であり，胎盤を通過して胎児の赤血球を破壊することはない。

精神分裂病の人では B 型の血液型を持つものが，期待されるよりも幾分過剰であることが，知られていた（Mourant et al. 1978）。しかしながら，O 型の母親／A 型あるいは B 型の胎児のダイアド（二人組）もまた精神分裂病で増加しているのかどうかを決定するために，さらなる疫学的研究が必要である。仮にそのような妊娠の割合の増大が精神分裂病と関連していることが発見されるならば，脳に損傷を与え，精神分裂病を招来するのに必要な赤血球の溶血現象の程度を決定することもまた重要である。ABO 式血液型不適合は，臨床検査上の赤血球感作のわずかな徴候を示す溶血から，赤血球感作の明らかな徴候を表わす重篤な溶血性疾患までを意味している（Desjardins et al. 1979）。Hollister と Brown が行った Rh 式血液型不適合妊娠における発見によれば（本書の第 8 項参照），従来考えられていた以上に，ABO 式血液型不適合妊娠について関心を払うことが肝要であろう。

精神分裂病とインフルエンザとの関連

　第4項では，Wrightとその同僚が，妊娠第2期トリメスター期間中にインフルエンザに感染することと，感染した母親の子供にその後精神分裂病が発病することとの間に明らかな関連があることを論議している。彼らによれば，複数の研究が一貫して，インフルエンザ・ウイルスが精神分裂病と関連しているという発見を追試しているので，多くの感染症で発生するサイトカインのような非特異的な要因が，催奇形性の病原体である可能性は低い。Wrightらは，インフルエンザ・ウイルスに対する母親の抗体が精神分裂病の病因論的危険因子となるということを提案している。彼らはその提案を「催奇形性抗体仮説」と呼称している。

　胎盤は，ほとんどの抗体を含めた母親の毒素から胎児を保護するようにデザインされているが，IgGは，栄養膜細胞上の特異的受容体に対する分画結晶化(Fc)結合によって胎盤を通過する。出生時，これらの抗体は，胎児がそれ自身のIgG抗体を産生できるまで，感染症から胎児を保護する。IgG抗体が容易に胎盤を通過する唯一のものなので，Wrightとその同僚の仮説に関係しているインフルエンザ抗体は多分，IgG抗体であろう。

　血清中のIgGインフルエンザ抗体のピークが疾患発病後21日から49日の間であり，比較的高力価の状態が数ヵ月持続するということは，催奇形性抗体仮説にとって重要なことであろう (Couch 1993；Gresser and Halstead 1959；Murphy et al. 1982)。精神分裂病は第2期トリメスター期間中に生じるインフルエンザ感染症にのみ関連しているので，抗体力価のピークが遅延して長期にわたるということは，胎児の障害が最も発生しやすい時期が，第2期後半あるいはより可能性がある第3期トリメスターであるという関心を集めるであろう。

　第3項では，Nowakowskiが，ニューロンやグリアが成熟細胞になる途上のCNS発達の3段階，すなわち，細胞増殖・ニューロン移動・ニューロン分化について論及している。これらの発達段階は妊娠期間を通して継続し，これらのいかなる時期の有毒な事象によっても，正常のCNS発達が変化するだろう。剖検研究から得られた証拠 (Akbarian et al. 1995；Bogerts

1993 ; Jakob and Beckmann 1986) によると，精神分裂病では正常なニューロン移動が停止している可能性があり，ニューロンの一部は脳内の目標部位へ到達しないのかもしれない．催奇形性抗体仮説に基づくと，ニューロン移動を変化させるものは，母親のインフルエンザIgG抗体と胎児の神経要素との交差反応であり，多分，第2期トリメスター後半あるいは第3期トリメスターに発生するが，この時期はインフルエンザ抗体力価がピークに達するときに一致する．

精神分裂病はその他の急性の感染症とは関連がなかったので，Wrightとその同僚（本書，第4項）は，サイトカイン生産物のような感染と繋がりのある非特異的な要因が胎児のCNS変性の原因ではないであろうと論じている．しかしながら，その他の急性発熱性感染症 ―たとえば，水痘や麻疹― は妊娠期間中あまりに珍しいので，精神分裂病との疫学的関連を容易に確立できないであろう．したがって，催奇形性の病原体がインフルエンザ・ウイルス抗体であるという論議は理論的に大変興味深いけれども，抗体の本質や発達期の胎児脳と抗体との交差反応に関するかなり多くの知見が必要である．

それにも関わらず，インフルエンザ・ウイルス，あるいはそのようなウイルスに対する妊婦の反応が奇形の誘因であるという仮説は，母親―胎児の免疫均衡が攪乱されて，胎児に重篤な影響を与えるということを意味する．妊娠は通常，細胞を介した免疫能が低下するとともに，抗体に関連する免疫能が強化される時期である．例を挙げれば，ループス・エリテマトーデスは自己抗体産生の増加がかなり関係しているが，この疾患は妊娠中に急激に発症する．他方，慢性関節リウマチは細胞を介した自己免疫疾患であるが，この疾患の状態は妊娠中にしばしば改善する（Nelson et al. 1993）．慢性関節リウマチが改善することは，ヒト白血球抗原（HLA）として知られている，非常に多型性に富んだ免疫系―認識分子における母親―胎児の不均衡（Nelson et al. 1993）と関連していた．

HLA遺伝子型は，特異的な抗原に反応する身体の能力やその程度を決定するのに大きな影響を及ぼす．多くの自己免疫疾患は特別のHLA遺伝子型と関連のあることがわかってきた．慢性関節リウマチは精神分裂病では稀有であることが繰り返して報告されていて（Eaton et al. 1992 ; Vinogradov et al.

1991),また,HLA DR4 と関連しているので,Wright とその同僚(本書,第4項参照)は精神分裂病の人たちについて HLA DR4 を調べた。予想されたように(Knight 1985 ; Knight et al. 1992),精神分裂病患者,および母親が精神分裂病患者の非血縁関係のサンプルでは,HLA DR4 の割合が低下していた。この発見は,HLA DR4 に関連した物質が精神分裂病への感受性を低下させていることを示唆している。重大なことに,一つの自己免疫疾患を持つものはそれ以外の自己免疫疾患に罹患する割合が過剰に高まる傾向があり,HLA DR4 を持つ人たちでもまた,インスリン依存性糖尿病(IDDM)を発症する危険性が高まる。Feney(1989)によると,精神分裂病の人たちでは IDDM の発病率が低下していた。このことは精神分裂病患者で HLA DR4 の割合が低いことと一致している(Feney 1989)。対照的に,Wright とその同僚は,精神分裂病患者の第1度親族では IDDM が増大していることを発見した(彼らは精神分裂病患者自身は調査していない)。精神分裂病の人たちで IDDM の割合が低下し,彼らの血縁者でその割合が増加する理由は不明である。その他では,常に一貫しているわけではないが,精神分裂病患者では,癌(Mortensen 1994),ある種の感染症(Carter and Watts 1971)・枯草熱・喘息(Ehrentheil 1957)および外来蛋白質による感作に対する耐性(Molholm 1942)の発生率が低下していることが報告されている。

したがって,精神分裂病は,特に,生殖能力が発達する以前に発病する他の疾患に対して,広範に保護的な役割を果たす側面があるのだろう。精神分裂病が本当にそのような保護的な条件を備えるならば,このことは,長い間捜し求めていた精神分裂病に関する進化上の有利な要因(いかなる疾患にとっても人口の中でそれ自体を維持するのに必要な)の証拠になるかもしれない(Carter and Watts 1971 ; Erlenmeyer-Kimling 1968 ; Huxley et al. 1964)。

そのような有利な要因は,慢性関節リウマチ及び IDDM と同時あるいは先行して発生する感染性の病原体に対するものであり,これらの疾患それ自体に対するものではないということが本当のところであろう。たとえば,対照の子供たちと比較すると,新しく IDDM と診断された子供では,コクサッキー・ウイルスに対する抗体力価が増大している割合が多い(Clements et al. 1995)。もしこの関係が真実であると証明されたならば,精神分裂病と関連す

る遺伝子はコクサッキーや類似のウイルスから身体を保護する働きがあるのだろう。二つの研究グループ（Kosower et al. 1995；Saha et al. 1990）が，精神分裂病患者では健常対照者に比べて，ダッフィ血液型抗原の割合が変化することを報告していることもまた興味深い。これらの研究者たちによれば，その差異は，ドパミン D5 受容体の偽遺伝子のように（Kosower et al. 1995），ダッフィ血液型遺伝子が連鎖している他の蛋白質の変化を反映しているのかもしれない。重要なことに，通常のダッフィ血液型抗原が欠如しているもの〔Fy（a-b-）〕は，マラリアの一形態である三日熱マラリア（P. vivax）から保護されている（Horuk et al. 1993）。ほとんどの西アフリカ人，あるいはこの地域に起源をもつ人たちは，ダッフィ陰性の Fy 表現型を持ち，三日熱マラリアに対して耐性がある（White and Breman 1994）。このことは，よりよく知られている鎌状赤血球貧血とマラリアとの関係と類似しているのかもしれない。この場合，鎌状赤血球貧血のヘテロ接合体を持つ人たちは，死因の一番の原因である熱帯熱（P. falciparum）マラリアに対して多少の抵抗力を獲得する（Bunn 1994）。

精神分裂病に関する，全てではないが多くの遺伝的研究（Antonarakis et al. 1995；Moises et al. 1995；Schwab et al. 1995；Straub et al. 1995；Wang et al. 1995）によれば，6 番染色体の短腕（染色体 6p）と連鎖があることが報告されている。重要なことに，染色体のこの部位はまた，HLA 抗原をコードしている。この連鎖は HLA 抗原上に存在することが明白ではないが，HLA 座位からあまり離れていない。したがって，この連鎖と HLA 系との関連がやがて発見されるかもしれない。

最後に，第 5 項では，Brown と Susser が，出生前のインフルエンザ感染に付随する事柄が精神分裂病の原因になる可能性について概説している。彼らは発達期の胎児とウイルスとの間に介在する諸事の変動性を強調している。例を挙げると，妊娠中の女性では，流感治療薬の使用による副作用のために，神経管欠損の危険性が増大するかもしれない（Lynberg et al. 1994）。神経管欠損は脳室の拡大と関連しているが，脳室拡大は精神分裂病においてしばしば観察されていて（Waddington 1993），時に，発病前に存在することが証明されてきた（Weinberger 1988）。インフルエンザに関連した発熱によっても，神経

管欠損の割合が増大するだろう (Shiota 1982)。Brown と Susser は，ウイルス性感染によって脈管炎が発生し，胎盤の血液循環が減少するために胎児組織の低酸素症が惹起されることを主張している (Catalano and Sever 1971)。インフルエンザのような感染症はサイトカインの T 細胞リンパ球の産生を刺激する。Wegmann とその同僚 (1993) は，ある種のサイトカイン（例，インターロイキン-3・顆粒球-マクロファージ・コロニー刺激ホルモン）は妊娠を促進するが，その他のもの（例，インターロイキン-2・インターフェロンガンマ・腫瘍壊死因子アルファ［TNF-α］）は極度に有害な影響を及ぼすと仮定している (Wegmann et al. 1993)。興味深いことに，TNF-α の遺伝子もまた，染色体の 6p に局在していて，多型性がある。*TNFA2* 対立遺伝子をもつ人たちでは，マラリアの重篤な神経学的合併症が発生したり，そのために死亡したりする割合が，一般人口におけるそれに比して7倍も可能性が高い (McGuire et al. 1994)。事実，マラリアへ暴露することは，たぶん TNF-α のようなサイトカインの産生を通して，ある種の自己免疫疾患の発病に対して防護的な役割を果たしているのだろう (Knight et al. 1992; Wilson and Duff 1995a, 1995b)。このことは，精神分裂病が発展途上国においてさほど重症でないことが度々報告されていることの根拠になるのかもしれない (Eaton 1991)。

　最も重要なことだが，Brown と Susser は，出生前のインフルエンザ暴露に関する早期研究の限界の多くが，精神分裂病出生前決定因子（PDS）研究によって解決される可能性を示唆している。PDS 研究は，カイザー財団健康計画によって行われた 1959 年から 1966 年にかけてのオークランド病院における 12,000 件近い出生に関する資料をまとめたものである。これらの人たちはこの計画に 1981 年以降，継続して参加した。このコーホートは大規模であり，出生標本の代物であるという利点があり，さらに，母親に関する健康や栄養状態；処方された薬物及び処方箋なしで購入された薬物の服用状況；妊娠・分娩時の合併症；妊娠女性から懐胎期間中に得た貯蔵血清標本を入手する可能性などの将来的に収集される豊富な資料を有している。研究者たちはインフルエンザ暴露を記録から確認するだけでなく，血清の連続抗体力価の変化を詳細に再現できたために，診療記録には記載されていなかったインフルエンザの下位症候群的な問題を持つ女性を同定することが可能になった。研究者たちは，血清

力価を調べることによって，主観的な叙述に頼らずに，報告された疾患が本当にインフルエンザであることをより厳密に実証して，それが発生する時期を正確に指摘することができた。

　精神分裂病において，インフルエンザ感染の役割に関連するもう一つの興味深い問題は，栄養不足に関する問題である。嘔吐や悪心からくる食思不振による栄養不足はインフルエンザの結果である可能性がある。これらの症状が既に栄養不良の女性に発生したならば，結果として起こる栄養不足によって奇形が惹起されるかもしれない。極端な栄養欠乏による催奇形性の影響に関する証拠はオランダ冬季飢饉の研究から得られている (Stein et al. 1975)。第二次世界大戦末期，ヨーロッパ北部に侵攻を開始した連合国をオランダが支援したことに対する報復措置として，ナチスがオランダの一部を兵糧攻めにした際に，オランダ冬季飢饉は発生した。この飢饉の時期に妊娠していた女性では，神経管を欠損した子供の数が増大したことが記録されていた。Hoekと同僚（本書第6項）は，当初のオランダ飢饉研究と，この人たちを対象とした彼らのさらなる研究 (Susser and Lin 1992; Susser et al. 1996) について論述している。これらの研究者たちによると，妊娠第1期トリメスター期間中にこの飢饉に曝された母親から生まれた子供では，精神分裂病の発病の危険性が増加していた。栄養不足が精神分裂病の神経発達に役割を果たしているかもしれないことをさらに強調するために，Butlerと同僚（本書，第7項）は，甚だしい栄養不足があった際には神経系が正常に発達しないことを示唆する十分な証拠を提示して，栄養不足は，遺伝要因・環境要因あるいは両者の組み合わせに起因し得ることを述べている。

予防の意義

二次予防

　本項の冒頭で精神分裂病の遺伝的・疫学的な研究の主目標は，この疾患の予防であると述べた。しかしながら，近年の多くの精神分裂病に関する研究は，慢性的に衰弱した患者に対するリハビリテーションの改善を目標としている (Liberman and Corrigan 1993)。精神分裂病は本来，思春期後半から成人期前半に発症する疾患である。この時期は，認知・社会・実行などの重要な技能が発達するときである。これらの技能が集中する計り知れないほど貴重な時期を喪失するということのほかに，思考障害や極度の注意散漫，そしてしばしば，重大な欠陥症状が持続性に存在することによって，リハビリテーションの努力の多くが妨げられてしまう。現在では，限られた介在能力だけが精神分裂病の罹患率を減少させることができるだけだが，これらの介在能力のいくつかは，予防措置を講ずる方向性を規定する手助けになる。たとえば，抗精神病薬の使用は，精神分裂病の急性症状のいくらかを減少させるのに有用であることが広く認識されている。しかしながら，いったん，ある人が精神分裂病を発病した徴候があると，必然的にあらかじめ決定されていたと推定される結末の予防に，果たして介入することが可能であろうか？本書の第1項では，Waddingtonとその同僚が，早期の神経発達の起源とその後の成人疾患の進行とは互いに相容れないものではなく，一つの長期的な過程の連続した段階，あるいは同じ病態の別々の局面なのかもしれないことを指摘している。著者たちはさらに，未治療のとき，精神病の発症は，病的状態が進行性に増大する神経発達障害と関連する活動性の過程を反映している可能性について論議を進めている。

　その他の議論の立場（Davis 1985；Waddington et al. 1995；Wyatt 1991, 1995a, 1995b）によれば，1940年代から1950年代の痙攣療法，あるいは過去50年にわたる抗精神病薬を用いた二次予防は，この疾患の最悪の病状の一つ —『破局的精神分裂病』(Bleuler 1978) あるいは緘黙症 (Waddington et al. 1995) — を防止するという点で，ある程度成功であったかもしれない。抗

精神病薬で精神分裂病を早期に治療することが，この疾患に関連した長期にわたる病的状態を予防するかもしれないという証拠もまた存在する（Wyatt 1991）。ただ，どのようにして抗精神病薬が予防的効果を生むのかはよくわかっていない。示唆されることの一つは，精神病あるいはそれに関連する何かが脳にとって毒性であるということである（Wyatt 1991）。しかしながら，精神分裂病それ自体が最初の数年の範囲を超えて進行したり，あるいはその変化がこの時期に脳内で発生したりするという証拠はほとんどない。Straussは第9項において，精神分裂病患者の血清中で，60キロダルトン（kD）の熱ショック蛋白質（hsp60）に対するIgG抗体が上昇しているという彼の発見について論議している。この発見には数多くの解釈の余地があるが，一つの可能性ある説明は，これらの自己抗体が進行性のニューロン損傷に対するマーカーであるのかもしれないということである。そのような損傷は精神病状態のある局面と関連している可能性がある。Straussによれば，サイトカインはたぶん精神病の期間に関係しており，血液—脳関門を阻害して，CNSが循環中の免疫因子の活動に暴露されることを間接的に増強しているのだろう。サイトカインの一つであるインターロイキン-2は，癌患者に投与されるとすぐに精神病を惹起した（Denicoff et al. 1987）。神経細胞粘着分子（N-CAM）の120-kDのバンドもまた，慢性の精神分裂病患者の脳脊髄液（CSF）で増加しているが，血清では増えていないことが発見された。このことはニューロン損傷の活動期を示唆しているのだろう（Poltorak et al. 1995）。最後に，進行性の過程を暗示するその他の位相—反応体が，精神分裂病患者のCSF中で発見されてきた（Wiederkehr 1991）。

精神分裂病が進行性の経過をとるということに反対する論拠には，活動的な炎症性過程の顕著な特徴であるグリオーシスの徴候がほとんど認められないことが挙げられる。しかしながら，現在では，グリオーシスのみられない脳内で，ニューロンの損失が発生することがわかってきた。事実，そのような細胞の喪失は，発達や細胞の剪定の正常な一過程である（Coyle and Puttfacken 1993；Raff et al. 1993）。

一次予防

 われわれは，すでに精神分裂病に罹患している人たちの治療を最も効果的にする方策を探しつづけなければならないが，われわれの関心と資源のいくらかを，疾患の発病を予防するよりよい方法を探究することに転換させる時機が到来しているのかもしれない。T. S. Eliot は次のように詩作している。

> 問題を解決するまでに長い時間を要するという事実，そして，何世代にもわたって留意する必要があるという事実は，研究を先送りにすることを正当化する理由とはならない……この瞬間のわれわれの問題を何とかして取り扱わなければならない。しかし，われわれの永久不変の問題は，あらゆる瞬間ごとの問題である (Eliot 1949, 5頁)。

 本書で約言された知見は，精神分裂病の予防にどのように役立てられるだろうか？第一に，われわれの気づかない間に，Rh 式血液型不適合と関連した精神分裂病の一つの形態が減少しているかもしれない。合衆国では多年にわたって，Rh 式血液型不適合妊娠から Rh HDN が発病することを予防することが可能になったけれども，Rh HDN はいまだに乳幼児の罹患率や死亡率の重大な要因である (Chavez et al. 1991)。Chavez とその同僚によると，誘発性あるいは自発性の妊娠中絶後；子宮外妊娠後；Rh 陽性血液産物の輸血後；および（母親の血液循環に入った少量の胎児血液から母親が感作することを予防するために）妊娠期間中にその血液産物を利用することを失敗するといった抗Dガンマグロブリン予防を利用することの失敗を含めて，Rh HDN が引き続き存在する理由が数多く存在する。Rh 式血液型不適合と精神分裂病は関連があるかもしれないという認識は，Rh 予防に対して，より一層計画的に努力するという議論を活発化させるであろう。Hollister とその同僚によって行われた妊娠女性の研究 (1996；本書第8項参照) では，彼女たちが HDN を合併した子供を産む危険性があり，したがって，彼女たちの妊娠が一般的な妊娠を表わしていない可能性があるという理由で選ばれた。

 Hollister らの研究結果が，より一層代表的な妊娠の標本において再現され

るまで，Rh 式血液型不適合の特性があるかもしれない精神分裂病の症例の割合を確定することは困難であった。たとえば，アジアの多くの国々では Rh 陰性の人は極めて稀であり，Rh 式血液型不適合は多分，精神分裂病にほとんど何の影響も与えないであろう。しかしながら，合衆国では，白人の妊娠の 10％ は Rh 式が不適合であり得る。精神分裂病のうち，Rh 式血液型不適合の特性をもっているものがたとえ 1 ％ であったとしても，合衆国で，精神分裂病に直接・間接に掛かる費用が年額 650 億ドル（Wyatt et al. 1995）であったとした場合，将来，精神分裂病を発病する Rh 式血液型不適合妊娠のケースに必要な毎年の経費は概算で 6 億 5 千万ドルである。この中には精神分裂病以外の疾患に要する金額は含まれていない。対照的に，Rh 式血液型不適合妊娠の分娩後に抗 D ガンマグロブリンを投与するために支払う代価は 15 ドル以下である（1996 年 1 月 29 日，フェアファックス病院調剤部 [Fairfax, Virginia] に電話による問い合わせ）。

妊娠第 1 期トリメスター期間中の重篤な栄養障害によって，子供が将来精神分裂病を発病するという発見は，要因に関する興味深い問題を提起している。オランダ冬季飢饉の間に発生した凶荒類の対策に全ての努力は傾注されねばならないが，そのような事柄は，医学的な問題というよりも，より政治的・社会科学的な問題であろう。それにも関わらず，特別な栄養素の涸渇が精神分裂病の原因となることが発見されたと仮定すると，妊婦に栄養分は供給されても，カロリーが与えられていない事例が数多くあるのかもしれない。さらに，そのように過酷な栄養不足によって精神分裂病が発病するという発見は，飢饉に関連したもの以外の栄養不足もまた，精神分裂病のその他の形態と関連している可能性を示唆している。母親の葉酸欠乏と脊椎披裂とのよく知られている結びつきを含めて，数多くのビタミン欠乏と多様な疾患との関連が確立してきた。Mills とその同僚（1995）が行った研究によると，ホモシスチン代謝の遺伝的障害と母親の葉酸不足との付加的な相互作用によって，神経管欠損が発生することが示唆されている。いったん，葉酸不足と神経管欠損との関係が疫学的研究によって明らかにされると，計画的実験によって，葉酸を補充すると神経管欠損が減少することが証明されるようになった（Czeizel and Dudas 1992；Medical Research Council Vitamin Study Research Group 1991）。その結果，

最近になって，妊娠可能年齢にある全ての女性に葉酸を補給することが推奨されてきた (Centers for Disease Control and Prevention 1995)。精神分裂病の予防措置として，その他の栄養素も同様に供給可能である。

第2期トリメスター中にインフルエンザに感染することと，その子供が精神分裂病を発病するということを調査する研究では，結果が錯綜しているけれども (Wyatt et al. 1996)，その関連性はしばしば関心を引くのに十分なほど追試されてきた。さらに，この現象は精神分裂病の神経発達モデルと符合する。利用可能なデータの質を考慮すれば，最初の発見 (Mednick et al. 1988) は，その後に行われた少なくとも10におよぶ研究で確認されてきた (Wright and Murray 1995；Wyatt et al. 1996)。どの時点で，われわれは，第2期トリメスター期間中にインフルエンザに感染することが，その女性の子供が精神分裂病を発病する危険因子であるという十分な証拠が存在すると決定し，また，妊娠可能年齢の女性に対して，より積極的な免疫処置をとることを検討すべきであろうか？最も重要なことは，免疫処置それ自体によって反応が惹起されるかどうかを確認する以前に，既に妊娠している女性，特に子供が後に精神分裂病を発病する危険性がある妊婦に対して，そのようなプログラムが試みられるべきか検討することである。幸いにも，たとえそのような惹起反応があったとしても，それは予防可能である。精神分裂病とインフルエンザとの関連が第2期トリメスターだけに適用されると仮定すれば，予防接種の前に妊娠可能年齢の女性を選別することによって，免疫処置プログラムの経費はほとんど増加せずに，罹病率を低減させることができる。

パラダイムの転換

精神分裂病について，最初の段階を越えた，進行性で活発なプロセスに関する証拠は僅少であるが，初期の抗精神病薬療法の介入によって，精神分裂病と関連した長期の病的状態が減退するという証拠が多くみられる。この項で著者が指摘しているように，妊娠期間中の現象のいくつかによって，胎児が将来，精神分裂病を発病する危険性がある。勘案すると，これら二つの概念によって，将来，第一次・第二次の予防が促進されるという楽観論が出てくるであろう。実際，この両方とも，精神分裂病の病的状態や罹病率を減少させる可能性があ

る。二次予防そして特に一次予防に関連した研究に対して，より多くの努力が払われるならば，リハビリテーションと治療法の改良の研究に関する精励は，現在行われているほどは必要でなくなるかもしれない。しかしながら，そのような政策の転換はまた，精神分裂病に対する考え方の転向を必要とするだろう。この転換には，研究者及び政策立案者が，精神分裂病は不可避なものではないだろうということ，あるいは，たとえその疾患が存在するときでさえ，介入が単なる一時的な緩和以上の意味を持つかもしれないということを真剣に熟考することが必要であろう。

文　献

Akbarian S, Kim J, Potkin S, et al: Gene expression for glutamic acid decarboxylase is reduced without loss of neurons in prefrontal cortex of schizophrenics. Arch Gen Psychiatry 25:258–266, 1995

Antonarakis SE, Blouin JL, Pulver AE, et al: Schizophrenia susceptibility and chromosome 6p24–22 (letter). Nat Genet 11:235–236, 1995

Bleuler M: The Schizophrenic Disorders: Long-Term Patient and Family Studies. Translated by Clemens SM. New Haven, CT, Yale University Press, 1978

Bogerts B: Recent advances in the neuropathology of schizophrenia. Schizophr Bull 19:431–445, 1993

Bunn H: Disorders of hemoglobin, in Harrison's Principles of Internal Medicine. Edited by Isselbacher K, Braunwald E, Wilson J, et al. New York, McGraw-Hill, 1994, pp 1734–1743

Carter M, Watts C: Possible biological advantages among schizophrenic's relatives. Br J Psychiatry 118:453–460, 1971

Catalano LW Jr, Sever JL: The role of viruses as causes of congenital defects. Annu Rev Microbiol 25:255–282, 1971

Centers for Disease Control and Prevention: Knowledge and use of folic acid by women of childbearing age—United States, 1995. JAMA 274:1190, 1995

Chavez GF, Mulinare J, Edmonds LD: Epidemiology of Rh hemolytic disease of the newborn in the United States. JAMA 265:3270–3274, 1991

Clements G, Galbraith D, Taylor K: Coxsackie B virus infection and onset of childhood diabetes. Lancet 346:221–223, 1995

Couch RB: Advances in influenza virus vaccine research. Ann N Y Acad Sci 685:803–812, 1993
Coyle J, Puttfacken P: Oxidative stress, glutamate, and neurodegenerative disorders. Science 262:695–700, 1993
Czeizel A, Dudas I: Prevention of the first occurrence of neural-tube defects by periconceptional vitamin supplementation. N Engl J Med 327:1832–1835, 1992
Davis J: Maintenance therapy and the natural course of schizophrenia. J Clin Psychiatry 11:18–21, 1985
Denicoff KD, Rubinow DR, Papa MZ, et al: The neuropsychiatric effects of treatment with interleukin-2 and lymphokine-activated killer cells. Ann Intern Med 107:293–300, 1987
Desjardins L, Blajchman M, Chintu C, et al: The spectrum of ABO hemolytic disease in the newborn infant. J Pediatr 95:447–449, 1979
Dohrenwend BP, Levav I, Shrout PE, et al: Socioeconomic status and psychiatric disorders: the causation-selection issue. Science 255:946–952, 1992
Eaton WW: Update on the epidemiology of schizophrenia. Epidemiol Rev 13:320–328, 1991
Eaton WW, Hayward C, Ram R: Schizophrenia and rheumatoid arthritis: a review. Schizophr Res 6:181–192, 1992
Ehrentheil O: Common medical disorders rarely found in psychotic patients. Arch Neurol Psychiatry 77:178–186, 1957
Eliot TS: Christianity and Culture. New York, Harcourt Brace, 1949
Erlenmeyer-Kimling L: Mortality rates in offspring of schizophrenic parents and a physiological advantage hypothesis. Nature 220:798–800, 1968
Feney GH: Juvenile-onset diabetes and schizophrenia? Lancet 2:1214–1215, 1989
Gresser I, Halstead S: Serologic response to Far East influenza. Arch Intern Med 103:590–592, 1959
Hollister JM, Laing P, Mednick SA: Rhesus incompatibility as a risk factor for schizophrenia in male adults. Arch Gen Psychiatry 53:19–24, 1996
Horuk R, Chitnis CE, Darbonne WC, et al: A receptor for the malarial parasite *Plasmodium vivax:* the erythrocyte chemokine receptor. Science 261:1182–1184, 1993

Huxley J, Mayr E, Osmond H: Schizophrenia as a genetic morphism. Nature 204:220–221, 1964

Jakob H, Beckmann H: Prenatal developmental disturbances in the limbic allocortex in schizophrenics. J Neural Transm 65:303–326, 1986

Jamison D: Disease control priorities in developing countries, in Disease Control Priorities in Developing Countries. Edited by Jamison D, Moseley W, Measham A, et al. New York, Oxford University Press, 1993, pp 3–34

Knight JG: Possible autoimmune mechanisms in schizophrenia. Integrative Psychiatry 3:134–143, 1985

Knight JG, Knight A, Ungvari G: Can autoimmune mechanisms account for the genetic predisposition to schizophrenia? Br J Psychiatry 160:533–540, 1992

Kohn M: The interaction of social class and other factors in the etiology of schizophrenia. Am J Psychiatry 133:177–180, 1976

Kosower NS, Gerad L, Goldstein M, et al: Constitutive heterochromatin of chromosome 1 and Duffy blood group alleles in schizophrenia. Am J Med Genet 60:133–138, 1995

Liberman R, Corrigan P: Designing new psychosocial treatments for schizophrenia. Psychiatry 56:238–253, 1993

Lynberg MC, Khoury MJ, Lu X, et al: Maternal flu, fever, and the risk of neural tube defects: a population-based case-control study. Am J Epidemiol 140:244–255, 1994

Marzek P, Haggerty R: Reducing Risks for Mental Disorders: Frontiers for Prevention Intervention Research. Washington, DC, National Academy Press, 1994

McGuire W, Hill AV, Allsopp CE, et al: Variation in the TNF-alpha promoter region associated with susceptibility to cerebral malaria. Nature 371:508–510, 1994

Medical Research Council Vitamin Study Research Group: Prevention of neural tube defects: results of the Medical Research Council Vitamin Study. Lancet 338:131–137, 1991

Mednick SA, Machon RA, Huttunen MO, et al: Adult schizophrenia following prenatal exposure to an influenza epidemic. Arch Gen Psychiatry 45:189–192, 1988

Mills JL, McPartlin JM, Kirke PN, et al: Homocysteine metabolism in preg-

nancies complicated by neural-tube defects. Lancet 345:149-151, 1995
Moises HW, Yang L, Kristbjarnarson H, et al: An international two-stage genome-wide search for schizophrenia susceptibility genes. Nat Genet 11:321-324, 1995
Molholm H: Hyposensitivity to foreign protein in schizophrenic patients. Psychiatr Q 16:565-571, 1942
Mortensen P: The occurrence of cancer in first admitted schizophrenic patients. Schizophr Res 12:185-194, 1994
Mourant A, Kopec A, Domaniewska-Sobczak K: Blood Groups and Diseases: A Study of Associations of Disease With Blood Groups and Other Polymorphisms. New York, Oxford University Press, 1978
Murphy B, Nelson D, Wright P, et al: Secretory and systemic immunological response in children infected with live attenuated influenza A virus vaccines. Infect Immun 36:1102-1108, 1982
Nelson J, Huges K, Smith A, et al: Maternal-fetal disparity in HLA class II alloantigens and the pregnancy-induced amelioration of rheumatoid arthritis. N Engl J Med 329:466-471, 1993
Poltorak M, Khoja I, Hemperly J, et al: Disturbances in cell recognition molecules (N-CAM and L1 antigen) in the CSF of patients with schizophrenia. Exp Neurol 131:266-272, 1995
Prescott CA, Gottesman II: Genetically mediated vulnerability to schizophrenia. Psychiatr Clin North Am 16:245-267, 1993
Raff M, Barres B, Burne J, et al: Programmed cell death and the control of cell survival: lessons from the central nervous system. Science 262:695-700, 1993
Saha N, Tay J, Tsoi W, et al: Association of Duffy blood group with schizophrenia in Chinese. Genet Epidemiol 7:303-305, 1990
Schwab SG, Albus M, Hallmayer J, et al: Evaluation of a susceptibility gene for schizophrenia on chromosome 6p by multipoint affected sib-pair linkage analysis. Nat Genet 11:325-327, 1995
Shiota K: Neural tube defects and maternal hyperthermia in early pregnancy: epidemiology in a human embryo population. Am J Med Genet 12:281-288, 1982
Stein Z, Susser M, Saenger G, et al (eds): Famine and Human Development: The Dutch Hunger Winter of 1944-1945. New York, Oxford University Press, 1975

Straub RE, MacLean CJ, O'Neill FA, et al: A potential vulnerability locus for schizophrenia on chromosome 6p24–22: evidence for genetic heterogeneity. Nat Genet 11:287–293, 1995

Strohman R: Epigenesis: the missing beat in biotechnology? Biotechnology (NY) 12:156–164, 1994

Susser ES, Lin SP: Schizophrenia after prenatal exposure to the Dutch Hunger Winter of 1944–45. Arch Gen Psychiatry 49:983–988, 1992

Susser ES, Neugebauer R, Hoek HW, et al: Schizophrenia after prenatal famine: further evidence. Arch Gen Psychiatry 53:25–31, 1996

Vinogradov S, Gottesman II, Moises HW, et al: Negative association between schizophrenia and rheumatoid arthritis. Schizophr Bull 17: 669–678, 1991

Waddington JL: Schizophrenia: developmental neuroscience and pathobiology. Lancet 341:531–536, 1993

Waddington JL, Youssef HA, Kinsella A: Sequential cross-sectional and 10-year prospective study of severe negative symptoms in relation to duration of initially untreated psychosis in chronic schizophrenia. Psychol Med 25:849–857, 1995

Wang S, Sun CE, Walczak CA, et al: Evidence for a susceptibility locus for schizophrenia on chromosome 6pter–p22. Nat Genet 10:41–46, 1995

Wegmann T, Lin H, Guilbert L, et al: Bidirectional cytokine interactions in the maternal-fetal relationship: is successful pregnancy a TH2 phenomenon? Immunol Today 14:353–356, 1993

Weinberger DR: Premorbid neuropathology in schizophrenia (letter). Lancet 2:445, 1988

White N, Breman J: Malaria and babesiosis, in Harrison's Principles of Internal Medicine. Edited by Isselbacher K, Braunwald E, Wilson J, et al. New York, McGraw-Hill, 1994, pp 887–895

Wiederkehr F: Analysis of cerebrospinal fluid proteins by electrophoresis. J Chromatogr 569:281–296, 1991

Wilson AG, Duff GW: Genetic traits in common diseases (editorial). BMJ 310:1482–1483, 1995a

Wilson AG, Duff GW: Tumor necrosis factor (letter). Lancet 345:649, 1995b

Wright P, Murray RM: Prenatal influenza, immunogens and schizophrenia, in The Neurodevelopmental Basis of Schizophrenia. Edited by Waddington J, Buckley PF. Austin, TX, RG Landes, 1995, pp 43–59

Wyatt R: Science and psychiatry, in Comprehensive Textbook of Psychiatry, IV. Edited by Kaplan H, Sadock B. Baltimore, MD, Williams & Wilkins, 1985, pp 2016–2027

Wyatt RJ: Neuroleptics and the natural course of schizophrenia. Schizophr Bull 17:325–351, 1991

Wyatt R: Antipsychotic medication and the long-term course of schizophrenia: therapeutic and theoretical implications, in Contemporary Issues in the Treatment of Schizophrenia. Edited by Shriqui C, Nasrallah H. Washington, DC, American Psychiatric Press, 1995a, pp 385–410

Wyatt R: Early intervention for schizophrenia: can the course of the illness be altered? Biol Psychiatry 38:1–3, 1995b

Wyatt R: Neurodevelopmental abnormalities and schizophrenia: a family affair. Arch Gen Psychiatry 53:11–18, 1996

Wyatt R, Alexander R, Egan M, et al: Schizophrenia, just the facts: what do we know, how well do we know it? Schizophr Res 1:3–18, 1988

Wyatt R, Henter I, Leary M, et al: An economic evaluation of schizophrenia—1991. Soc Psychiatry Psychiatr Epidemiol 30:196–205, 1995

Wyatt R, Apud J, Potkin S: New directions in the prevention and treatment of schizophrenia: a biological perspective. Psychiatry 59:357–370, 1996

訳者後書き

　本書は，コロンビア大学医学部精神医学教室およびニューヨーク州精神医学研究所に所属している Susser・Brown・Gorman 博士によって編集されて，アメリカ精神医学出版社（American Psychiatric Press）から 1999 年に出版された 'Prenatal exposures in schizophrenia' の全訳である．本書は 4 部 9 項から構成されている．第 1 項では胎児の神経発達と精神分裂病との関係について論議している．続く各々の項で，感染症・栄養物欠乏・免疫の出生前暴露が精神分裂病の発病に与える可能性について考察している．

　冒頭に編者が述べているように，精神分裂病の病因に遺伝因子が主要な役割を演じていることは広く信じられているところであるが，現在までのところ，その方面に満足すべき研究成果が得られていないのもまた事実である．研究の進展を阻んでいる要因として想定されていることに，異種性の問題，複数の遺伝子の関与，環境の与える影響などが挙げられる．

　本書は，環境要因の一つとして，出生前における諸種の暴露が胎児の神経発達に与える影響や，その後に精神分裂病を発病する脆弱性を増大させる可能性について論じたものである．愚生の訳書『胎児の神経発達と成人の精神分裂病との関係』（新興医学出版，2000 年）が，主に胎児の神経発達や産科的合併症に焦点を当てて，1980 年代後半までの知見をまとめたものなのに対して，本書は，出生前における様々の外因性の影響に関する 90 年代末までの文献を網羅している．

　訳出の際，用語は原則として『ステッドマン医学大辞典改訂第 3 版　メジカルビュー社発行，1992 年』，『医学大辞典第 18 版　南山堂株式会社発行，1988 年』に従った．

　本書の出版にあたり，新興医学出版社の服部治夫氏には大変お世話になった．心よりお礼を申し上げたい．

　平成 13 年　盛夏の花巻にて

大原浩市

索　引

ABO式血液型不適合　195, 204, 238
A群連鎖球菌　213
B型肝炎ウイルス　213
CNS自己免疫疾患　213
CNS奇形　119, 122
DSM-IV　151
HDN　198
　　臨床的徴候　196
HLA　105
hsp60　220, 222
ICD　151, 155
IDDM　241
IgG　239
Kraepelin　94
LIS1遺伝子　82
MAP　19
Menninger　94
NCDS　101
Norman Gress　119
Rhesus D抗原　194
Rhesus（RH）式血液型不適合　193, 237
Rh HDN　193, 203, 247
Rh陰性の表現型　194
Rh式血液型不適合　196, 247
Rh式溶血性疾患　193
Waldropスケール　16
1944年—1945年　140
5-ヒドロキシインドール酢酸（5-HIAA）
　　167, 169
6番染色体　242

ア行

アイルランド　122
アシロクロビル　120
アスピリン　126
アフリカ系カリブ人　52
イギリス　52, 123
　　国立児童発達実地踏査　101
異所性ニューロン　81
一次予防　235, 247
遺伝子と出生前の暴露の相互作用　41
遺伝子—環境の相互作用　41, 51, 57
遺伝的・疫学的な研究　42
遺伝と環境の相互作用　203
田舎　13
イングランド　98, 100
インスリン依存性糖尿病（IDDM）　48,
　　106, 212, 241
インターロイキン　225, 246
インフルエンザ　49, 239, 243, 249
　　1919年の世界的な流行　94
　　精神分裂病との関連性　97
　　胎児の神経発達　103
ウイルス　117
ウイルス性CNS奇形　118
うつ病　12
運動　176
栄養　139
栄養物欠乏
　　基礎科学研究　178

　　　　神経伝達物質　166
　　　　行動上の変化　175
　　　　脳の形態学　170
エピスタシス　42
エピトープ・マッピング　227
エプスタイン-バーウイルス　213
黄疸　204, 238
オーストラリア　96
オランダ飢饉研究　139, 147, 151
　　　死亡率と罹病率　145
オランダ冬季飢饉　127, 140, 248

カ行

海馬　21, 171, 179
核黄疸　196, 198
確率論的な単一遺伝子モデル　25
カスケード　24
　　　プロセス　9
家族研究　52
カテコールアミン　179
癌　241
肝腫大　196
感情性の精神病　159
感染　117, 239
危険相違百分率　100
季節　52
基底核　199
稀突起膠細胞　81
筋緊張性ジストロフィー　42
空間記憶　178
クールー　94
グルタミン酸脱炭酸酵素（GDA）　214
グレーヴス病　214
クロイツフェルト・ヤコブ病　94
クロザピン　179
軍隊徴兵のデータ　148

形態形成不全；頭蓋，顔面　16
経胎盤感染　103
経胎盤性出血　195
血液─脳関門　215, 217, 226
結核　224
抗D抗体　194
抗hsp60抗体　221
口蓋　16
交換輸血　196, 199, 203, 204
甲状腺腫　236
口唇裂　124
抗精神病薬　245, 249
抗体　104, 239
高熱　126
抗脳抗体　107
高ビリルビン血症　196, 198
国際疾患分類診断（ICD）　149
コクサッキー・ウイルス　48, 241
コルチコステロイド　159
コルチコステロン　175
コロンビア大学　219

サ行

催奇形性抗体仮説　105, 239, 240
最初の精神病性エピソード　10
サイトカイン　225, 239, 243, 246
サイトメガロウイルス　118, 119
細胞構築的異常　21
細胞増殖　72, 73, 239
細胞溶解　121
産科的合併症　14, 15, 56
　　　Rh式血液型不適合　198
　　　家族歴　53
三次予防　235
子癇前症　15
子宮内輸血　196, 203, 204

軸索　80
自己抗体　213, 214, 218, 227, 246
自己認容　215
自己免疫　211
　　疾患　212, 218, 227
　　理論　225
死産　196
思春期　21
　　精神病の発症　22
自然流産　196
疾患の「経過」　20
失読症　12, 81
シデナム舞踏病　216
児童健康・発達研究　128
シナプスの剪定　21
自閉症　12
社会的適応　11
周産期仮死　14
重症筋無力症　214, 219
樹状突起　80
出生
　　季節, 場所, 時期　11
　　季節特異性の影響　95
　　コーホート　121
出生前インフルエンザ/精神分裂病の仮説　101
出生前
　　インフルエンザの経路　125
　　インフルエンザ暴露　122, 127
　　ウイルス感染　118
　　栄養状態　147
　　感染　117
　　飢饉　149, 157, 159
出生率　145
主働遺伝子モデル　44
受動的細胞置換　76

腫瘍壊死因子 TNF　243
生涯危険率　47
常同症　176
小脳髄症　124
乗法的影響モデル　49
症例―対照研究　102
初期栄養物欠乏　165
食欲不振　127
シルヴィウス裂の非対称性　18
人格障害　12, 153
神経運動系の異常　11, 199
神経化学　19
神経管欠損（NTD）　48, 123, 126, 159, 242, 248
神経細胞粘着分子（N-CAM）　246
神経弛緩薬未服薬　10
神経内分泌　21
神経胚形成　68
神経発達　9
　　仮説　10, 117
　　障害　139
神経病理学　19
人口―寄与危険分割　100
新生児　120
髄鞘化　21
水痘　240
スティフマン症候群　214
星状膠細胞　81
生殖能力　145
精神遅滞　196
精神病スペクトラム全般　159
精神病の発症　20
精神分裂病
　　ウイルス　94
　　出生前決定因子（PDS）　58, 128, 243

脆弱遺伝子　44
先天性風疹（CRIS）研究　128
動物モデル，栄養物欠乏　166
モデル，ニューロン移動　82
モデル，妊娠中のインフルエンザ　129
静的な脳障害　22
性別　195
　　発症年齢　21
脊髄　68
脊椎披裂　48,124
セロトニン系　167
喘息　241
先天性風疹　119
前頭前野　20
総カロリー欠乏　175,177
早期の不幸な出来事　14
相乗作用的影響モデル　48
双生児　45,53,227
側頭—海馬の機能不全　11
側頭葉　120
　　非対称性　18
組織壊死　121

タ行

胎児大脳動脈の脈管炎　121
耐性　215
第二次世界大戦　139
大脳の形成異常　15
胎盤感染　120
胎盤の損傷　121
多因子的因果説　46,47,51
ダウン症候群　17,24
ダッフィ血液型抗原　242
多発硬化症　212
タラキセイン　218

単純疱疹ウイルス　120
蛋白質欠乏　171,176
地域の精神保健活動　235
知的機能　16
遅発性ジスキネジア　23
痴呆　23,236
中枢神経系（CNS）の異常　67
聴覚障害　196
チロシン　169
帝王切開　195
低酸素症　198,243
デンマーク人の周産期コーホート　200
同種免疫　195
頭部外傷　49,217
透明中隔腔　18
トキシン　215
ドパミン　169,170,176
　　仮説　21,179
トランスジェニック・マウス　82
トリプトファン　167

ナ行

二次感染　127
二次予防　235,245
ニューヨーク州精神医学研究所　219
ニューロン
　　移動　72,76,179,239
　　分化　80,239
妊娠初期の出血　17
熱ショック蛋白質　211,220,223,246
粘膜齶血除去剤　126
年齢発病率効果　96
脳室拡大　56
脳室の非対称性　15
脳の形態学的異常　179
脳梁　18

索引 **263**

ノックアウト・マウス　82
ノルエピネフリン　170

ハ行

媒介影響モデル　49
梅毒　236
ハイ・リスク研究　55
バクテリア　127
バセドウ病　214
発熱　126
母親と発端者の免疫原　105
母親のインフルエンザ感染　127
ハンチントン病　42
反復研究　202
非感情性の精神病　122
微小管付属蛋白質　19
微小身体奇形　16, 17
ビタミン欠乏　248
ビダラビン　120
非定型精神病　44
ヒト型結核菌　213
ヒト白血球抗原（HLA）　105, 240
病因論的異種性　42
表現型模写　42, 46
表現度の変動　42
微量栄養素　158
貧血　196
フィンランド　55, 97
風疹　119, 121, 128
風疹出生時障害評価プロジェクト　121, 129
フェニルアラニン　236
付加的影響モデル　47
不完全な浸透度　42
舞踏病アテトーシス　196, 199
普遍的観点　50

冬—早春生まれ　11
文献的考証　10
分子的模倣　215
分裂感情障害　44
分裂病型人格障害　44
分裂病スペクトラム障害　157
　　人格障害　153
並行論　47, 51
ペラグラ　236
辺縁系　180
放射状グリア繊維　79
ホモシスチン　49, 159, 248

マ行

麻疹　240
マラリア　243
慢性関節リウマチ　106, 212, 240, 241
南アフリカ　96
南半球　95
脈管炎　243
ミーラー・ディーカー型の脳回欠損症　82
無酸素症　198
無脳症　48
免疫　237
免疫グロブリンG（IgG）　219
免疫グロブリンM（IgM）　219, 238
免疫処置　249
妄想性人格障害　44
妄想性精神病　160

ヤ行

葉酸　49, 57, 159, 248
幼児期に先行する出来事　11
養子研究　45, 54
予防　235, 245

ラ行

ラスムッセン脳炎　217
ランダム性　25
ランバート-イートン症候群　214
リウマチ性心疾患　213
リウマチ性舞踏病　216
リスペリドン　179
リハビリテーション　245
流産　15
ループス・エリテマトーデス　214, 240
連鎖解析　43
鎌状赤血球貧血　242
ロガム　203, 237

訳者略歴

大原浩市（オオハラコウイチ）

昭和 60 年	東京慈恵会医科大学卒業
平成元年	浜松医科大学大学院終了
現在	国立療養所南花巻病院臨床研究部室長

ⓒ 2001　　　　　　　　　　　　　　第 1 版発行　平成 13 年 9 月 30 日

精神分裂病の胎生期障害仮説
出生前の諸問題

定価（本体 **4,700** 円＋税）
書籍小包送料　¥310

検印省略

訳　者	大　原　浩　市
発行者	服　部　秀　夫
発行所	株式会社 新興医学出版社

〒 113-0033　東京都文京区本郷 6-26-8
電　話　03（3816）2 8 5 3

印刷 明和印刷株式会社　　ISBN4-88002-440-6　　郵便振替　00120-8-191625

- 本書の複製権・翻訳権・譲渡権・公衆送信機（送信可能化権を含む）は株式会社新興医学出版社が所有します。
- **JCLS** 〈㈱日本著作出版権管理システム委託出版物〉
  本書の無断複写は著作権法上での例外を除き禁じられています。複写される場合は、その都度事前に㈱日本著作出版権管理システム（電話 03-3817-5670, FAX 03-3815-8199）の許諾を得て下さい。